KB152225

알기 쉬운
뇌성마비

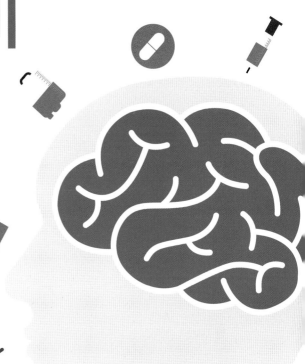

진엽, 황정민, 김기정, 신형익, 박문석 외

군자출판사

알기 쉬운 뇌성마비

첫째판 1쇄 인쇄 | 2016년 4월 4일
첫째판 1쇄 발행 | 2016년 4월 18일
첫째판 2쇄 발행 | 2019년 9월 10일
첫째판 3쇄 발행 | 2023년 10월 12일

지 은 이 정진엽, 황정민, 김기정, 신형익, 박문석 외
발 행 인 장주연
출 판 기 획 옥요셉
편집디자인 조원배
표지디자인 이상희
일 러 스 트 최 영
윤   문 김훈겸
발 행 처 군자출판사(주)
         등록 제4-139호(1991. 6. 24)
         본사 (10881) **파주출판단지** 경기도 파주시 회동길 338(서패동 474-1)
         전화 (031) 943-1888   팩스 (031) 955-9545
         홈페이지 | www.koonja.co.kr

ISBN 979-11-5955-036-2

정가 18,000원

알기 쉬운
뇌성마비

집필진 (가나다 순)

김기정 분당서울대학교병원 신경외과
Kim, Ki-Jeong Department of Neurosurgery, Seoul National University Bundang Hospital

김상희 서울장애인종합복지관 가족지원상담센터
Kim, Sanghee Family Support & Counseling Center, Seoul Community Rehabilitation Center

김은영 분당서울대학교병원 공공의료사업단
Kim, Eun Young Department of Public Medical Service, Seoul National University Bundang Hospital

김헌민 분당서울대학교병원 소아청소년과
Kim, Hunmin Department of Pediatrics, Seoul National University Bundang Hospital

김훈겸 한양대학교 교양국어위원회
Kim, Hoon-Kyoum Korean Culture Committee, Hanyang University

김희성 분당서울대학교병원 공공의료사업단
Kim, Hee Sung Department of Public Medical Service, Seoul National University Bundang Hospital

류주석 분당서울대학교병원 재활의학과
Ryu, Ju Seok Department of Rehabilitation Medicine, Seoul National University Bundang Hospital

박문석 분당서울대학교병원 정형외과
Park, Moon Seok Department of Orthopedic Surgery, Seoul National University Bundang Hospital

성기혁 분당서울대학교병원 정형외과
Sung, Ki Hyuk Department of Orthopedic Surgery, Seoul National University Bundang Hospital

알기 쉬운 뇌성마비

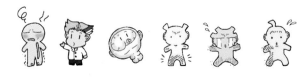

신형익 서울대학교어린이병원 재활의학과
Shin, Hyung Ik Department of Rehabilitation, Seoul National University Children's Hospital

안아라 분당서울대학교병원 재활의학과
An, Ah-Ra Department of Rehabilitation medicine, Seoul National University Bundang Hospital

남경완 분당서울대학교병원 재활의학과
Nam, Kyung-Wan Department of Rehabilitation medicine, Seoul National University Bundang Hospital

이경민 분당서울대학교병원 정형외과
Lee, Kyoung Min Department of Orthopedic Surgery, Seoul National University Bundang Hospital

이계왕 분당서울대학교병원 정형외과
Lee, Gye Wang Department of Orthopedic Surgery, Seoul National University Bundang Hospital

이승열 이화여자대학교 의과대학 부속 목동병원 정형외과
Lee, Seung Yeol Department of Orthopaedic Surgery, Ewha Womans University Mokdong Hospital

정진엽 보건복지부 장관
Chung, Chin Youb Ministry of Health and Welfare

최영 고신대학교복음병원 정형외과
Choi, Young Department of Orthopaedic Surgery, Kosin University Gospel Hospital

황정민 분당서울대학교병원 안과
Hwang, Jeong-Min Department of Ophthalmology, Seoul National University Bundang Hospital

목 차

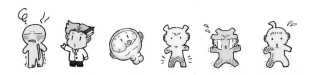

3부 관리

4부 동반 질환

5부 수술

6부 복지

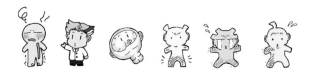

7부 심리적 지지

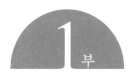

뇌성마비 서론

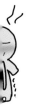
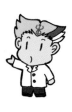

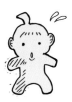

뇌성마비의 정의 01장

여러분, '뇌성마비' 라는 질환에 대해 들어본 적이 있으신가요?

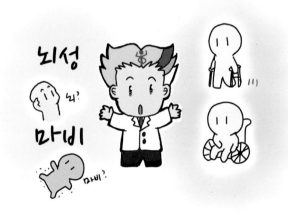

그림 1-1

여러분, '뇌성마비' 라는 질환에 대해 들어본 적이 있으신가요?
사람들은 보통 뇌성마비의 정확한 정의에 대해 알지 못한 채 막연히 뇌에 문제가 있어서 마비가 생기는 질환 정도로 인식하고 있는 경우가 많습니다. '뇌의 문제가 원인' 이라는 말이 틀린 것은 아니지만 '뇌성마비의 정의' 라는 관점에서 보면 정답 또한 아닙니다. 예를 들어 성인에게 뇌출혈이 발생해 운동 장애가 생겼다고 해서 이를 뇌성마비라고 부르지는 않습니다.

한편으로는 뇌성마비를 소아마비와 혼동해서 사용하는 경우도 많습니다. 소아마비는 발병 원인에서부터 뇌성마비와 큰 차이가 있는 질환입니다(그림 1-1). 그럼 지금부터 뇌성마비란 어떤 질환인지 자세히 알아볼까요?

1. 뇌성마비란 무엇인가요?

뇌성마비는 어린 아이들에게 영구적인 운동장애를 남기는 비진행성 질환을 뜻하며, 미성숙한 뇌에서 발생하게 됩니다.

대개 미성숙한 소아의 뇌에서 발생합니다.

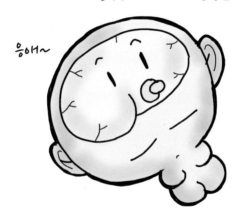

응애~

그림 1-2

뇌의 병변, 혹은 손상은 진행하지 않지만 이로 인한 운동과 자세의 이상은 아이가 성장함에 따라 그 유형이 변화할 수 있습니다. 뇌성마비는 한번에 쉽게 진단을 내릴 수 있는 질환이라기보다는 비슷한 증상을 지닌 여러 질환들을 모아서 정의한 질환군이기 때문에 뇌성마비를 어떻게 정의하냐에 따라 진단도 영향을 받습니다.

뇌성마비에는 다양한 원인이 있지만, 뇌성마비 환아의 반 이상은 원인을 잘 모릅니다. 일시적인 운동장애, 진행하는 뇌병변, 지능장애, 척수 이상에 의한 장애는 뇌성마비로 진단하지 않습니다. 뇌성마비가 있다는 것은 아이가 비진행성인 뇌병변으로 인하여 운동 장애를 가진다는 것을 의미하지만, 뇌성마비가 발생한 원인을 설명하지는 않습니다.

실제로 뇌성마비의 원인을 안다고 해서 운동장애를 치료하는 데 큰 도움이 되는 것은 아닙니다. 다시 말해 운동장애를 치료하는 차원에서는 뇌성마비의 원인 파악이 그렇게 중요한 일이 아닌 것입니다. 다만 뇌성마비 아동의 예후를 예측하는 데에 뇌성마비의 원인을 알아내는 것은 많은 도움이 됩니다(그림 1-2).

2. 뇌성마비란 말은 언제부터 생겼나요?

영국의 정형외과 의사인 윌리엄 존 리틀(1810-1894)은 경직성 뇌성마비를 처음으로 연구하고 정의한 사람입니다. 1830년대 후반부터 출생손상에 대한 강의를 시작했고, 1843년 출산 합병증과 출생 후 정신적 · 신체적 발달 장애의 관계에 대해 발표했습니다. 1860년대에 처음으로 뇌성마비를 정의했는데, '출산 중 태아가 부분적으로 질식되어 신경계에 손상을 주며, 그 결과 경직성이나 마비성 수축을 보이는 출산의 비정상적 형태'라는 언급으로 주목을 받았습니다. 이로 인해 경직성 뇌성마비를 윌리엄 존 리틀의 이름을 따 '리틀씨 병'이라고 부르게 됐습니다.

윌리엄 오슬러(1849-1928)는 1889년 뇌성마비에 관한 첫 번째 서적인 《어린 아이의 뇌성 마비》를 통해 다양한 형태의 뇌성마비를 기술했습니다. 오슬러는 특히 '뇌성마비'라는 용어를 처음 사용한 사람이기도 합니다.

프로이드(1865-1939)는 윌리엄 존 리틀과는 달리 뇌성마비가 출생 전 태아의 비정상적인 발달 때문에 발생하는 것이라고 주장했습니다. 더 나아가 일시적 뇌전증이나 정신지체와 같이 마비가 없는 신경학적 질환에도 같은 주장을 펼쳤습니다.

1980년대에 들어서면서 주산기 가사가 뇌성마비의 원인이라는 리틀의 이론과 대치되는 연구결과들이 나왔습니다. 하지만 실제 주산기 가사에 의한 뇌성마비가 전체 뇌성마비의 8~30%만을 차지한다는 역학 조사 결과가 나오기도 했습니다.

3. 뇌성마비의 정의는 무엇인가요?

20세기 들어 뇌성마비는 하나의 질환군으로 정의되기도 했지만, 20세기 중반까지 뇌성마비를 어떻게 정의해야 하는가에 대한 합의는 이루어지지 않고 있었습니다. 20세기 중반 출범한 미국 뇌성마비 발달의학 학회는 뇌성마비의 정의 등에 대한 문제를 해결하기 위해 명명법을 만들고 뇌성마비를 분류하기 시작했습니다. 세계적으로 미국 뇌성마비 학회가 만든 다양한 정

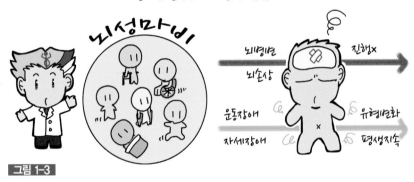

뇌성마비는 하나의 질환이라기 보다는
비슷한 증상을 지닌 여러 질환들을 모아서
정의한 질환군이라 할 수 있습니다.

그림 1-3

의를 사용해 왔는데, 현재 사용하고 있는 뇌성마비의 정의는 2007년 발표된 것입니다. 그에 따르면, 뇌성마비는 단일 질환이 아니라 몇 가지 공통적 특징을 지니는 여러 가지 상태를 지칭합니다.

뇌성마비의 증세는 '발달 중인 뇌'가 손상을 입어 생깁니다. 뇌의 병변은 영구적이지만 비진행성이며, 진단을 할 때에는 이미 활동하고 있는 병변이 없어야 합니다. 뇌병변은 진행하지 않지만 몸통이나 사지의 변형은 자라면서 점점 진행하고 변화합니다.

뇌의 손상으로 인하여 야기되는 일차적인 증세로는 운동계의 마비, 약화 및 협동 운동 부전 등의 기능 장애가 있습니다. 감각계, 지능 및 정서 등 여러 가지 중추 신경 기능의 기질적 이상이 수반될 수도 있습니다. 그외에 정신 박약이나 감각장애, 언어장애 등도 동반될 수 있습니다. '발달 중인 뇌'는 연구자들마다 시기적인 차이가 있지만, 보통 '출생 후 2년 이전의 뇌'로 정의하는 게 일반적입니다(그림 1-3).

4. 뇌성마비는 소아마비와 무엇이 다른가요?

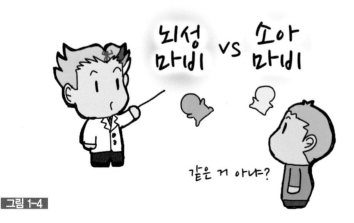

그림 1-4

일반적으로 뇌성마비를 소아마비와 잘 구별하지 못하거나 혼동해서 알고
있는 경우가 많습니다.

물론, 이 두 질환이 소아에서 많이 볼 수 있고 운동과 자세에 이상을 보인
다는 점에선 비슷하지만 엄연히 다른 질환입니다(그림 1-4).

뇌성마비는 출생 전/후 미성숙한 뇌에 손상을 줄 수 있는 여러 상황들이
원인이 될 수 있지만, 소아마비는 폴리오(polio) 바이러스에 의한 신경계의
감염(특히 척수)이 주요 원인입니다(그림 1-5).

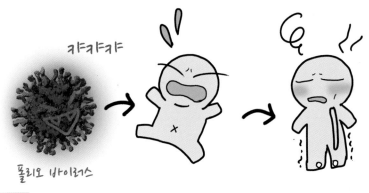

폴리오 바이러스

그림 1-5

하지만 소아마비는 백신의 개발과 예방접종의 시행으로 발생률이 감소해
왔습니다. 세계보건기구는 1994년 서유럽에서, 2000년에는 우리나라를 포
함한 서태평양 지역에서 소아마비가 박멸되었음을 선언했습니다(그림 1-6).

그러나 뇌성마비는 우리나라를 포함하여 세계적으로 유병률이 지속적으
로 증가하고 있습니다.

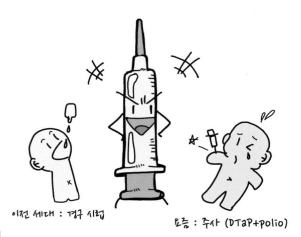

이전 세대 : 경구 시럽

오늘 : 주사 (DTaP+polio)

그림 1-6

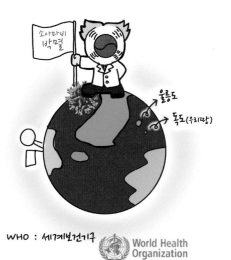

소아마비 박멸

울릉도

독도 (우리땅)

WHO : 세계보건기구 World Health Organization

5. 뇌성마비는 희귀한 질환인가요?

미국은 1000명당 1~4명, 중국에서는 1000명당 1~2명이 뇌성마비아동입
니다. 우리나라에서는 1000명당 2~4명으로 증가 추세에 있으며, 여아보다
남아에서 빈도가 더 높습니다(그림 1-7).

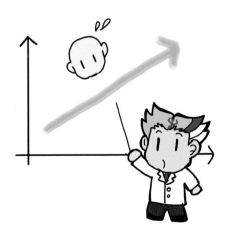

그림 1-7

　뇌성마비 증가의 한 원인으로 조산아의 생존율 향상을 꼽고 있습니다. 만삭아에서 뇌성마비 발생률은 1000명당 0.5명이지만 임신기간이 24~33주인 경우 8명 중 한명, 출생당시 체중이 1500g 미만인 경우 4명 중 한명이 뇌성마비아동이었습니다. 이것을 통해 조산이 뇌성마비에 미치는 영향이 매우 큰 것을 알 수 있습니다(그림 1-8).

가장 대표적인 예로 '조산'을 들 수 있겠습니다,

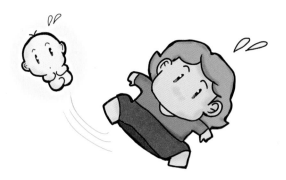

그림 1-8

　산모의 나이가 많아지고 보조생식기술의 사용이 늘면서 다태 출산이 증가해왔습니다. 다태 출산은 뇌성마비 발생의 높은 위험도를 가집니다. 단태아는 1000명당 두 명이지만, 쌍둥이는 100명당 1~2명, 세쌍둥이는 100명당 8명, 네쌍둥이는 거의 절반에 가까운 아이들이 뇌성마비 환아라는 보고도 있습니다.

이처럼 최근 들어 뇌성마비 유병률이 증가하고 있습니다. 하지만 의료의 접근성이 좋아지면서 재활 및 수술의 수준도 향상되었습니다. 그로 인해 뇌성마비아동의 삶의 질 역시 눈에 띄게 나아지고 있는 것도 사실입니다.

뇌성마비의 원인 02장

1. 뇌성마비의 원인은 무엇일까요?

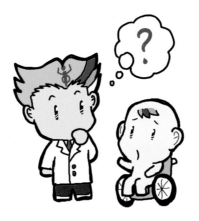

그림 2-1

　뇌성마비는 출산 전, 분만 전후, 출산 후에 발생하는 복합적인 원인에 의해 신생아의 뇌손상이 발생하여 나타난 결과입니다. 이 중 분만 전후의 뇌손상은 전체 뇌성마비의 10%정도에만 관여합니다. 뇌성마비의 75~80%는 임신 기간 동안 발생하는 다양한 원인에서 비롯됩니다. 한마디로 대부분의 뇌성마비는 출생 전에 이미 많은 뇌손상을 입어 생기는 것입니다. 나머지 약 10%의 뇌성마비는 출산 후 머리나 목 부위의 손상, 뇌와 척수로 이루어진 중추신경계 감염 등에 의해 발생하고 있습니다.

현재까지 보고된 뇌성마비의 주요 위험인자는 조산(미성숙 뇌발달), 자궁 내 발육지연, 뇌혈관의 출혈, 다태임신(한번에 둘이상의 태아가 임신이 되는 것), 감염, 주산기 가사(분만 진통 중 태아에 적절한 혈액이나 산소 공급이 되지 않는 것), 두경부 손상, 태반병리(태아와 엄마의 자궁벽을 연결하여 영양 공급, 가스교환, 노폐물 배출 등의 기능을 담당하는 기관이 병적 상태가 되는 것) 등입니다.

지금부터 뇌성마비의 주요 위험인자들을 하나하나 살펴보겠습니다(그림 2-1).

2. 조산이란 무엇이고, 왜 뇌성마비의 위험인자인가요?

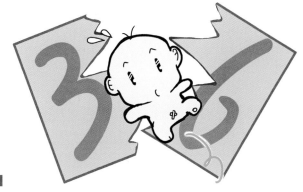

그림 2-2

조산 및 저체중은 뇌성마비 발생의 가장 중요한 위험인자입니다. 임신 37주 이전에 분만한 신생아를 조산아라고 합니다. 전체 신생아에서 조산아의 비중은 약 5~10%정도지만, 뇌성마비의 약 50%가 조산아에서 발생합니다.

우리나라의 경우 2004년부터 2008년까지 뇌성마비의 유병률은 각각

13

1000명당 3명 정도로 조사되었습니다. 영국에서 행한 연구에 따르면 지난 40년간 뇌성마비의 유병률에 큰 변화가 없다고 했지만, 우리나라는 2004년 부터 2008년 사이 뇌성마비의 유병률이 증가했습니다. 이와 같은 뇌성마비 유병률 증가의 한 원인으로 조산아 생존율 향상을 꼽을 수 있습니다. 일련의 연구에서 만삭아의 뇌성마비 발생률은 2000명당 1명이었으나 임신기간이 24~33주인 경우에는 12.3%에서, 출생당시 체중이 1500g 미만인 경우에는 28%에서 뇌성마비가 진단된 것으로 보고하고 있습니다.

그렇다면 왜 조산아에서 뇌성마비 유병률이 높을까요? 신경계의 구성 세포인 뉴런 역시 다른 세포들과 마찬가지로 엄마의 뱃속에서 발달하게 되는데, 특히 발달중인 뉴런(신경세포)은 손상에 매우 민감합니다. 조산아의 신경세포는 출산 전후에도 매우 연약한 미성숙 혈관에 의해 혈류를 공급 받게 됩니다. 이때 혈관 역시 미성숙 상태임으로 혈류 공급이 충분하지 않게 유지되고, 조절기능 역시 떨어지게 됩니다. 이로 인해 뇌의 산소공급이 부족해지거나 출혈이 생겨 뇌조직이 손상되기 쉽습니다(그림 2-2).

3. 만삭 출산아에겐 왜 뇌성마비가 발생하나요?

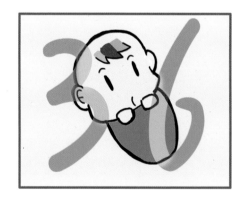

그림 2-3

조산이 아닌 만삭 출산아에게도 뇌성마비가 발생할 수 있습니다. 먼저 만삭 출산아의 뇌성마비 원인을 임신 시기에 따라 살펴보면 우선 출산 전 태아가 자궁에서 성장하는 과정에서 뇌성마비의 원인이 발생한 경우를 들 수 있습니다. 그 예로는 유전적 이상, 선천성 감염, 선천성 뇌병변 등이 있습니다. 그 다음 주산기 원인, 즉 분만 과정이나 분만 직후에 뇌성마비의 원인이 발생한 경우가 있습니다. 그 예로는 분만 진통 중 저산소증이 있습니다. 마지막으로 출산 후 원인으로는 분만 후 신생아 시기에 뇌성마비의 원인이 발생한 경우가 있습니다. 그 예로는 핵황달이 있습니다(그림 2–3).

4. 쌍둥이 임신(다태 임신)도 뇌성마비의 위험인자인가요?

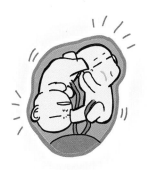

그림 2-4

다태 임신 자체가 뇌성마비의 직접적인 원인은 아닙니다. 그러나 단태아보다 쌍태아는 5배, 삼태아는 13배 정도 뇌성마비의 위험이 증가하는 것도 사실입니다. 그 이유 중 하나가 단태아보다 다태아에서 저체중, 조산의 빈도가 높기 때문입니다. 또한 쌍태 임신에서 한쪽 태아가 사망하거나 출산 후 한쪽 영아가 사망한 경우에는 생존아의 뇌성마비 빈도가 현저히 올라갑니다(그림 2–4).

15

5. 분만 진통 중 저산소증이란 무엇인가요?

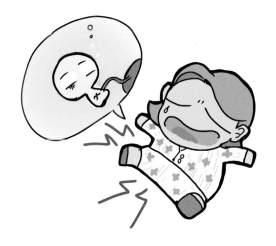

그림 2-5

　분만 진통 중 저산소증을 '분만 가사', 또는 '주산기 가사'라고 하는데, 이는 분만 진통 중 태아에 적절한 혈액이나 산소 공급이 되지 않는 것을 말합니다. 앞 장에서 살펴보았듯이 19세기 중반 정형외과 의사 리틀(Little)은 주산기 가사로 인하여 대부분의 뇌성마비가 발생한다고 주장하였습니다. 그러나 그 후 많은 역학 조사결과 주산기 가사는 뇌성마비 원인의 약 10%정도만을 차지하는 것으로 밝혀졌습니다.

　이러한 주산기 가사를 일으킬 수 있는 대표적인 산과적 상황으로는 태반 조기 박리(태반이 임신 20주 이후 태아 분만 전에 일부분 또는 전체가 자궁에서 떨어지는 상태), 전치 태반(태반이 분만 시에 태아가 나오는 길목인 자궁 문을 가리고 있거나 자궁 문에 걸쳐 있는 상태)에 동반된 출혈, 분만 진통 중에 지속되는 태반의 기능 부전 등이 있습니다(그림 2-5).

6. 신생아 뇌졸중, 혹은 주산기 허혈성 뇌졸중이란 무엇인가요?

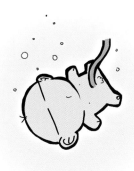

　뇌의 어느 한 부분에 피를 공급하는 동맥이 막히게 되면 뇌조직에 산소 등의 공급이 부족해져서 손상을 입게 됩니다. 이러한 상태를 의학용어로 허혈성 뇌졸중이라고 합니다. 허혈성 뇌졸중은 만삭 분만 2300~4000차례 중 1차례 정도의 빈도로 발생합니다.

　허혈성 뇌졸중은 신체의 한쪽 부분이 부분적이거나 완전히 마비되는 '편마비 환아'의 가장 흔한 원인입니다. 이러한 뇌졸중은 태아기뿐 아니라 신생아기에도 발생할 수 있는데 신생아 시기에는 소아기 때보다 허혈성 뇌졸중의 위험도가 17배 정도 증가합니다. 분만 진통 중 태아의 허혈성 뇌졸중의 위험도는 성인에서 발생하는 허혈성 뇌졸중과 비슷한 수준입니다.

　신생아 뇌졸중이 있는 경우에는 태반에 혈전성 병변이 흔히 동반됩니다. 또한 산모의 불임 과거력이 있는 경우에는 신생아의 분만 진통 중 허혈성 뇌졸중의 발생빈도가 7.5배 증가합니다(그림 2-6).

7. 핵황달이란 무엇인가요?

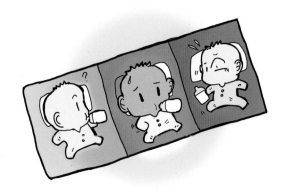

그림 2-7

혈액형 부적합(엄마의 피에서 태아의 적혈구에 대한 항체가 만들어지고, 이 항체가 태반을 통과하여 태아의 피로 들어가서 적혈구를 파괴하는 현상)으로 인해 적혈구가 파괴되어 그 안에 있던 비결합빌리루빈이라는 물질이 혈중에 늘어나게 되면서 뇌손상까지 일으키고 이로 인해 특징적인 뇌성마비가 발생하게 되는 것을 뜻합니다. 최근에는 다행히 혈액형 부적합의 치료가 제대로 이뤄지고 있기 때문에 핵황달로 인한 뇌손상은 드물어지고 있습니다 (그림 2-7).

8. 이처럼 다양한 원인의 뇌성마비에 어떻게 대처해야 하나요?

지금까지 살펴본 것처럼 뇌성마비는 단일 질환이 아니기 때문에 그 원인도 다양합니다. 심지어 만삭에 태어난 아이에게 뇌성마비를 야기할 정도의 뇌손상을 일으킨 원인조차 확인 할 수 없는 경우도 많습니다. 따라서 이제 뇌성마비의 원인들을 명백하게 확인, 규명하는 첫 작업으로 국가 차원의 〈뇌성마비 등록 사업〉을 실시할 때가 왔다고 생각합니다.

뇌성마비의 증상 **03** 장

1. 뇌성마비의 증상은 무엇이고 진단은 어떻게 하나요?

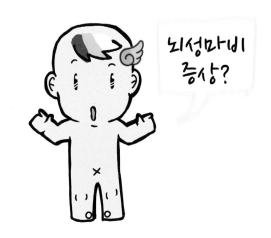

뇌성마비
증상?

그림 3-1

뇌의 운동 신경 부분이 손상되면 뇌성마비 증상이 발생하게 됩니다. 뇌성
마비의 증상은 뇌성마비가 침범한 부위 및 양상, 중증도에 따라 다양한 정도
로 나타날 수 있습니다. 우선 가장 처음에 나타날 수 있는 증상으로는 보챔,

기면(외부자극에 대한 반응성 감소로 수면 상태에 빠지는 현상), 수유곤란, 고개 가누기 어려움, 높은 음의 울음소리, 한쪽 팔과 다리를 잘 못 움직이는 비대칭적 운동, 그리고 비정상적 자세 등이 있습니다(그림 3-1).

운동 기능이 발달 성숙되기 이전인 영유아기(신생아~6세 기간)에는 뇌성마비를 진단하기가 어렵습니다. 따라서 뇌성마비 조기 진단에는 아동의 발달을 이해하고 적절한 발달평가를 시행하는 것이 필수적입니다.

우선 뇌성마비 환아의 경우 영유아시기에 운동 발달이 정상적으로 이루어지지 않는 '발달지연' 현상을 보입니다. 이때 '발달'이란 중추신경계의 성숙에 비례하여 운동 능력이 기능적으로 분화하는 과정을 의미합니다. 발달 과정으로는 머리 가누기(3개월), 뒤집기(4개월), 혼자 앉기(6개월), 일어나 앉기(8개월), 잡고 서기(8개월), 혼자 걷기(12개월) 등이 있습니다. 각각의 발달 과정이 늦어지고 있지 않은가를 확인하는 발달평가를 시행하는 것이 중요합니다. 또 아이가 혼자 걷기 시작할 때는 뻣뻣하게 걸을 수 있지만(경직성 보행), 혹시 까치발로 걷거나, 가위모양으로 걷거나 안짱걸음 등의 이상한 보행을 하면 전문의의 진찰을 받아 보는 게 좋습니다.(5장. 〈병적 보행〉 참고) 이와 같이 발달지연을 조기에 발견하여 뇌성마비 아동을 조기에 치료하는 것은 아동의 잠재적 능력을 극대화하고 이차적인 장애를 예방할 수 있는 가장 좋은 방법입니다.

2. 뇌성마비 환아에게서 발생하는 운동장애에는 무엇이 있나요?

대부분의 뇌성마비는 운동장애를 동반합니다. 대표적으로 성장 발육 지연과 보행 및 운동기능 약화 등으로 인해 일상 생활을 할 때 필요한 조화로운 신체 운동이 힘들어지는 경우를 들 수 있습니다. 근육의 경직성(아이의 관절을 빠른 속도로 구부리거나 펴면서 근육의 길이를 늘일 때, 처음에 어느 정

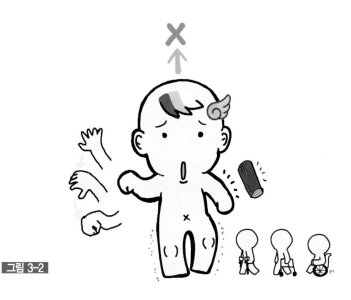

그림 3-2

도까지는 근육이 잘 늘어나다가 갑자기 근육이 굳어지면서 잘 늘어나지 않는 현상)이 증가하여 뻣뻣한 느낌이 들고, 시간이 지나면서 근육이 짧아져서 결국 관절이나 뼈의 변형이 발생하게 됩니다(그림 3-2).

뇌성마비의 침범 부위에 따라 한쪽 팔과 다리가 이환된 경우를 '편마비', 양측 다리만 이환된 경우를 '양측마비', 양측 팔과 다리 모두 이환된 경우를 '사지마비'로 분류합니다. 드물게는 한쪽 팔이나 다리만 침범하는 '단마비', 한쪽 팔이나 한쪽 다리만 빼고 모두 침범하는 '삼지마비'도 있습니다.

뇌성마비의 운동 이상 양상에 의해서도 '경직형', '무정위 운동형', '운동실조형', '혼합형' 등으로 분류할 수 있습니다. 침범 부위와 운동 이상 양상을 조합하여 볼 때 경직형 편마비, 경직형 양측마비, 경직형 사지마비, 무정위운동형 뇌성마비 등이 비교적 흔하게 볼 수 있는 뇌성마비의 형태입니다.(4장. 〈뇌성마비에는 어떤 종류가 있나요?〉 참고)

3. 경직형 편마비의 증상은 무엇인가요?

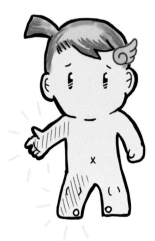

그림 3-3

영아기부터 마비된 쪽 팔다리의 자발적 움직임이 감소하게 됨으로써 아동은 이환된 반대편 손사용을 선호하게 됩니다. 또한 상지가 하지에 비해 더 심하게 병이 발생하기도 합니다. 보행은 18~24개월까지 지연되고, 경직성의 증가로 인해 발의 첨내반족 변형(발가락 끝이 아래로 꼿꼿이 서서 발꿈치가 땅에 닿지 않고, 또한 발이 안쪽으로 휘는 상태), 까치발(첨족보행: 발뒤꿈치는 바닥에 닿지 않고 발가락 끝만 이용하여 걷는 걸음걸이) 등이 나타날 수 있습니다. 환아의 30%에서 2세 이내에 간질이 발생하며, 25%는 정신 지체를 포함한 인지 기능 장애를 가지고 있습니다. 이와 같은 경직성 편마비의 원인으로는 주산기 뇌졸중, 감염, 뇌실주위 출혈에 의한 뇌경색 등이 있습니다(그림 3-3).

4. 경직형 양측마비의 증상은 무엇인가요?

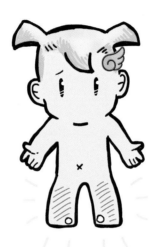

그림 3-4

주로 양 하지에 경직형 마비를 보이는 형태로, 주로 생후 6개월이 지나 앉은 자세가 불안정하거나 7개월이 지나 기기 시작하면서 양쪽 팔은 정상적으로 사용하지만 양 다리는 끌고 다니는 모습으로 인해 알게 되는 경우가 많습니다. 보행은 현저히 지연되며, 걷게 되는 경우 까치발로 걷습니다. 정신 지체, 인지 기능 장애가 없는 경우에는 예후가 좋습니다. 이와 같은 경직형 양측마비의 원인으로는 뇌실주위백질연화증(뇌의 혈류 감소로 인한 산소 결핍으로 뇌실주변의 백질부위에 뇌백질 세포가 손상 받은 상태)을 가장 많이 꼽을 수 있습니다(그림 3-4).

5. 경직형 사지마비의 증상은 무엇인가요?

뇌성마비의 가장 심한 형태인 경직형 사지마비는 운동장애뿐 아니라 정신 지체, 간질, 연하장애를 동반하는 경우가 많습니다. 사지의 경직성 증가와

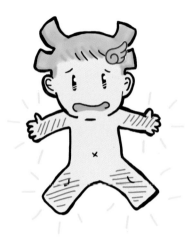

그림 3-5

마비, 자발적 운동의 감소 등이 관찰됩니다. 언어와 시각장애를 포함한 전반적인 발달장애가 흔하고 연하곤란(삼킴 장애)으로 인해 폐렴이 자주 생깁니다. 경직형 사지마비의 원인은 뇌실주위백질연화증 등입니다(그림 3-5).

6. 근긴장이상형 뇌성마비의 증상은 무엇인가요?

영아 초기에는 근긴장도(신체가 어떤 자세를 취하고 유지할 수 있도록 하며 움직임을 가능하게 하는 근육의 힘)가 저하되어 머리를 가누지 못하고, 성인이 팔을 잡고 일으킬 때 환아의 머리가 뒤로 처지며(head lag sign), 성장 후에도 수년에 걸쳐 근긴장도 이상을 보이는 경우가 많습니다. 구강과 후두부(목에 있는 발성기관이며, 음식을 먹을 때 음식이 기도로 들어가지 않도록 차단하는 역할을 함)의 근긴장도 이상으로 인해 경구 섭취가 어려운 경우가 많으며 언어 발달에도 장애가 있어 말을 못하거나, 발성 속도가 느리거나, 억양 조절을 못하기도 합니다. 경련을 하는 경우는 드물고 지능 역시 대부분 환아에게서 정상입니다. 원인은 신생아 가사, 핵황달, 유전성 대사이상 등입니다.

7. 뇌성마비에 동반되는 운동장애 이외에는 어떤 장애가 있나요?

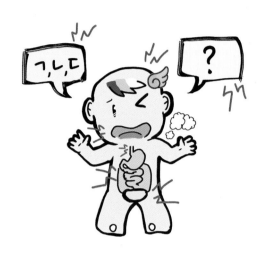

그림 3-6

　뇌성마비는 운동장애 이외에도 감각·인지·의사소통·행동 장애 및 경련성 질환도 흔히 동반합니다. 예를 들어 사시와 같은 안구운동장애도 있을 수 있습니다. 그 밖에도 구강의 운동장애가 발생하여 음식의 섭취가 곤란하고 의사소통을 잘하지 못하며 심한 경우 호흡 장애까지 일으킬 수 있습니다. 그 외 장 및 방광기능 장애가 나타나 위식도 역류, 구토 및 배변습관 곤란 등을 겪을 수 있습니다. 또한 운동장애가 심하거나 정신지체가 심한 환아의 경우, 뇌손상의 범위가 넓기 때문에 흔히 간질과 같은 경련성 장애를 동반하기도 합니다(그림 3-6).

뇌성마비의 분류 **04** 장

1. 뇌성마비의 분류

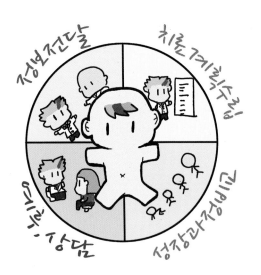

정보전달

치료계획수립

의뢰·상담

성장과정평가

그림 4-1

　뇌성마비라는 질병을 분류하는 이유는 치료하는 의료진들 간의 정보전달을 원활하게 하고, 예후(병의 경과 및 결말을 미리 전망함)에 관한 상담·치

26

료 계획의 수립을 용이하게 하기 위해서입니다. 또한 분류를 통해 뇌성마비 환아가 성장함에 따라 발생하는 변화를 비교할 수 있게 됩니다.

뇌성마비는 분류에 따라 다양한 경중도(심한 정도)와 예후를 가지게 되고 그에 따라 치료 방침도 달라지게 됩니다. 따라서 뇌성마비의 분류는 매우 중요합니다.

뇌성마비의 분류에는 다양한 방법이 있습니다. 대표적으로 생리학적 유형에 따른 분류, 해부학적 부위에 따른 분류, 기능에 따른 분류가 있는데, 치료 계획을 수립할 때 이들 분류법이 큰 도움이 됩니다(그림 4-1).

2. 병태생리학적 유형에 따른 분류

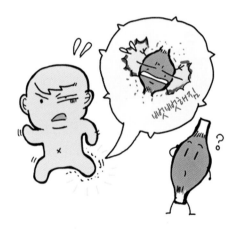

그림 4-2

뇌성마비를 생리학적 유형에 따라 분류하면 크게 네 가지로 나눌 수 있습니다.

먼저 경직형(Spastic type)이 있습니다. 경직성이란, 환아의 관절을 빠른 속도로 구부리거나 펴면서 근육의 길이를 늘일 때, 처음에 어느 정도까지는 근육이 잘 늘어나다가 갑자기 근육이 굳어지면서 잘 늘어나지 않는 현상으로 근육의 긴장성이 증가되어 나타나게 됩니다. 일반적으로 뇌성마비 환아의 2/3가 경직성으로 분류됩니다. 이러한 경직성은 억제 및 촉진을 담당하는 뇌 중추의 부조화로 인해 억제기능이 소실되고, 그로 인해 운동신경세포가 자극에 매우 민감해짐으로써 발생합니다. 경직성이 있는 근육은 초기에는 근육이 짧아지는 현상(역동적 단축)을 보이다가 근육의 성장이 골(뼈)의 성장에 미치지 못함으로써 근육이 굳어지는 현상(근육의 구축)으로 진행됩니다. 신경학적 검사에서 바빈스키 징후(Babinski 징후: 발바닥을 가볍게 긁으면 발가락이 위쪽으로 부채살처럼 펴지는 반응으로 보통 생후 6개월 이후 서서히 사라짐), 심부건반사 증가(외부에서 자극이 뇌를 거치지 않고 척추뼈 속에 있는 척수를 돌아서 바로 반응을 보이는 경우이며, 척수가 손상되었다거나 말초신경에 문제가 있을 경우 반사가 나타나지 않는다거나 반사가 항진되어 나타남. 예: 무릎뼈 아래를 툭 칠 경우 본인의 의지와 무관하게 다리가 튀어올라가는 증상), 하지 굴곡근이나 상지 신전근의 약화 등을 보이면 경직성을 의심할 수 있습니다. 이 중 하지에서 가장 많이 볼 수 있는 변형은 엉덩이 관절의 내전(사지를 몸통으로 가깝게 모으는 것), 내회전(대퇴부위가 안쪽으로 회전된 것) 및 굴곡변형(굽힘상태로 변형되는 것)과 무릎관절의 굴곡변형, 발목관절의 첨족(까치발)변형 등입니다. 상지에서 흔한 변형은 엄지손가락의 내전-굴곡변형(엄지손가락을 다른 손가락으로 쥐는 현상), 손가락 관절들이 굽혀져 갈고리모양으로 되는 현상, 주관절의 굴곡변형(팔꿈치관절이 굽는 현상) 등입니다. 이런 경직성 및 변형에 대하여 물리치료(22장 참조), 석고고정, 바클로펜(27장 참조), 보톨리눔 독소 주사, 선택적 척수 후근 절제술(27장 참조), 정형외과적 수술(25장 참조) 등의 치료를 할 수 있습니다(그림 4-2).

둘째, 근긴장이상형(Dystonic type)이 있습니다. 대뇌기저핵의 이상이 주된 병변으로 수의운동(자신이 마음먹은 대로 할 수 있는 운동)이나 자세 유지시 사지, 목, 안면 등을 지속적이며 불규칙하게 뒤틀거나 꿈틀거리는 불수의운동(의지나 의도와는 관계없이 나타나는 이상운동)을 억제할 수 없는 것이 특징입니다. 움직이거나 하면 증상이 발생하거나 심해지며, 잘 때는 사라

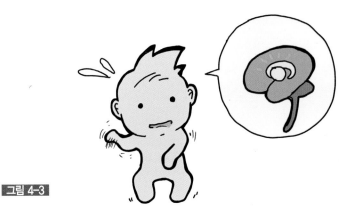

그림 4-3

집니다. 일반적으로 뇌성마비 환아의 1/4이 이에 해당합니다. 심부건반사는 대개 정상이며 구축이나 관절변형은 드문 편이나 연하장애(삼킴장애)는 흔하게 발생합니다. 근긴장이상형은 경직형에 비해 수술적 치료의 결과가 일정하지 않아서 수술적 치료는 최소한으로 하는 것이 권장됩니다(그림 4-3).

셋째로 운동 실조형(Ataxic type)이 있습니다. 평형감각 장애와 협동운동(걸을 때 엉덩이관절, 무릎관절, 발목관절이 굽혀지고 펴지는 운동이 동시에 협동하여 일어나면서 조화롭게 걸을 수 있게 되는 현상) 장애 등 소뇌의 기능

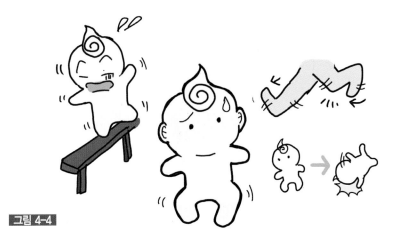

그림 4-4

장애로 오는 증상으로 뇌성마비 환아의 1% 미만이 여기에 속합니다. 근긴장이상형에서 나타나는 불수의운동은 없습니다. 보행시 잘 나타나고, 심부건반사는 정상 혹은 저하되며, 관절구축은 드물게 나타납니다. 소아의 경우 구르기, 앉기, 서기, 걷기 등의 발달이 늦어집니다. 운동실조형은 경직형 사지마비와 구별해야 합니다. 운동실조형 환아는 성장함에 따라 증상이 자연적으로 호전될 수 있기 때문이며, 수술적 치료가 필요한 경우는 드뭅니다(그림 4-4).

마지막 넷째로 혼합형(Mixed type)이 있습니다. 위에서 설명한 유형 중 2종류 이상의 유형이 중복되어 나타나는 경우를 뜻합니다. 뇌성마비 환아의 10%정도가 혼합형이며 대부분 경직형에 준하여 치료를 시행합니다.

3. 해부학적 부위에 따른 분류

환아의 전반적인 상태와 함께 중등도에 대한 정보를 일부 제공하기 때문에 운동장애를 치료하는 의사들에게 가장 널리 사용되는 분류법이 해부학적 부위에 따른 분류입니다.
첫째로 편마비가 있습니다. 뇌성마비의 30%를 차지하며 같은 쪽의 상지

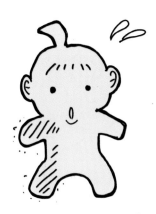

그림 4-5

와 하지가 이환(罹患)되는 형태입니다. 마비 증상은 몸통 근처 부위보다는 몸통과 먼 쪽 부위에서 더 심한 양상을 보이며 상지에서는 50~60%의 감각 결손이 있고 주로 고유감각(위치감각, 압박감각, 운동감각, 진동감각 및 심부지각의 총칭)장애가 나타납니다. 또한 집중력 결의의 빈도가 높고, 사시나 반맹증(바라보는 점을 경계로 하여 시야의 왼쪽 절반이나 오른쪽 절반이 보이지 아니하는 병)이 발생할 수 있습니다. 정상인보다 시기는 늦을 수 있지만 거의 모든 환아가 보행이 가능합니다. 대개 정상 지능을 가지며 성인이 되어서도 정상적인 사회생활을 기대할 수 있습니다(그림 4-5).

둘째로 양측마비가 있습니다. 이는 주로 하지를 침범하며, 양측이 대칭적입니다. 상지의 이환도 있으나 하지에 비해서 증상이 경한 양상을 보입니다. 그러나 아무리 경한 증상이라도 상지에 증상이 나타나기 때문에 하반신 마비와는 구별되어야 합니다. 양측마비는 대부분 조산아에게서 나타나며, 제3 뇌실 주위의 출혈과 관계가 있습니다. 백질연화증(미숙아의 뇌실주위에서 자주 나타나는 병리소견으로, 산소 결핍으로 뇌실 주변의 백질부위가 괴사된 것)의 소견을 볼 수 있습니다(그림 4-6).

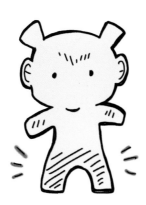

그림 4-6

셋째로 사지마비가 있습니다. 양측 사지와 하지 모두에서 증상이 나타나는 형태로, 해부학적 부위에 따른 분류 중 가장 심한 형태입니다. 저산소, 혹은 무산소증이 가장 흔한 원인으로서 경련성 장애가 동반되는 경우가 많으며 약 75%의 환아에게서 지능저하가 나타납니다. 침흘림, 연하장애, 발음장애 등이 동반되며 2차적으로 영양결핍이 문제가 될 수 있고 골다공증이 발생할 수도 있습니다. 보행은 힘들며 성장기간 중 척추 측만증 및 고관절 탈구가 많이 발생하므로 주의 깊은 관찰과 시기적절한 치료가 필요합니다. 고도의 시지마비는 보행보조기를 사용해도 보행이 어려우며, 자세를 유지하기 어려운 경우가 많습니다. 따라서 고도의 사지마비 환아들의 주된 치료 목표는 통증 없이 편안한 생활을 할 수 있도록 하고 보조이동수단을 원활하게 이용할 수 있도록 하는 것입니다(그림 4-7).

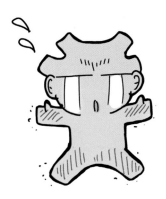

그림 4-7

4. 기능적 분류

대근육 운동 분류체계를 이용하여 뇌성마비의 심한 정도를 나누는 것을 기능에 따른 분류법이라고 합니다(그림 4-8).

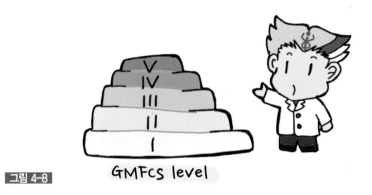

그림 4-8

GMFCS level

대근육 운동 분류 체계는 임상에서 가장 많이 사용하는 분류법으로 Ⅰ~Ⅴ 등급이 있으며 숫자가 높을수록 병이 심한 정도를 나타냅니다(그림 4-9).

대근육 운동 분류 체계 1단계는 특별한 제한 없이 보행이 가능하며, 뛰거 나 계단오르기 등도 가능합니다. 쉽게 말해서 행동이 약간 부자연스러울 수

GMFCS은 임상에서 가장 많이 사용하는 분류법으로
Ⅰ~Ⅴ 등급이 있으며
숫자가 높을수록 중한 경우를 뜻합니다.

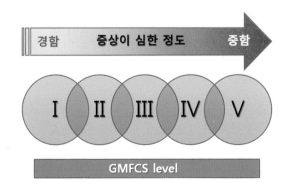

경함　　증상이 심한 정도　　중함

Ⅰ　Ⅱ　Ⅲ　Ⅳ　Ⅴ

GMFCS level

그림 4-9

는 있으나 정상인과 구별되지는 않는 정도를 의미합니다(그림 4-10).

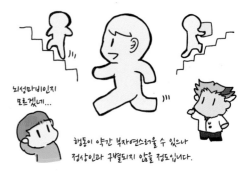

GMFCS - level I
특별한 제한없이 보행이 가능하며, 뛰기나 계단오르기 등도 가능합니다.

뇌성마비인지 모르겠네...

행동이 약간 부자연스러울 수 있으나 정상인과 구별되지 않을 정도입니다.

그림 4-10

대근육 운동 분류 체계 2단계는 보행은 가능하나 층계오르기나 점프 등의 동작에는 어려움이 있습니다. 일부 부자연스러운 모습이 관찰됩니다(그림 4-11).

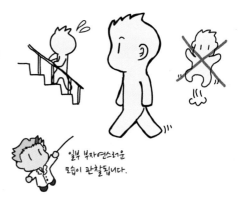

GMFCS level - II
보행이 가능하나 층계오르기나 점프 등의 동작에는 어려움이 있습니다.

일부 부자연스러운 모습이 관찰됩니다.

그림 4-11

대근육 운동 분류 체계 3단계는 손을 잡고 사용하는 보행보조기를 사용하여 보행을 할 수는 있습니다. 이 경우는 스스로 보조기를 사용할 수 있느냐 없느냐가 중요한 요인이 됩니다(그림 4-12).

GMFCS level - III

보행보조기를 사용하여
보행을 할 수 있습니다.

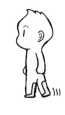
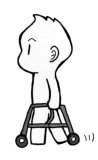

스스로 보조기를 사용할 수 있느냐가
중요한 요인이 됩니다.

그림 4-12

　대근육 운동 분류 체계 4단계는 독립보행은 힘드나 수동휠체어나 전동휠체어를 이용하여 이동이 가능합니다. 이 레벨에서는 보행은 어렵지만 자세를 유지하여 잘 앉아있을 수는 있습니다(그림 4-13).

GMFCS level - IV

독립보행은 힘드나 수동휠체어나 전동휠체어를
이용하여 이동이 가능합니다.

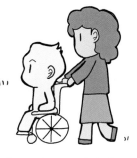
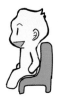

보행은 어렵지만 자세를 유지하며
잘 앉아있을 수 있답니다.

그림 4-13

대근육 운동 분류 체계 5단계는 보호자의 도움이 있어야 이동이 가능하며 목을 가눌 수 없기 때문에 그에 대한 보조 장치가 필요할 수도 있습니다(그림 4-14).

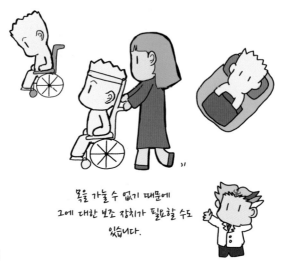

목을 가눌 수 없기 때문에
그에 대한 보조 장치가 필요할 수도
있습니다.

그림 4-14

이와 같이 뇌성마비는 여러 가지 원인에 의한 질환군으로서 형태가 다양하며 분류 또한 여러 방법으로 할 수 있습니다.

병적보행 **05** 장

1. 보행은 어떻게 발달할까요?

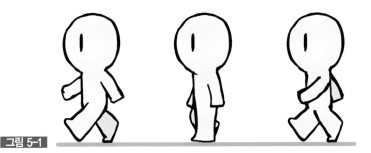

그림 5-1

어린아이들은 출생 후 8~12개월 사이에 물체를 잡고 서기 시작해서 12~17개월 정도에 혼자 걷기 시작합니다. 걸음마를 하는 시기에 어린아이들은 발끝이 먼저 지면에 닿는 까치발 형태를 보입니다(그림 5-1).

2살쯤 되면 발뒤꿈치부터 땅에 닿으면서 걷게 되고, 무릎의 뻣뻣함이 사라지면서 구부러지는 양상을 보입니다. 생후 3년 6개월 내외에 어른과 닮은 정상 보행의 양상을 보이기 시작하고, 5~6세 이후에는 보행의 전반적인 양상이 성인과 거의 흡사하게 됩니다. 이와 같이 걷는 과정, 즉 보행이라는 행위가 정상적으로 이루어지기 위해서는 많은 훈련이 필요합니다. 이 장에서는 보행을 이해하기 위해 몇 가지 관련 용어 및 정상보행의 양상을 알아보겠습니다.

2. 정상보행

한 측의 발꿈치가 땅에 닿고, 다음으로 같은 측의 발꿈치가 땅에 닿을 때까지의 사이를 보행의 1주기라고 말합니다. 보행의 1주기는 입각기와 유각기로 이루어져 있습니다. 입각기는 보행의 1주기 중 바닥과 다리가 접촉하고 있는 사이를 말하며, 보통 1주기 시간의 60%를 차지하고 있습니다. 유각기는 보행의 1주기 중에서 다리가 바닥에서 떨어져 있는 사이를 뜻합니다. 보통 1주기의 40%의 시간을 차지합니다. 정상보행이라는 것은 정의하기가 쉽지 않습니다. 페리(Perry)는 정상보행이 이루어지기 위해서는 다음과 같은 다섯 가지의 속성이 모두 충족돼야 한다고 말하고 있습니다.

첫째, 입각기에서의 안정성이 유지되어야 합니다. 입각기의 안정성을 유지하기 위한 가장 중요한 전제조건은 평형감각의 정상적 발달입니다. 평형감각이 발달하지 못한 경우에는 보행뿐 아니라 서는 것도 불가능할 수 있습니다. 그 다음으로 하지에 심한 변형이 없어야 하며, 근육들이 정상적인 근력을 갖추고, 특정 근육과 그와 반대로 작용하는 근육 사이의 조화가 잘 이루어져야 합니다(그림 5-2).

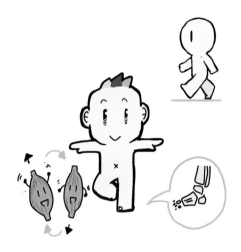

그림 5-2

 둘째, 유각기에서의 발들림이 잘 이루어져서 발이 지면에 걸려 넘어지지 않아야 합니다. 유각기의 발들림을 위해서는 우선 발목관절에 심한 첨족변형(까치발변형)이 없어야 하며, 발목의 관절의 동작이 잘 이루어져야 합니다. 이외에도 무릎관절과 엉덩이관절이 적절하게 굽혀져야 유각기 발들림을 자연스럽게 할 수 있습니다(그림 5-3).

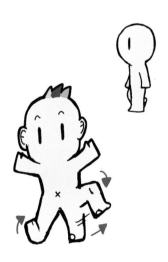

그림 5-3

셋째, 발뒤꿈치가 지면에 먼저 닿는 동작이 정상적으로 나타나야합니다. 이 동작이 이루어지지 않을 경우에는 충격 흡수의 기능이 없어지게 되어 충격이 위쪽으로 바로 전달될 수 있습니다(그림 5-4).

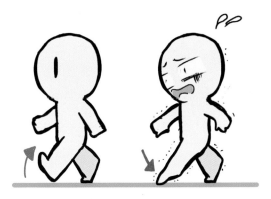

그림 5-4

넷째, 적절한 보행의 길이(보장: 걸음의 길이로 한쪽 뒤꿈치 닿기에서부터 반대쪽 뒤꿈치 닿기까지의 거리를 말함)가 있어야 합니다. 보장이 충분하지 못할 경우에는 보행의 속도를 낼 수 없으며, 많은 에너지를 소모하게 됩니다(그림 5-5).

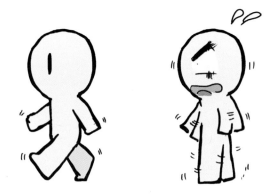

그림 5-5

다섯째, 에너지 효율이 좋아야 합니다. 최대의 보행 효율을 통해 에너지 소
모를 최소화해야 합니다(그림 5-6).

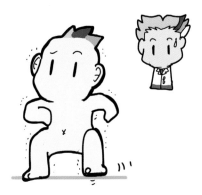

그림 5-6

이 외에도 정상적 보행을 위해서는 적절한 인지기능이 필요할 수 있습니
다. 걸을 수 있는 나이가 되어도 인지수준이 떨어지면 보행 자체를 시도하지
않을 수 있기 때문입니다. 다시 말해 적절한 인지기능은 정상 보행을 뒷받침
하는 조건이기도 합니다.

이상의 조건을 갖추고 있어야만 정상 보행을 할 수 있고, 정상 보행이라
간주할 수 있습니다. 병적 보행이란 이러한 조건을 갖추지 못한 채 이뤄지는
보행을 뜻합니다.

3. 뇌성마비 환아의 병적 보행은 어떠한 것들이 있을까요? (그림 5-7)

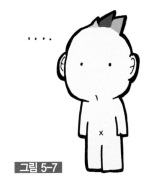

보행이 가능한 뇌성마비 환아에게서 나타
나는 병적 보행의 유형으로는 첨족보행, 크라
우치 보행, 뻣뻣한 무릎관절 보행, 가위보행
등이 있습니다.

그림 5-7

41

첨족보행

첨족보행은 종아리 뒤쪽에 있는 비복근이나 가자미근의 구축(외부의 힘에 의하여 이루어지는 수동적 관절 운동이 비정상적으로 제한되는 경우) 등이 원인이 되어 발생하는 병적 보행입니다. 흔히 까치발로 걷는다고 표현합니다(그림 5-4).

크라우치보행

크라우치 보행은 무릎이 퍼지지 않고 굽은 상태로 걷는 것을 뜻합니다. 무릎관절의 뻣뻣함, 구축 등이 원인이 되어 발생합니다(그림 5-8).

그림 5-8

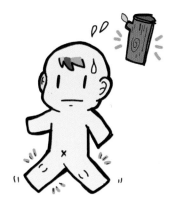

그림 5-9

뻣뻣한 무릎관절보행

허벅지의 앞쪽 근육인 대퇴직근과 허벅지 뒤쪽 근육인 슬괵근 등이 서로 뻣뻣해져 있을 경우에 발생합니다. 무릎이 잘 구부러지지도 않고 펴지지도 않는 상태입니다(그림 5-9). 환아의 신발이 끌려서 잘 닳는 경향이 있습니다.

가위보행

허벅지 안쪽의 근육들인 내전근이 뻣뻣해지거나 엉덩이관절의 뼈가 과도하게 앞쪽을 향하게 되는 경우 발생할 수 있습니다. 흔히 다리가 꼬이면서 걷는다고 표현합니다(그림 5-10).

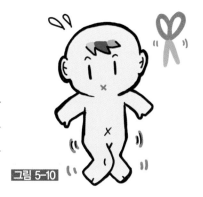

그림 5-10

Q & A **06** 장

1. 공공장소에서 이상한 눈초리로 바라봅니다.
뇌성마비는 전염이 되나요?

　뇌성마비는 전염병이 아닙니다. 뇌성마비는 출산 전, 분만 전후, 출산 후에 생긴 복합적인 원인에 의해 신생아의 뇌에 손상이 발생하여 나타난 결과입니다. 그러므로 침과 같은 타액이나 체액을 통해서 전염되지 않을 뿐더러 환아에서 정상 아이로, 산모에서 산모로 전염되지도 않습니다(그림 6-1).

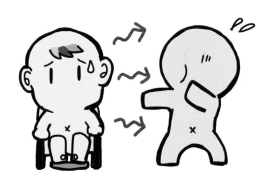

그림 6-1

2. 뇌성마비는 유전이 되나요?
첫째 아이가 뇌성마비 환아일 경우 둘째 아이도 뇌성마비 환아로 태어날까요?

　대부분의 뇌성마비는 유전이 되지 않습니다. 예외적으로 뇌성마비 중에서 유전적 이상으로 인하여 소두증과 같이 중추 신경계의 선천적 기형이 원인인 경우가 있습니다. 이러한 유전병의 가족력이 있으면 당연히 자손이 영향을 받을 수는 있습니다. 하지만 정확히 진단된 유전병이 없는 경우에는 특별히 걱정하실 필요는 없습니다. 결론적으로 첫째 아이가 뇌성마비라 하여 둘째 아이도 유전적 원인에 의해 뇌성마비가 될 가능성은 희박합니다. 하지만 만약 첫째 아이가 뇌성마비 환아인 경우, 둘째 아이를 임신하기 전 전문의를 찾아가 진료 및 검사를 하여 첫째 아이의 뇌성마비 원인을 최대한 규명하고, 혹시 있을지 모를 잠재적인 위험인자들을 잘 조절한다면 건강한 둘째를 출산할 확률을 더욱 높일 수 있습니다(그림 6-2).

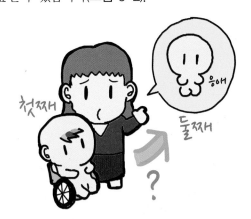

그림 6-2

3. 아이가 커갈수록 뇌성마비가 점점 심해지지는 않나요?

　1장에서 뇌성마비는 환아에게 영구적인 운동기능장애를 남기는 비진행성 질환을 뜻하며 미성숙 뇌에서 발생한다고 하였습니다. '비진행성 질환'이란 뇌의 손상이 점점 심해지지는 않는다는 뜻입니다. 비록 뇌의 손상은 심해지지 않지만 신체적으로 나타나는 임상양상은 시간의 흐름에 따라 변합니다. 특히 사춘기에 빨리 성장하면서 보행 능력이 떨어지는 경우가 있습니다. 환아가 자라면서 운동기능장애뿐 아니라 시각장애, 인지 및 의사소통 장애, 경련 등의 증상이 발견되어 마치 뇌성마비가 점점 심해지는 것처럼 보일 수 있습니다. 따라서 뇌성마비 진단이 내려지면 운동기능장애 외에도 같이 동반될 수 있는 여러 장애들을 초기에 발견하고 적절히 치료해주기 위해 뇌파검사, 청력검사, 안과적 진찰, 정신과적 평가 등을 시행해주는 것이 필요합니다(그림 6-3).

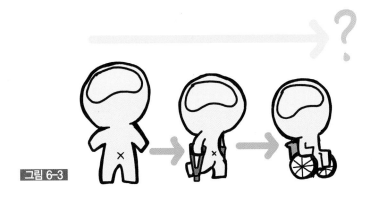

그림 6-3

4. 뇌성마비 환아의 수명은 어떻게 되나요?

뇌성마비는 하나의 질환이라기 보다는 다양한 중증도를 가진 질환군입니다. 경도의 뇌성마비의 경우, 수명에 영향을 주지 않습니다. 다만, 환아의 임상양상이 중증일 때, 수명이 짧은 경우도 있습니다. 수명에 영향을 미치는 중요한 요인으로는 삼킴장애로 인한 2차 폐렴입니다. 최근 장애인 복지가 많이 좋아졌고, 이로 인해 기대수명도 늘고 있습니다(그림 6-4).

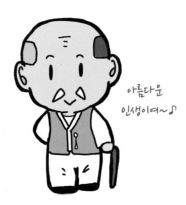

아름다운
인생이여~♪

그림 6-4

5. 완치는 되나요 ?

뇌의 손상은 영구적이며 비진행적이지만 환아의 신체기능은 변화될 수 있고 향상될 수 있습니다. 따라서 치료의 목적은 완치가 아니라 가정생활 및 사회생활을 하는 데 있어 개인이 가지고 있는 잠재력을 최대한 이끌어내 주는 것입니다. 구체적인 치료 목표는 환아 상태에 따라 다릅니다. 독립보행이 가능할 경우, 좀 더 보행을 편하게 해주는 것이 목표가 될 것이고, 독립보행이 불가능하다고 판단되는 환아는 보행보다는 이동이 가능하도록 하는 것, 통증을 줄이는 것, 생활을 편하게 하는 것 등이 치료 목표가 될 것입니다.

6. 지능은 정상인가요?

뇌성마비 환아의 1/3에서 지적 장애가 나타나고 있습니다. 뇌성마비는 운동기능장애뿐 아니라 인지, 학습, 행동, 의사소통 등 여러 영역에서 기능저하를 동반합니다. 이러한 문제로 뇌성마비 아동 및 청소년은 사회 참여에 어려움을 보입니다. 학교에서의 생활, 교우 관계 등 사회적 역할이 제한되는 경우, 이는 아동과 청소년의 삶의 질 저하로 이어집니다. 그러므로 뇌성마비 환아뿐 아니라 가족이 치료에 참여하여 환아의 사회 참여를 극대화할 수 있도록 노력해야 합니다(그림 6-5).

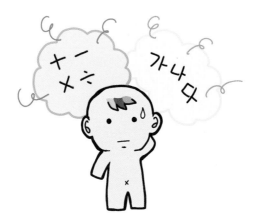

그림 6-5

7. 독립보행이 가능한가요?

앞에서 설명하였듯이 기능적 분류인 대근육 운동 분류체계에 따라 독립보행이 가능한지 여부를 판단할 수 있습니다. 대근육 운동 분류체계 1단계는 특별한 제약 없이 보행이 가능하며, 뛰기나 계단 오르기 등도 가능합니다.

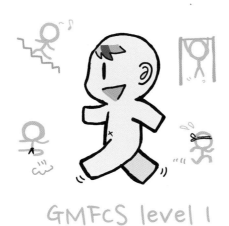

그림 6-6

쉽게 말해서 행동이 약간 부자연스러울 수 있으나 정상인과 구별되지 않을 정도입니다. 1~3단계의 환아는 정도의 차이는 있지만 보행이 가능합니다. 1단계의 환아는 거의 정상적인 일상생활이 가능하다고 할 수 있습니다. 그러므로 치료 전 환아에 대한 정확한 파악이 이루어져야 하며 보다 현실적인 치료 목표가 환아의 가족과 공유되어야 합니다(그림 6-6).

8. 줄기세포란 무엇인가요? 줄기세포치료는 효과가 있나요?

줄기세포란 어떤 조직으로든 발달할 수 있는 전능세포(pluripotent cell)를 지칭합니다. 줄기세포는 배아줄기세포와 성체줄기세포로 나눌 수 있는데, 배아줄기세포는 모든 세포로 분화할 수 있고, 성체줄기세포는 특정 세포로만 분화할 수 있습니다. 몇몇 연구에 의하면 출산직후 태반으로부터 제대혈을 추출하여 배아줄기세포를 얻어 뇌성마비 환자에게 치료로 사용하였다는 보고가 있습니다. 하지만 아직 대규모 환자군을 대상으로 하여 임상적으로 의미가 있는 치료 결과를 보여주는 연구는 없는 실정입니다. 또한 줄기세포를 환자에게 필요한 세포들로 분화할 수 있도록 만드는 기술이 부족하며, 이를 환자의 체내에서 운반하는 물질 또한 개발되지 않았습니다. 뇌성마비 치료에 줄기세포를 이용하는 것은 연구의 가치는 있겠지만, 실질적인 치료에 사용하기 위해서는 아직 해결해야 할 문제가 많이 남아있습니다.

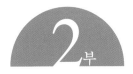

동반 질환

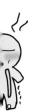
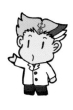

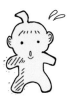

다른 아이보다 뼈가 약한 것 같아요 07 장

1. 골다공증이란 무엇일까요?

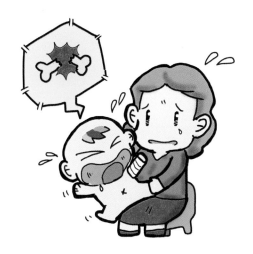

그림 7-1

골다공증은 쉽게 말해 뼈의 양이 감소하고 뼈의 강도가 약해져서 골절이 일어날 가능성이 높은 상태를 뜻합니다. 보통 '골다공증'이라고 하면, 많은 분들이 노화현상의 하나로 폐경 이후 여성이나 노인들의 골밀도(뼈의 무기질 함량의 척도)가 감소하는 것으로 알고 계십니다. 하지만 뇌성마비 환아에게 발생하는 골다공증은 그 원인과 병의 기전이 일반 성인의 골다공증과는 다르기 때문에 그 치료나 관리 역시 달리 접근해야 합니다(그림 7-1).

2. 뇌성마비 환아는 왜 골다공증이 생기나요?

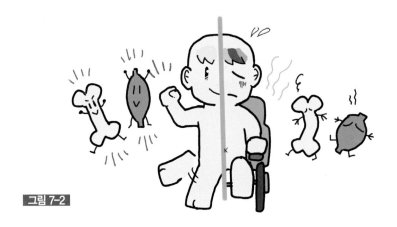

그림 7-2

골격발달에 있어 중요한 것 중 하나가 근육의 작용입니다. 특히 골 강도를 유지하도록 하는 데 있어 정상적인 몸의 움직임, 체중 부하와 같은 기계적인 하중의 유지는 매우 중요합니다. 환아의 뼈는 근육의 기계적인 하중에 자극을 받아 길이뿐 아니라 두께 또한 성장하게 됩니다.

하지만 뇌성마비와 같이 성장기에 기계적 자극이 없어진 상태가 지속되면, 결국 뼈의 두께 성장이 지장을 받아 골강도(골밀도와 골의 질이 합쳐진 개념으로 외상과 같은 스트레스에 대처하는 골의 능력을 말함)가 감소하여 골절에 취약하게 됩니다. 즉, 뇌성마비 환아의 골밀도가 낮은 까닭은 운동능력이 저하되면서 걷기나 뛰는 행동 역시 줄어들게 되고, 그로 인해 근육으로부터 받는 자극이 줄어들기 때문인 것으로 알려져 있습니다(그림 7-2).

3. 뇌성마비 환아에게 골절이 자주 발생하나요?

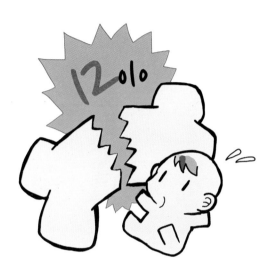

그림 7-3

　뇌성마비 환아들은 매우 자주 골절을 경험하는 것으로 알려져 있습니다. 릿(Leet) 등은 특히 뇌성마비 환아의 12%가 골절을 경험하였다고 학계에 보고했습니다. 뇌성마비 환아들에게서 골절이 흔하게 발생하는 이유는 낙상 (넘어짐)에 취약하고, 골밀도가 비장애인에 비해 낮기 때문입니다.

　뇌성마비 환아들은 경직성, 즉 관절이 뻣뻣하게 되어 운동성이 떨어져 있거나, 상지 기능 또한 저하되어 있어 낙상에 취약합니다. 특히 뇌성마비 환아의 경우 대근육 운동 분류체계 단계(4장 기능적 분류 참조)가 안 좋으면 안 좋을수록 뼈가 약합니다(그림 7-3).

4. 골밀도 및 골절과 관련해서 뇌성마비 환아의 영양섭취는 왜 중요한가요?

　영양 상태의 문제는 뇌성마비 환아의 낮은 골밀도의 중요한 요인 중 하나입니다. 뇌성마비 환아의 경우 음식물을 씹고 섭취하는 기능이 저하될 수 있으며, 이로 인해 성장 장애 및 영양 부족 문제를 겪을 가능성이 높습니다. 특히 뼈가 만들어지는 과정에서 필수적인 칼슘 섭취가 부족하게 될 경우 청소년기의 골격 형성에 심각한 문제를 초래하기 쉽습니다.

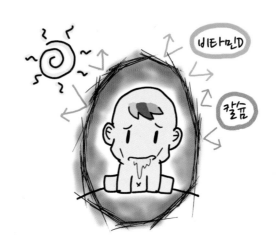

그림 7-4

　기능적 능력이 저하된 뇌성마비 환아의 경우 야외에서 활동하는 양이 적을 수 있습니다. 햇빛에 노출되는 시간이 부족해지면 칼슘 흡수와 골격 형성에 필수적인 비타민 D의 생성 역시 부족해져서 골다공증 위험에 노출되기 쉽습니다. 실제로 핸더슨(Henderson) 등은 정상 환아에서는 비타민 D의 부족이 2%인데 비해 뇌성마비 환아에서는 비타민 D의 부족이 약 20% 정도에서 관찰된다고 보고하였습니다. 더불어 칼슘 및 비타민 D를 공급할 때 정상 환아보다 뇌성마비 환아가 더 큰 골밀도 증가를 보이는 것을 관찰하여 비타민 D가 뇌성마비 환아의 골밀도 향상에 더욱 효과적임을 보여주었습니다. 또한 비타민 D의 공급하면 골절 발생률을 감소시킬 수 있다는 연구 보고도 있습니다. 결국 영양 섭취는 뇌성마비 환아의 성장 속도 및 골격계의 성숙과 밀접한 관련이 있을 뿐만 아니라, 골절의 위험도와도 깊은 관련이 있다고 말할 수 있습니다(그림 7-4).

5. 항경련제를 복용하는 뇌성마비 환아의 경우 골절의 위험은 어느 정도인가요?

경련은 뇌성마비 환아에게 매우 흔한 문제입니다. 뇌성마비 환아의 30% 정도가 경련을 하는 것으로 알려져 있습니다. 이들 환아의 경우 장기간 항경련제를 복용하게 됩니다. 항경련제는 체내에서 비타민 D를 분해하여 핏속의 칼슘 성분 농도를 떨어뜨림으로써 결국에는 골밀도를 낮게 만드는 작용을 합니다. 뇌성마비 환아 중에서 항경련제를 장기간 복용한 경우에는 골밀도 저하가 더욱 심하게 진행되어 결국 골절 위험이 높아지게 됩니다. 따라서 항경련제를 복용하는 환아들의 경우 골절에 대한 관심과 치료, 예방이 더욱 중요합니다(그림 7–5).

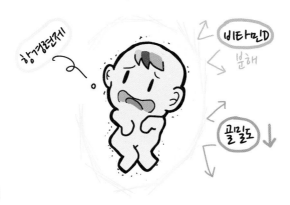

그림 7-5

6. 뇌성마비 환아의 골다공증을 약물로 치료할 수 있나요?

뇌성마비 환아의 골다공증은 발생 원인 자체가 일반 성인과는 전혀 다르기 때문에, 성인에서의 골다공증 약물 치료를 그대로 적용해서는 안 됩니다. 우선 앞서 언급한 대로 뇌성마비 환아의 칼슘, 비타민 D의 섭취량과 골밀도를 자세히 파악하고, 영양이 부족할 경우에는 충분히 공급해줘야 합니다. 골밀도 저하를 예방하는 약물로는 비스포스포네이트 계열의 약물이 있습니다. 최근 이러한 약물을 사용한 골다공증 치료방법이 쓰이고는 있습니다. 하지만 환아들이 골다공증 약물치료를 장기간 받을 경우 예상치 못한 문제가 발생할 수 있으므로 반드시 소아정형외과나 소아과 전문의의 면밀한 관찰을 받아야 합니다.

7. 뇌성마비 환아의 골다공증을 비약물적으로 치료하는 방법엔 무엇이 있나요?

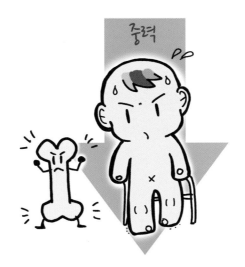

그림 7-6

앞서 언급한 대로 정상적인 체중을 싣지 못하는 비체중부하는 골성장뿐 아니라 골밀도와 골강도에 나쁜 영향을 미치고, 특히 골절의 위험을 증가시킵니다. 정상 환아의 경우 다양한 운동 프로그램을 통해 골밀도를 증가시킬 수 있다는 보고가 있습니다. 뇌성마비 환아 역시 골밀도 향상을 위해서 가능하면 체중부하를 하도록 하는 게 중요합니다. 체중부하를 뇌성마비 환아 스스로 하기 힘든 경우 '고빈도 진동' 등 수동적인 체중부하 치료를 받아야 합니다(그림 7-6).

8. 요약

환아의 골밀도 판정은 폐경기 이후 여성과는 다르며, 골절의 병력이 중요한 진단 기준이 됩니다. 뇌성마비 환아 중 낮은 골밀도를 보이는 경우가 많은데, 낮은 골밀도는 경미한 외상에도 골절이 될 수 있는 중요한 위험인자이기도 합니다. 뇌성마비 환아는 비장애인에 비해 골밀도가 낮으며, 영양 상태가 취약할 수 있습니다. 특히 대근육 운동 분류체계 단계가 안 좋은 경우, 그리고 항경련제를 장기간 복용했을 경우 골절 위험이 높아지게 됩니다. 최근에는 적절한 영양섭취와 약물치료를 통해 골절을 예방하는 데 초점을 맞추고 있습니다. 비약물적인 치료 역시 시행하고 있는데, 능동적/수동적 체중부하와 저강도, 고빈도 진통판을 이용한 방법이 대표적입니다. 뇌성마비 환아의 골다공증은 흔하지만 치료가 쉽지 않은 병이므로 보다 많은 관심이 필요합니다.

뇌성마비와 눈 **08** 장

뇌성마비가 있다고 반드시 시력(볼 수 있는 능력)이 나쁜 것은 아닙니다. 시력이 좋은 경우도 많습니다. 다만 뇌성마비와 관련된 눈 질환 때문일 수도 있고, 눈이 좋더라도 시각중추인 대뇌, 또는 눈과 대뇌를 연결하는 시각경로에 이상이 생겨 시력이 좋지 않을 수도 있습니다.

그럼 지금부터 뇌성마비와 관련된 눈과 시각경로의 이상에 대해 살펴보겠습니다.

1. 우리는 어떻게 보게 되는 걸까요?

부모님 세대라면 예전에 많이 썼던 필름 카메라를 알고 계실 겁니다. 찍은 즉시 사진을 볼 수 있는 디지털 카메라와는 달리 필름 카메라는 피사체를 찍은 후 필름을 꺼내 어두운 방에서 인화를 해야 비로소 사진을 볼 수 있었습니다. 지금보다는 조금 복잡한 과정을 거쳐야 했지만 찍고, 인화하고, 보는, 각각의 재미가 있었습니다.

우리 눈 역시 카메라와 비슷합니다. 눈을 통해 들어온 시각 정보가 대뇌의 시각중추까지 잘 전달돼야 비로소 "본다"라고 말할 수 있습니다. 말 그대로 '빛의 속도'로 처리되는 '보는 과정'을 세분화해서 살펴보면 앞에서 얘기한 필름 카메라의 인화 과정과 크게 다르지 않습니다.

결국 우리가 세상을 잘 보기 위해서는 눈뿐만 아니라 시각중추인 대뇌, 눈과 뇌를 연결하는 시각경로 모두에 이상이 없어야 합니다(그림 8-1).

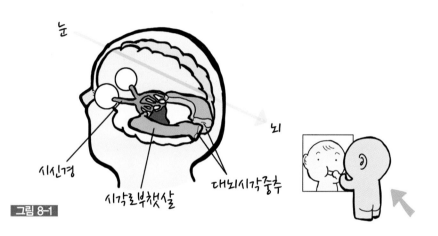

눈

시신경

시각로부챗살

대뇌시각중추

뇌

그림 8-1

2. 눈은 어떤 구조로 되어 있고, 각각의 구조는 어떤 기능을 수행할까요?

앞서 말했듯이 눈의 구조는 카메라와 비슷합니다. 우선 눈에는 카메라의 렌즈에 해당하는 수정체가 있습니다. 또한 보려는 대상과의 거리에 따라 수정체 모양을 바꿔 초점을 맞추는 모양체가 있으며, 필름에 해당하는 망막과 암실 역할을 하는 포도막이 있습니다.

그러면 보는 과정을 구체적으로 살펴보겠습니다. 우선 우리가 보려는 대상이 렌즈의 역할을 하는 동공을 통해 들어와 망막에 상으로 맺히게 됩니다.

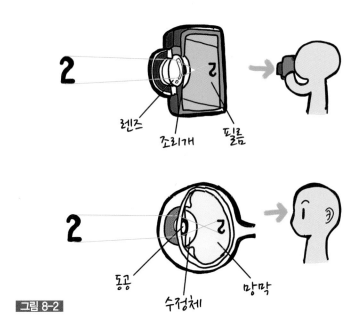

렌즈 조리개 필름

동공 수정체 망막

그림 8-2

이때 망막은 필름의 역할을 합니다. 망막의 신경섬유들이 모여 시신경을 이룹니다. 이 시신경이 시각중추인 대뇌의 후두엽으로 상을 전달하고, 드디어 외부의 대상을 볼 수 있게 됩니다(그림 8-2). 시신경과 후추엽이 망막의 상을 인화하는 '보이지 않는 손'의 역할을 한 것입니다.

　이젠 눈의 구조를 자세히 살펴볼까요? 사람의 눈, 안구는 직경 2.5cm, 용적 6cc 정도로 탁구공보다 약간 작습니다. 안구의 벽은 세 개의 얇은 막이 겹쳐져 있습니다. 탁구공에 비유하면 탁구공 표면이 1겹이 아니라 3겹으로 이뤄진 셈입니다. 가장 바깥쪽에 있는 막이 각막과 공막, 중간막이 혈관과 색소가 많은 포도막(홍채, 모양체, 맥락막으로 구성), 가장 안쪽의 막이 필름 역할을 하는 망막입니다. 그 외 안구를 구성하는 것으로는 수정체, 유리체 등이 있습니다(그림 8-3).

　우리가 눈을 보았을 때 크게 구분하면 가운데 검은 부분과 그 외의 흰 부분으로 나눌 수 있습니다. 흰 부분은 눈을 둘러싸고 있는 희고 단단한 섬유

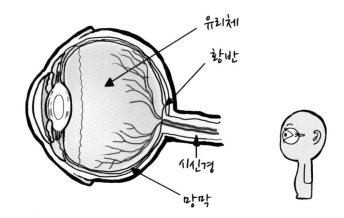

유리체

황반

시신경

그림 8-3

망막

막인 공막과 그 위를 덮고 있는 투명한 얇은 막인 결막입니다. 가운데에 있는 검은 부분에서 맨 위를 덮은 투명한 막이 각막이고, 고동색으로 보이는 부분이 홍채입니다. 홍채 중앙에는 빛이 통과하여 망막까지 도달할 수 있도록 구멍이 뚫려 있습니다. 이 뚫린 구멍을 동공(애기동자)이라 부릅니다. 동공이 검게 보이는 까닭은 눈 안쪽의 검은 맥락막이 그대로 보이기 때문입니다.

무엇인가를 볼 때 가장 중요한 요소는 빛입니다. 빛은 볼록한 각막을 통과하면서 크게 굴절되고, 그 안쪽에 있는 렌즈 모양의 수정체에 의해 다시 굴절되면서 초점이 맞춰져 망막에 상을 맺습니다. 동공의 가장자리에는 카메라의 조리개처럼 빛의 양을 조절하는 홍채가 있습니다. 빛이 많으면 홍채 괄약근이 수축하여 동공을 작게 만듭니다. 그러면 망막에 도달하는 빛의 양이 줄게 됩니다. 반대로 빛이 적으면 홍채 괄약근이 이완, 동공을 크게 만들어 들어오는 빛의 양을 늘립니다(그림 8-4).

공막에는 눈을 움직이는 6개의 근육이 붙어 있는데, 이 근육을 외안근이라고 합니다. 이 외안근이 눈을 잡아당겨서 눈이 움직이게 됩니다(그림 8-5).

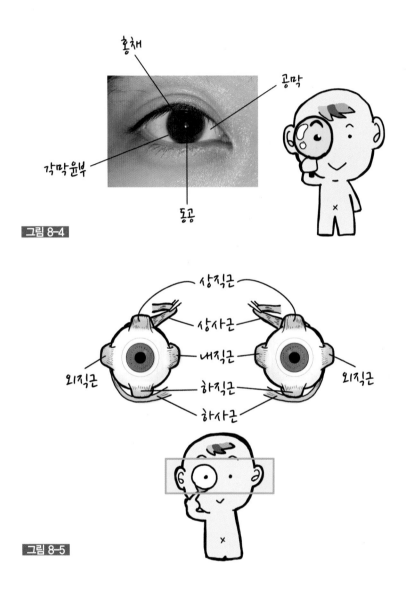

홍채

공막

각막윤부

동공

그림 8-4

상직근

상사근

내직근

외직근

하직근

외직근

하사근

그림 8-5

앞에서 말씀드린 것처럼 눈의 가장 안쪽에 있는 망막은 투명하고 얇은 막
으로 카메라의 필름과 같은 기능을 합니다. 망막에 상이 맺히면 망막에 있는
시세포가 일을 시작합니다. 시세포에는 두 종류가 있습니다. 하나는 어두운

환경에서 약한 빛을 감지하는 간상세포이며, 다른 하나는 밝은 환경에서 강한 빛을 감지하는 원추세포입니다. 시세포에서 들어온 정보는 망막의 여러 층을 통해 신경섬유를 이뤄 다발로 뭉쳐진 시신경에 전달됩니다.

시신경은 시각을 담당하는 지각신경의 한 종류로서 약 120만 개의 신경섬유로 이루어져 있습니다. 시신경은 안구의 가장 뒤쪽에서 나와서 두개골의 구멍을 지나 뇌 안의 시각경로를 거쳐 뒤통수에 있는 시각중추인 후두엽까지 연결되어 있습니다. 시신경이 맥락막과 공막을 뚫고 안구의 바깥으로 나가는 부위를 시신경유두라고 합니다. 망막의 신경섬유는 시신경유두에 모여 공막을 뚫고 안구의 뒤로 나와, 두개강(뇌가 들어 있는 두개골 안쪽의 빈 곳) 안으로 들어갑니다.

이와 같은 시신경의 기능은 시력검사와 시야검사, 빛에 대한 동공 반응검사, 검안경을 이용한 안저검사(시신경유두의 경계, 색깔, 크기, 혈관, 생리적 함몰 등을 검사하는 것), 색각검사 등을 이용하여 측정합니다. 무엇보다 중요한 점은 중추신경계의 일부인 시신경은 한번 손상되면 재생이 어렵다는 사실입니다.

3. 뇌성마비에서 시력은 왜 낮을까요?

미숙아의 경우 아직 다 자라지 못한 시각계가 출생 전후 쉽게 손상 받을 수 있습니다. 특히 시각계는 산소 공급이 제대로 안 되는 허혈 손상에 취약합니다. 미숙아는 뇌의 혈액 순환이 원활하지 않아서 대뇌 손상을 입게 되는 일이 많습니다. 뇌의 혈액 순환이 원활치 않은 이유로는 첫째, 혈압이 떨어지고, 둘째, 뇌 혈액순환의 혈관자동조절이 잘 안 되는 것을 들 수 있습니다. 이로 인해 뇌조직에 산소공급이 어려워져 저산소성 허혈 뇌손상이 생깁니다. 특히 호흡 곤란이 있는 미숙아는 뇌혈류를 자기 스스로 조절하기 힘들어 더욱 허혈 손상에 취약합니다.

　24~34주의 미성숙한 뇌에 손상이 생기면 주로 뇌실주위 백질이 저 산소 허혈 손상을 받아 뇌실주위 백질연화증이 생기게 됩니다. 눈에서 뇌까지 가는 길(시각경로)의 일부인 시각로부챗살 역시 뇌실 주위에 있어 백질연화증에 같이 다치고, 그에 따라 시력이 낮아지는 경우가 많습니다(그림 8-6). 손상이 경미하면 시력은 정상이지만 영아내사시(그림 8-7)를 보일 수 있습니다. 시각중추가 손상되면 대뇌시각장애(cortical visual impairment)가 생길 수 있습니다.

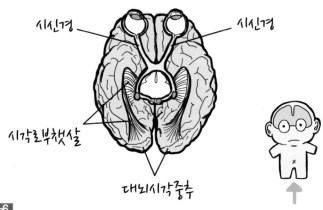

그림 8-6

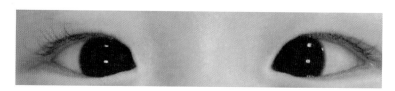

그림 8-7　왼눈이 안쪽으로 몰린 내사시

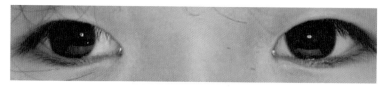

그림 8-8　오른눈이 밖으로 향한 외사시

4. 뇌성마비에는 어떤 눈 이상이 있을까요?

눈 이상으로는 불량한 시력, 사시(그림 8-7, 8), 보이는 범위가 좁아지는 시야 손상(그림 8-9A, B), 시신경 이상(그림 8-10, 11), 눈떨림, 눈 운동장애 등이 있습니다. 시각인지 문제로는 글자가 여러 개 모이면 더 알아보기 힘든 밀집현상(crowding), 시각공간 분석의 어려움, 고위 인지시기능 문제, 동시 인지 문제, 시각기억의 문제 등이 있습니다.

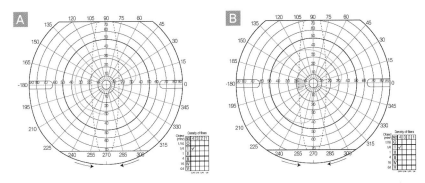

그림 8-9 A. 왼눈시야, B. 오른눈 시야. 두 눈 모두에서 오른쪽 아래 부분이 보이지 않아 오른쪽 아래 사분맹을 보인다.

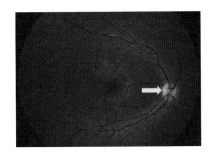

그림 8-10 시신경형성부전. 시신경이 작고 귀쪽 부분(화살표)이 창백하다.

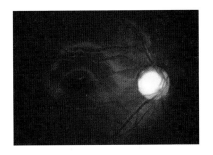

그림 8-11 시신경형성부전. 시신경이 유두패임(시신경 중앙의 흰 부분)이 크다.

5. 미숙아 망막증은 무엇인가요?

예전에는 미숙아로 태어나면 망막이 미처 성숙되지 못해서 미숙아 망막증을 겪는 경우가 많았습니다. 하지만 최근에는 의료 기술이 발달해 출생 전후 감독이 좋아졌고, 냉동응고술이나 레이저수술도 발달해서 미숙아망막증이 시력 저하의 원인이 되는 경우가 줄었습니다. 그에 따라 이제는 뇌실주위 백질연화증이 미숙아 시력장애의 중요 이유가 되고 있습니다.

사실 선진국일수록 어린이 시력 저하의 중요 원인이 눈보다는 시각중추 뇌가 허혈 손상 등을 입어 생기는 대뇌시각장애인 경우가 많습니다. 일례로 1989~1995년 스웨덴에서 태어난 시각장애아동에 대한 연구를 보면 뇌실주위 백질연화증이 시각장애 원인의 27%를 차지하였고, 시각장애를 초래할만한 미숙아망막증은 없었습니다.

6. 뇌성마비와 관련 있는 시기능 이상은 무엇인가요?

1) 시력

초음파검사에서 뇌실주위 백질연화증을 보인 미숙아는 줄무늬시력(grating acuity)(그림 8-12)이 감소된 경우가 많았습니다. 뇌실주위 백질연화증으로 인한 시각장애에서는 여러 개의 물체를 함께 보여주면 한 개씩 보여줄 때보

그림 8-12 Teller 시력검사. 줄무늬와 민무늬를 보여줄 때 줄무늬를 보는 것을 관찰하여 측정하는 격자시력(grating acuity) (문답으로 풀어가는 신경안과진료. 김지수, 황정민 외. E-Public 2010).

다 시력이 감소되는 시각밀집현상을 보입니다. 시각밀집은 원거리보다 근거리에서 더 뚜렷할 수 있습니다.

2) 시야(보이는 범위)

출생 전후의 저산소증으로 인해 시야가 좁아질 수 있습니다. 두 눈 모두 반쪽의 시야를 못 보는 경우가 많고, 특히 두 눈의 아래쪽 시야가 좁아져서 아래에 있는 물체를 보기 힘든 경우도 많습니다(그림 8-9A, B). 이러한 시야 이상은 독서능력에 영향을 미칠 수 있습니다.

3) 색각

뇌실주위 백질연화증과 동반된 시각장애에서 색각은 대개 정상이거나 정상에 가깝습니다.

4) 시각인지기능 이상

뇌실주위 백질연화증이 경미한 경우 시력은 정상이거나 정상에 가깝습니다. 그러므로 뇌실주위 백질연화증과 관련된 눈 이상은 정상 시력부터 심각한 시력장애까지 다양합니다.

뇌실주위 백질연화증이 있는 환아는 공간능력과 시각인지능력이 요구되는 일을 수행하기 어려운 경우가 많습니다. 시각공간문제를 정확하게 측정하기 쉽지 않으나 말로 의사 소통이 가능하다면 Griffiths, WPPSI, WISC, NEPSY와 같은 신경심리검사를 해볼 수 있습니다.

목표물이 여러 개 있으면 시각적으로 처리하기 힘들기 때문에 주변부에 있는 물체를 자발적으로 주시하기 어렵습니다. 즉, 뇌실주위 백질연화증이 있으면 시력은 좋더라도 동시에 여러 개의 물체를 알아보는 능력, 물체를 평면이 아닌 입체로 알아보는 능력(입체시), 친숙한 얼굴을 알아보는 능력, 움직이는 동작을 인지하는 능력, 방향감각 등이 떨어질 수 있습니다. 이처럼 방향감각에 문제가 있으면 방향을 잡아 돌아다니기 어렵고 물건을 찾기가 힘들 수 있습니다.

7. 뇌성마비와 관련 있는 눈 이상에는 무엇이 있을까요?

뇌성마비에서의 눈 이상의 종류와 그 빈도는 보고마다 다양합니다. 근시, 난시, 원시 같은 굴절이상과 사시(그림 8-7, 8)가 가장 많으며 그 외 약시, 시야이상(그림 8-9A, B), 눈떨림, 주시마비, 위눈꺼풀이 처지는 눈꺼풀처짐, 안구가 크거나 작은 경우, 투명해야 되는 검은 동자 위 각막이 희게 변하는 각막혼탁, 백내장, 시신경이 작게 만들어진 시신경 형성부전(그림 8-10, 11), 시신경의 섬유다발이 줄이든 시신경위축(그림 8-10), 미숙아망막증, 홍채 색깔이 균일하지 않은 홍채얼룩증, 포도막 결손, 색소망막병증 등이 있습니다.

1) 굴절이상

원시, 근시, 난시 등을 굴절이상이라고 합니다. 뇌실주위 백질연화증이 있으나 심한 미숙아망막증은 피한 경우 서양인에서는 원시와 난시가 흔하다고 알려져 있습니다. 하지만 우리 나라에서 발표된 4건의 연구에서는 대부분 근시가 더 많았습니다. 대개 절반 이상에서 굴절이상이 있었으므로 안과에서 굴절검사를 하고, 필요하다면 안경을 쓰는 것이 매우 중요합니다. 뇌성마비 환아에서 대뇌와 관련된 시각인지기능 이상은 치료가 어렵습니다. 굴절이상이 있으면 안경을 씌워 주는 것이 도와줄 수 있는 전부일 때가 많습니다. 그러므로 굴절검사를 해서 도와줄 수 있는 부분을 놓치지 않도록 해주는 것이 중요합니다.

2) 조절 장애

가까운 물체에 초점을 맞춰 잘 보려고 하는 노력을 '조절'이라고 합니다. 뇌성마비 환아의 경우 조절반응이 감소되어 가까운 물체를 보는 것이 더 힘들 수 있습니다. 이러한 조절장애 외에도 독서능력을 저하시키는 문제로서 글자를 분리하기 힘들 수 있습니다. 그럴 때는 글자를 크게 하고 단어와 글자 사이의 간격이 큰 책을 보도록 하는 것이 읽기 능력을 향상시키는 데 도움이 될 수 있습니다.

3) 시신경

뇌실주위 백질연화증이 있는 뇌성마비에서 시신경섬유다발이 적어져서 시신경이 창백하게 보이는 경우가 많습니다(그림 8-10). 시각로부챗살(그림 8-6)에 손상이 생긴 시기가 시신경의 모양을 결정하는 데 중요합니다. 태아의 경우 28주 이전에 시각경로가 손상을 입으면 시신경이 작고(그림 8-10), 28주 이후 손상 받으면 시신경의 크기는 정상이지만 유두패임이 크고, 결과적으로는 시신경테의 면적이 감소됩니다(그림 8-11). 이 두 가지 모두 시신경이 작게 만들어진 시신경형성부전에 해당됩니다.

4) 눈떨림(안진)

눈떨림의 근본 원인은 아직 명백하게 밝혀지지 않았습니다. 다만 시신경형성부전이 있는 경우 선천적이거나 매우 이른 시기에 시력장애가 생긴 경우 눈떨림이 많습니다. 미숙아로 대뇌시각장애가 있거나 뇌실주위 백질연화증이 있는 뇌성마비 환아의 경우 눈떨림이 많습니다. 눈떨림은 약물이나 수술로 치료하기는 어렵습니다. 머리를 항상 한쪽으로 돌려서 보는 경우 머리돌림을 줄이는 수술은 가능합니다.

5) 눈 운동

뇌실주위 백질연화증에서는 주시가 안 되는 경우를 포함하여 눈 운동이 되지 못하는 눈운동실행증(물체를 볼 때 눈을 잘 움직이지 못함으로써 머리를 움직이면서 봐야하는 증상) 등이 있을 수 있습니다. 뇌실주위 백질연화증과 관련되어 '따라보기'가 잘 되지 않거나 '휙보기'가 어려울 수도 있습니다. 책을 읽을 때 눈 운동이 비정상인 경우가 있는데, 눈이 움직이지 않고 적응머리움직임을 보이기도 합니다.

6) 사시

뇌성마비의 경우 사시와 그 빈도에 대해서는 보고마다 다양합니다. 사시의 빈도는 15~62%까지 있다고 알려져 있고, 영아내사시(그림 8-7)가 가장 흔하지만 외사시(그림 8-8)도 있습니다. 대개 내사시가 외사시보다 더 흔합니다(내사시 30%(11~51%), 외사시 13%(4~50%)).

뇌실주위 백질연화증이 있는 환아에서는 입체시가 정상인 경우는 드물지만, 간혹 정위이고 입체시가 측정할만한 경우도 있습니다.

7) 뇌성마비의 정도 및 종류와 눈 이상의 관계

뇌성마비의 정도가 심할수록 눈 이상도 심한 경우가 많습니다. 뇌성마비의 정도가 가장 높은 5단계에서는 '고도근시'가 많았고, 양안시 기능이 안되었으며, 이상운동을 보이는 사시도 많았습니다. 또한 심한 주시이상, 시신경병증, 대뇌시각장애 등을 보였습니다. 이러한 이상은 뇌성마비의 정도가 가장 낮은 1단계에서는 드물거나 없었습니다.

뇌성마비 종류와 관련한 눈 이상을 살펴보면, 양쪽마비에서는 경도 내지 중등도 원시, 어느 정도의 입체시, 사시약시, 내사시, 미숙아망막병증이 많았습니다. 사지마비인 뇌성마비에서는 약시는 없었으나 대뇌시각장애와 이상운동성 사시, 주시가 지속되지 못하는 주시마비가 많았습니다. 혼합형 뇌성마비에서는 고도근시와 부등시약시가 많았습니다.

8. 뇌성마비로 인한 눈 이상을 의심해야 되는 경우는 무엇인가요?

뇌실주위 백질연화증이 있는 환아는 주시를 잘 못하고, 시각성숙이 지체되며, 사시, 강직성 양쪽마비, 정신지체 등을 보일 수 있습니다. 이런 경우 신생아는 초음파로, 이후에는 전산화단층촬영이나 자기공명영상으로 진단할 수 있습니다.

그러나 뇌실주위 백질연화증이 경미한 경우에는 진단이 쉽지 않을 수 있습니다. 따라서 신생아의 경우 초음파나 전산화단층촬영이 정상이라고 해서 뇌실주위 백질연화증을 완전히 배제할 수는 없습니다. 뇌실주위 백질연화증이 있는 환아는 동작이 어설프고, 물체를 정확하게 집지 못하며, 자주 물체에 걸려 넘어지는 경향을 보입니다. 어떤 경우에는 영아내사시와 눈떨림만 보일 수도 있습니다.

시력이 정상보다 낮고, 유두패임이 큰 정상 크기의 시신경을 보이거나, 녹내장이 아닌데 시야장애를 보이는 경우 뇌실주위 백질연화증을 의심해 볼 수 있습니다.

9. 치료는 어떻게 해야 하나요?

1) 약시치료

뇌성마비와 관련되어 사시가 발생하거나, 사시로 인해 눈의 시력발달이 제대로 되지 못해 '사시약시'가 생길 수 있습니다. 이 때 정상적인 눈을 가리고 약시인 눈을 쓰면 시력이 호전되는 경우가 있으므로, 필요하면 가림치료를 해야합니다. 눈을 가리기 시작한 후 정기적 관찰을 실시해 만일 시력이 좋아지지 않으면 가림을 중단해야 합니다. 시력이 좋은 눈을 가리고 나서 정기적으로 보게 하지 않으면 좋은 눈의 시력조차 떨어질 수 있으므로 주의를 기울여야 합니다. 또한 너무 장기간 가리면 발달장애를 초래할 수 있고, 정신적으로 사회적으로 어려움만 끼칠 수 있습니다. 뇌실주위 백질연화증과 관련되어 두 눈의 시력이 모두 나쁜 경우에는 가린다고 시력이 좋아지지는 않습니다. 그러므로 안과 진찰을 통해 필요한 경우에만 가림치료를 실시해야 합니다

2) 사시수술

뇌성마비를 포함하여 발달장애가 있는 환아(16명)와 정상 어린이(18명)에

서 내사시 수술 성공률이 발달장애 환아는 56%, 정상 어린이는 94%로 발달장애가 있는 경우 성공률이 낮다는 보고를 비롯해 여러 수술과 관련된 보고가 있습니다. 뇌성마비가 가볍거나 심한 경우 모두 수술 성공률과 수술 횟수는 차이가 없었지만, 가벼운 뇌성마비 환아에게서 두 눈을 같이 쓰게 되는 융합의 질이 좋았고 조기 수술 성공률은 더 높았습니다.

수술로 사시가 좋아질 가능성은 가벼운 뇌성마비에서 86%, 심한 뇌성마비에서 69%라는 보고도 있습니다. 적절한 결과를 얻기 위해 내사시의 50%는 1번, 37%는 2번, 13%는 3번의 수술이 필요할 수 있습니다. 첫 번째 내사시 수술 후 88%는 속발외사시로, 12%는 잔여내사시로 재수술이 필요했습니다. 마찬가지로 적절한 결과를 얻기 위해 외사시의 70%는 1번, 15%는 2번, 15%는 3번의 수술이 필요했습니다.

이와 같은 결과를 종합하면 내사시에서는 외사시보다 과교정이 2배 많았고, 이상운동성 사시를 보이는 경우에는 사시가 계속 남았습니다.

한편 뇌실주위 백질연화증이 있는 환아의 경우 내사시에서 외사시로 저절로 바뀌는 경우도 있고, 내사시 수술 후 통상적인 경우보다 수술량을 줄여도 외사시로 과교정될 수 있어 주의해야 합니다.

4) 교육

뇌실주위 백질연화증이 있는 환아와 청장년을 교육할 때 밀집현상을 감소시키기 위해 주위의 시각자극을 줄이는 것이 중요합니다. 책의 글자를 크게 하거나 색으로 표시해서 구분하기 쉽게 만들면 도움이 될 수 있습니다. 그래도 책을 읽기 힘들다면 말하는 책, 합성된 말을 사용하는 컴퓨터, 확대시키는 컴퓨터 프로그램, 폐쇄회로텔레비젼(closed circuit television), 점자 등을 활용하는 방안을 고려해 보아야 합니다.

잘 삼키질 못해요 09장

입으로 음식이 들어와서 위장관까지 가는 과정을 '삼킴' 이라고 할 수 있는데, 생각보다 복잡한 과정입니다. 한 번 삼키기 위해서는 중추 및 말초 신경들에 의해 혀 근육과 식도, 인두, 후두 등 많은 근육들이 조화롭게 움직여야 하는데, 그 중 하나라도 제대로 기능하지 못하면 삼킴에 문제가 생기고, 이는 곧 흡인성 폐렴 등의 합병증과 영양 부족의 원인이 될 수 있습니다(그림 9-1).

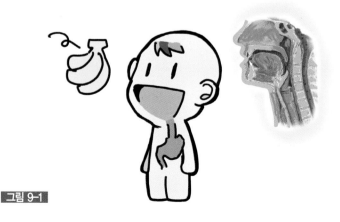

그림 9-1

1. 비디오투시 연하검사란 무엇인가요?

삼킴 기능에 문제가 있는지 알아보는 가장 기본적인 검사가 비디오투시 연하검사입니다. 이 검사에서는 방사선이 투과되지 않는 조영제를 음식물에 혼합한 다음 음식물을 먹게 한 상태에서 방사선 투시 검사를 하고, 이 결과를 비디오 테이프나 기타 저장 매체에 저장한 후 정밀 분석합니다. 고개의 위치나 자세, 음식물의 종류에 따라 입에서 식도로 잘 넘어갈 수도 있고, 중간에 목에서 걸리거나 기도 쪽으로 음식이 넘어갈 수 있기 때문에 보통 2~4가지의 음식 종류와 2~3가지의 자세에서 검사를 합니다. 이 검사를 통하여 어떤 종류의 음식물이 안전한지, 물이나 우유를 먹을 때 점도 증강제 등을 사용해야 하는지 등을 알아볼 수 있습니다(그림 9-2).

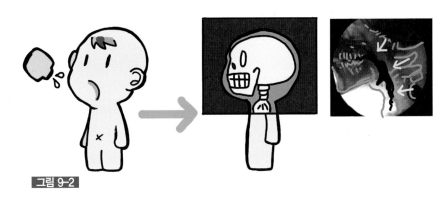

그림 9-2

2. 침을 자주 흘리는데, 안 흘리게 할 수 없나요?

얼굴의 근육 긴장도가 낮으면 입술이 벌어지기 쉽고, 음식을 입속에 담고 있을 때에도 입밖으로 쉽게 흘리게 됩니다. 즉, 입술을 적절하게 닫지 못하고 있어서 쉽게 침을 흘리게 되는 것입니다. 다른 한편으로 환아가 침을 삼키지 않고 물고 있는 시간이 길어질 때에도 침을 쉽게 흘리게 됩니다.

　삼키는 능력에 큰 문제가 없고, 말을 잘 알아들을 수 있는 환아라면, 입이 벌어질 때마다 엄마가 입술을 다물도록 언어적인 신호를 반복해서 주어야 합니다. "침 삼키세요"라고 말함으로써 의식적으로 침을 삼키게 하는 방법이 매우 효과적일 수도 있습니다. 처음에는 엄마가 침 삼키는 모습을 보여주면서 입술을 닫을 수 있도록 하고, 손가락을 이용해 아이의 입술 아랫부분을 자극하여 입술을 닫을 수 있도록 도와줄 수 있습니다. 반복해서 침을 삼킬 수 있도록 언어적 지시를 줌과 동시에 환아가 의식적으로 침 삼키는 빈도수를 늘려보는 것도 좋은 방법이 될 수 있습니다(그림 9-3).

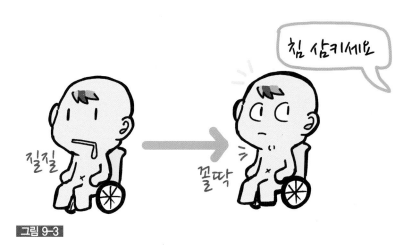

그림 9-3

3. 아이가 입을 벌리지 않아요?

　신경학적인 문제로 인해 입을 열기 어렵거나, 턱을 강하게 다무는 패턴이 나타날 수 있습니다. 환아의 의식이 또렷하지 못할 때 입을 벌리기가 어렵게 되는 경우가 많습니다. 또한 아이의 자세가 편안하지 않다면 더욱 입을 열기가 어려워집니다. 몸통을 지지해줄 수 있는 의자에 앉혀 놓았을 때 몸의 긴장도가 감소하여 조금 더 쉽게 입을 벌릴 수도 있습니다.

입을 열도록 하기 위해서는 환아의 턱에 아랫방향으로 압력을 제공합니다. 또한 엄지와 검지로 아래턱을 잡고 4~5초정도 스트레칭을 제공함으로써 턱관절의 움직임을 증가시켜 입을 벌려볼 수 있는 기회를 주는 것도 좋은 방법입니다(그림 9-4).

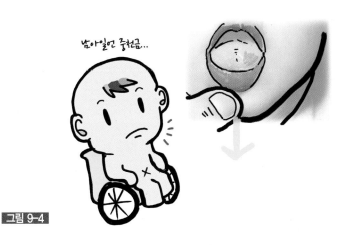

그림 9-4

4. 밥을 씹어 먹지 않는데, 음식물을 잘 씹어서 먹게 할 수 없나요?

감각적으로 예민한 아이의 경우 부드러운 음식이나 우유만 먹으려고 할 수 있습니다. 그런 경우 씹는 능력을 키워주는 데 오랜 시간이 소요될 수도 있습니다. 먼저 미음 종류나 잘 갈은 초기 이유식을 주면서 부드러운 음식부터 익숙하게 먹을 수 있도록 하는 연습이 필요합니다. 환아가 잘 받아먹는다면 같은 크기로 다진 재료로 이유식을 만든 다음 환아가 친숙하게 먹던 미음에 소량을 넣어 다른 재질의 음식물을 삼켜보는 경험을 제공합니다. 점차 다진 재료의 양을 늘려가고 그것도 잘 먹게 되면, 다양한 크기로 재료를 다져서 줍니다. 이렇게 음식 재료의 크기와 종류를 조금씩 바꿔감으로써 환아가 씹어보는 경험을 다양하게 할 수 있도록 도와주는 것이 중요합니다(그림 9-5).

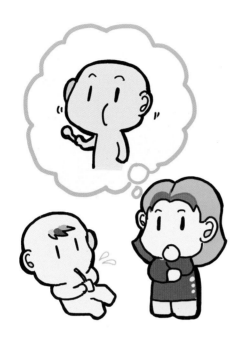

그림 9-5

5. 아이가 1시간이 넘게 먹고만 있어요.
빨리 먹게 할 수는 없나요?

환아마다 다를 수 있지만, 음식물이 입에 들어 왔다는 사실을 잘 인지하지 못해서 삼킴이 지연되는 경우도 있을 수 있습니다. 이럴 때는 준비운동처럼 입속에 차가운 자극을 주어 음식물이 입으로 들어올 것이라고 예상하게 만드는 방법이 도움이 될 수 있습니다. 예를 들면 차가운 물에 숟가락을 집어넣었다가 혀, 입술, 볼에 대어 차가운 자극을 줌으로써 환아가 음식물을 삼킬 준비를 할 수 있도록 도움을 주는 것입니다. 그리고 음식물을 줄 때, 혀를 숟가락으로 가볍게 눌러주면서 숟가락을 빼내면 환아가 음식물이 들어 온 것에 대한 자극을 받게 되어 조금 더 쉽게 삼킬 수 있도록 도와줄 수 있습니다(그림 9-6).

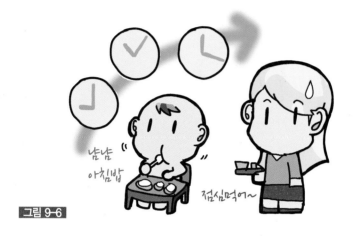

그림 9-6

6. 우리아이는 분유/밥을 얼마나 많이 먹어야 하나요?

환아의 활동도나 경직 등에 따라 필요한 칼로리는 많이 다릅니다. 환아의 성장과 체중 변화를 잘 모니터링해야 합니다(그림 9-7). 음식물 군별로 영양

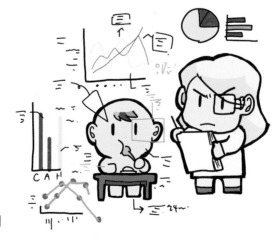

그림 9-7

소는 아래 표와 같습니다(**표 9-1**). 식사시간이 너무 오래 걸려 체중이 잘 늘지 않으면 영양보충음료를 사용할 수 있습니다. 씹는 데에 시간이 너무 많이 걸리면 고기, 달걀, 두부, 생선 등과 야채 등을 먹을 분량만큼 준비하고, 점도를 맞출 수 있도록 흰죽을 첨가하여 2분정도 믹서기로 갈아서 환아가 쉽게 먹을 수 있도록 하는 것도 좋은 방법입니다.

표 9-1 음식물 군별 영양소

구분	곡류군	어육류군	채소군	지방군	우유군	과일군
주요 영양소	탄수화물, 섬유소	단백질, 지방	비타민, 무기질, 섬유소	지방	단백질, 무기질, 탄수화물, 지방	비타민, 무기질, 탄수화물, 섬유소
열량 (Kcal)	100	50~100	20	45	125	50
교환 단위	밥 1/3공기(70g) =식빵 小 1쪽(35g) =삶은 국수 1/2공기 (90g) =감자 中 1개(140g) =고구마 中 1/2(70g) =인절미 3쪽(50g) =크래커 5쪽(20g)	고기, 탁구공크기(40g) =생선 小 1토막(50g) =달걀 1개(55g) =콩 2큰스푼(20g) =두부 1/5모(80g) =새우중하 3마리(50g) =조갯살 1/4컵(70g)	녹황색채소 (시금치, 당근, 아욱, 근대, 참취 등) 담색채소 (숙주, 콩나물, 오이, 가지, 배추, 무 등) 버섯류 (표고, 양송이, 느타리, 팽이 버섯 등) 해조류 (미역, 김, 다시마 등)	콩기름 1작은스푼(5g) =버터 1작은스푼(5g) =땅콩 8알(8g) =호두 中 1.5개(8g) =잣참깨 1큰수푼(8g) =아몬드 7개(8g)	우유 200ml =두유 200ml =전지분유 5큰스푼(25g)	사과 中 1/3개(80g) =오렌지 大 1/2개 (100g) =귤 小 2개(120g) =딸기 中 7개(150g) =포도 中1/3송이(80g) =토마토 小 2개(350g) =방울토마토 300g =바나나 中 1/2개(50g) =무가당주스 1/2컵 (100cc)

언어와 인지 장애 10 장

뇌성마비 환아에게 언어와 인지 발달은 운동기능의 정도와 일치하지 않는 경우가 많습니다. 즉, 운동기능이 많이 떨어져도 언어와 인지기능이 유지되는 경우도 많고, 그 반대의 경우도 많습니다. 언어나 인지기능이 떨어진 경우 개별적으로 평가를 하여 어느 부분의 언어와 인지가 떨어져 있는지 알아봐야 합니다. 예를 들어 어떤 환아는 잘 알아듣고 표현도 잘하는데, 발음이 나쁘거나 말을 할 때 호흡조절이 잘 안되는 경우도 있고, 어떤 환아는 잘 알아듣지만 단어나 구절 표현이 잘 발달하지 않는 경우도 있습니다.

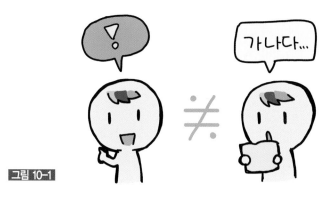

그림 10-1

1. 아이들의 언어는 어떤 식으로 발달하나요?

아이들의 언어 발달은 개인차가 커서 언어발달의 지연을 판단할 때에는 신중해야 합니다. 평균적으로는 다음과 같은 언어 발달 과정을 밟습니다(그림 10-2).

2개월: 큰 소리에 반응하기
4개월: 맘마, 다다 등 소리내기
6~7개월: 바바바 등 연속적인 소리
10~12개월: 맘마와 같은 한 단어를 말하기
15개월: 친밀한 물건 이름 하나 정도를 말함
24개월: 2~3개의 단어로 된 문장이나 구절을 말함
36개월: 이름, 성별, 나이를 알고 엄마 이외의 다른 사람이 알아듣게 말함

그러나 위와 같은 언어 발달 시기는 평균적인 언어발달 월령을 나열한 것에 불과하기 때문에 다른 영역 발달을 종합하여 판단하여야 합니다. 예를 들어 손을 쓰거나 장난감을 가지고 노는 패턴, 행동 발달 등을 종합하여 단순히 언어발달이 더딘 것인지, 아니면 즉각적인 언어치료가 필요한 것인지를 판단해야 합니다.

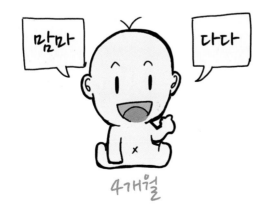

그림 10-2

2. 말이 늦는 것 같은데, 언어 평가가 필요할까요?

언어발달뿐만 아니라 환경적인 요소, 손의 사용, 행동 발달 등을 종합적으로 고려하여 언어 평가를 시행할지 여부를 결정합니다. 12개월까지 옹알이를 안 하는 경우, 15~16개월까지 자음을 만들지 못하거나 모방을 못하는 경우에는 청력 손상 여부와 인지 및 사회성 발달 지연에 대한 평가가 필요합니다. 또한 어떠한 연령대이건 언어적 능력이 퇴행하는 경우에는 언어평가를 해야 합니다. 그 외에 일반적 기준으로 16개월까지 한 단어도 밀하지 못하는 경우, 24개월까지 2개의 구절을 말하지 못하는 경우, 또는 이해할 수 있는 말을 못하는 경우를 흔히 언어 평가의 기준으로 잡습니다. 그렇지만 위와 같은 기준을 포함하여 언어평가를 시행하고 그 결과 언어지연으로 확인되더라도 향후 정상적인 언어발달을 보이는 경우도 많습니다. 이러한 기준에 들어가는 경우 언어지연의 가능성이 높다는 것뿐이지 반드시 언어치료가 필요하거나 언어 발달 지연이 성인까지 지속되는 것은 아닙니다(그림 10-3).

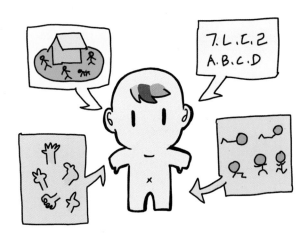

그림 10-3

3. 언어치료란 무엇을 하는 것인가요?

언어재활사라는 국가 자격증을 가진 언어치료사가 통상적으로 언어치료를 담당합니다. 아이와 일대일로, 또는 소그룹으로 언어치료를 진행하는데, 다양한 기법을 조합하여 사용합니다. 아이와 그림, 책, 물건, 각종 이벤트 등을 통하여 놀거나 얘기하면서 언어발달을 유도합니다. 또한 정확한 발음을 유도하고 반복하도록 합니다. 아이가 쉽게 받아들일 수 있도록 주로 놀이 활동을 통하여 정확한 발성과 발음을 연습하도록 합니다. 따라서 언어재활사와 아이와의 관계가 중요하며, 언어치료실에서 유도하고 연습한 내용들을 집에서 반복할 수 있도록 부모와 언어재활사가 꾸준히 의사소통을 해야 합니다.

4. 언어 평가는 무엇을 하는 것인가요?

언어 평가에는 조음-음운 평가, 형태-구문 평가, 이해-인지 평가, 언어의 사용 평가(화용 평가), 어휘력 평가 등이 포함됩니다. 조음-음운 평가는 말소리의 대치, 왜곡, 첨가 등 말소리를 평가하는 것이고, 형태-구문 평가는 말소리가 낱말을 이루고 낱말이 구나 문장을 이루어 좀 더 복잡한 언어를 형성하는 과정을 평가하는 것입니다. 이해-인지 평가는 낱말이나 문장 속에 있는 의미를 이해하고 표현하는 능력을 평가하는 것이며, 언어의 사용평가는 질문하기, 대답하기, 이야기하고자 하는 주제 유지하기 등 의사소통에 언어를 사용하는 능력을 평가하는 것입니다. 국내에서는 위와 같은 언어평가의 여러 요소를 묶어 취학 전 아동의 수용언어 및 표현 언어 발달 척도(Preschool Receptive-Expressive Language Scale, PRES), 영유아 언어발달 선별검사(Sequences Language Scale for Infants, SELSI) 등과 같은 평가도구들을 많이 사용합니다. 통상적으로 위와 같은 묶음 평가 도구에 그림 자음 검사와 같은 조음-음운 평가라든지 그림 어휘력 검사 등을 조합하여 평가합니다(그림 10-4).

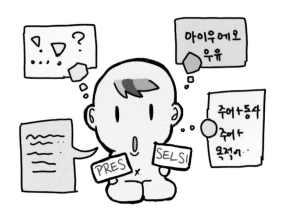

그림 10-4

5. 인지발달지연과 지능저하는 다른 뜻인가요?

　사람의 지적 기능을 나누는 틀은 학자마다 다르지만 흔히 지적 기능을 집중력, 시지각 기능, 기억기능, 실행기능 등으로 나눕니다. 시지각 기능(visuospatial processing)은 물체를 주시하고, 물체의 움직임을 따라 갈 수

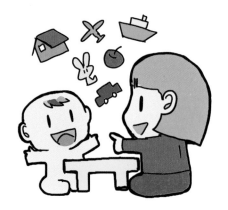

그림 10-5

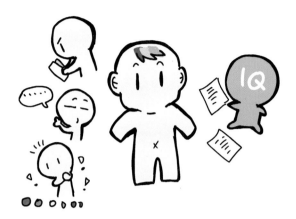

그림 10-6

있으며, 공간 안에서의 배열뿐만 아니라 작은 부분들이 어떻게 전체를 이루고 있는지를 파악하고 지각하는 다양한 능력을 말합니다(그림 10-5). 실행기능(executive function)이란 어떤 문제를 이해하고 그에 대한 계획을 세운후 본인의 의도나 규칙에 따라 실행하고 수정하는 과정을 의미합니다. 흔히 IQ라고 부르는 지능 평가는 위의 4가지 기능을 대략적으로 평가는 하지만 상대적으로 실행 기능 등의 평가는 소홀한 편이고 특히 사회성 부분, 행동발달 등에 대한 평가는 하지 않습니다. 따라서 지능저하와 인지발달지연은 많이 중복되기는 하지만 똑같다고 할 수는 없습니다(그림 10-6).

6. 인지능력이 떨어져있는지 아닌지 어떻게 알 수 있을까요?

인지발달은 다양한 영역과 개인차가 있어 인지능력이 떨어져있는지의 여부는 쉽게 판단할 수 있는 일이 아닙니다. 특히 언어와 글을 이용한 지능 검사를 실시하기 어려운 유아기 및 소아기 초기에는 문제 해결 능력을 이용하여 인지 기능을 평가합니다. 문제해결 능력은 시각, 운동 및 인지 기능들이 상호 작용하여 나타나는 결과물이며, 생후 첫 수개월간은 시각적인 호응이,

생후 4개월부터 1세까지는 손 기능이 중요합니다. 아동이 성장함에 따라 문제 해결 능력이 시각적 인지와 공간적 조합 능력으로 발전하고, 언어 발달에 따라 문제 해결에 대한 언어적 표현이 가능하여, 이에 대한 평가를 종합적으로 시행합니다. 2세까지 이루어지는 문제 해결 능력의 대략적 발달 지표는 아래와 같지만 개인차가 많다는 점, 또한 책이나 연구자마다 약간씩 다르다는 점을 염두에 두어야 합니다(그림 10-7).

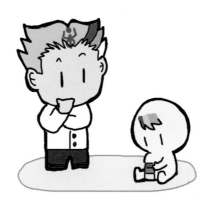

그림 10-7

2~3개월: 움직이는 물체를 몸의 중앙선까지 따라보기

3~4개월: 180도로 움직이는 물체 따라보기

5개월: 거울에 반응

6개월: 낯선 사람을 구별

7~8개월: 물건을 자세히 보기

9개월: '안돼'에 반응 보임

11개월: 작은 물건을 컵 안에 넣기

12개월: 이름을 부르면 옴, 장난감을 두드려 소리를 냄

14개월: 물건을 던지기

16개월: 간단한 심부름하기, 컵으로 물마시기

18개월: 낙서하기, 통에서 물건을 꺼냄

24개월: 수직선을 흉내내어 그리기, 신체부위를 지적함
36개월: 동그라미 그리기, 색상을 구별함
48개월: 사각형 그리기, 이야기를 만들어 말함

7. 인지발달은 어떻게 평가하나요?

하나의 평가 도구나 간단한 관찰만으로는 인지발달을 평가하기 어렵습니다. 표준화된 인지 평가도구로 흔히 사용되는 것은 베일리평가(1~42개월, Bayley Scales of Infant Development), 스탠포드 비네 지능검사(2~23세, Stanford-Binet Intelligence Scale), 한국판 웩슬러 유아지능검사(3세~7세3개월, K-Wechsler Preschool and Primary Scale of Intelligence), 한국판 웩슬러 아동지능검사(5~15세, Korean   Educational Development Institute -Wechsler Intelligence Scale for Children) 등입니다. 그러나 이러한 평가도구들로만 인지발달을 평가하지는 않고 표준화된 인지발달평가, 언어평가, 면담 및 관찰, 사회성과 행동발달 등을 종합적으로 고려하여 판단합니다(그림 10-8).

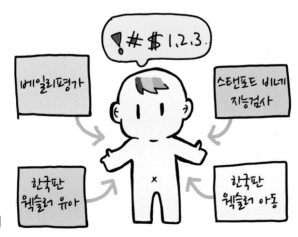

그림 10-8

87

8. 인지발달이 지연되었다고 하는데, 어떻게 해야 할까요?

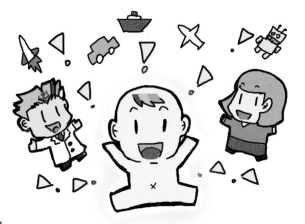

그림 10-9

아이들은 신체적, 정신적, 사회적 발달이 진행 중이기 때문에 아이의 감각, 운동, 언어, 사회성 발달을 촉진시키는 교육적 환경을 체계적으로 제공해주면 아이의 인지 발달을 크게 증진시킬 수 있습니다. 아이들은 스스로 주위 환경에 관심을 갖고 적극적으로 탐색하면서 다양한 자극을 많이 받게 되고, 그러한 경험을 통해 스스로 인지를 발달시키게 됩니다. 뇌성마비 환아의 경우 운동발달 지연이나 여타 질환으로 경험의 범위가 좁아지기 쉽기 때문에 많은 경험과 자극을 얻을 수 있는 환경을 제공해 주는 것이 중요합니다.

조기 인지교육은 아이와의 대화, 장난감 놀이, 신체 활동 등에서 시작하여 신변처리기술 훈련이 추가됩니다. 재활치료 전문가로부터 받는 치료나 교육은 경제적 부담으로 일주일이나 하루 몇 시간씩 제한될 수밖에 없습니다. 그렇기 때문에 재활전문가가 지도하는 교육과 치료 내용이 가정에서도 지속적으로 자주 이어지도록 아이와 생활을 같이하고, 가장 많은 시간을 보내는 부모가 적극적으로 교육과 치료를 시행해 주는 것이 절대적으로 필요합니다. 부모가 새로운 놀이와 교육 프로그램을 만들 수도 있습니다(그림 10-9).

인지발달은 성장하면서 약간씩 달라지는 경우가 있고 때로는 크게 달라지기도 하기 때문에 1년에 1~2차례씩 검사하여 변화를 확인하는 것이 좋습니다. 뿐만 아니라 인지의 어떤 영역에서 지연이 있는지도 검사를 통하여 확인하고, 지연된 부분이 있다면 그것에 대한 교육 및 치료 전략을 새로 짤 수도 있습니다.

뇌성마비와 경련(뇌전증) 11 장

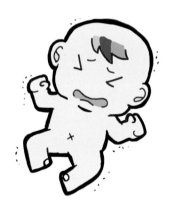

그림 11-1

뇌성마비 환아의 약 50%가 경련을 경험하고, 일부는 경련이 반복되는 뇌전증을 앓게 됩니다. 뇌전증 경련은 심한 경우 뇌를 손상시키고 생명을 위협할 수 있는 심각한 병입니다. 또한 뇌성마비 환아의 경우 치료가 어려울 수 있어 부모님들이 잘 알고 있어야 하는 병이기도 합니다. 그럼, 뇌전증에 대해 자세히 알아보도록 하겠습니다(그림 11-1).

1. 경련, 또는 뇌전증의 정의는 무엇인가요?

사람의 뇌는 100억 개의 신경 세포로 이루어져 있고 하나하나의 뇌세포는 최소 만 개의 다른 신경 세포와 연결되어 거대한 회로를 이루고 있습니다. 이렇게 많은 뇌세포와 신경 세포 간의 연결이 매우 조화롭게 이루어짐으로써 숨 쉬고 움직이고 느끼는 기능부터 말하고 생각하는 기능까지 매우 다양한 기능을 수행하게 됩니다.

이렇게 복잡한 신경 회로에서 과도한 전기 방전이 한꺼번에 동시에 발생할 때 우리 몸에 나타나는 모든 현상을 '경련'이라고 합니다. 경련은 유발성 경련과 비유발성 경련으로 나눌 수 있습니다.

먼저 유발성 경련은 뇌염, 세균성 뇌수막염과 같은 감염이나 출혈, 외상, 종양 등에 의해 발생하는, 원인을 뚜렷히 밝힐 수 있는 경련을 말합니다. 그에 비해 비유발성 경련은 발생의 원인을 명확히 밝힐 수 없는 경련을 뜻합니다. 이런 비유발성 경련이 반복되는 모든 병을 뇌전증(腦電症, 과거 간질이라고 불렸으나 최근 병명을 변경)이라고 합니다(그림 11-2).

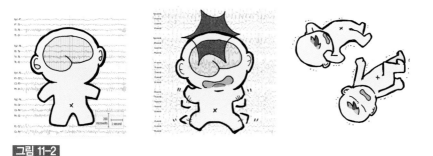

그림 11-2

2. 뇌전증은 모든 뇌성 마비 환아에게서 발생하나요?

그렇지 않습니다. 전체 뇌성 마비 환아의 약 50%만 경련을 경험하거나 뇌전증을 앓게 됩니다. 뇌성 마비 환아들도 열이 나서 발작을 하는 유발성 경련을 경험할 수 있고, 비유발성 경련이 반복될 경우에만 뇌전증으로 진단을 합니다. 앞의 장에서 살펴 본 것처럼 뇌성 마비의 종류와 원인이 다양하기 때문에 뇌전증의 발생 빈도에도 차이가 있습니다. 뇌성 마비 중 편마비나 사지 마비가 있는 환아가 무정위 운동형의 환아보다 뇌전증이 발생할 확률이 높습니다. 뇌성 마비의 정의에 따라 유병률이 다르고 뇌성 마비의 분류에 따라서도 뇌전증 발생의 차이가 있어서 아직까지 뇌성 마비 환아의 뇌전증 유병률을 확정하기는 어렵습니다(그림 11-3).

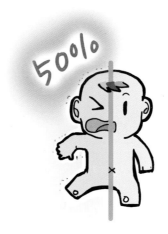

그림 11-3

3. 경련에는 어떤 종류가 있나요?

흔히 일반인들은 경련이라고 하면 의식을 잃고 쓰러져 입에 거품을 물고 몸을 떠는 발작을 떠올리곤 합니다. 이런 경련은 대발작이라고 하는 경련의 한 종류일 뿐입니다. 뇌성 마비 환아의 경우 흔히 뇌의 일부분이나 전체에 손상을 입어 그곳의 기능이 떨어져 운동 이상이나 발달 지연을 초래하게 되는데, 이런 국소적인 이상이 원인이 되어 경련과 뇌전증이 발생하게 됩니다. 따라서 많은 경우 국소 경련을 보이게 됩니다. 물론 국소 경련 외에 다른 경련도 나타날 수 있습니다.

국소 경련은 침범하는 부위에 따라서 여러 가지 모양으로 나타날 수 있습니다. 초점이 흐려지고 멍하게 눈이 풀리거나, 한 쪽 팔이나 다리, 혹은 얼굴이 뻣뻣해지고, 고개가 까딱거리거나 돌아가고, 눈이 한 곳으로 몰리는 경우 등이 있을 수 있습니다. 이런 국소 경련이 전신화되면 온몸에 힘이 들어가 뻣뻣하다가 풀리면서 몸을 떠는 대발작으로 진행되기도 하고, 또는 처음부터 쓰러져서 온몸에 힘을 주고 떠는 대발작이 시작될 수도 있습니다. 드물게는 1~2초간 몸에 힘이 들어갔다가 풀리는 것을 반복하는 연축, 한 번 혹은 반복해서 온몸에 전기가 통하는 것처럼 아주 짧게 움찔거리는 근간대 경련, 십여 초에서 수 분 동안 사지의 일부나 전체에 힘이 들어가는 강직 경련, 갑자기 온몸에 힘이 풀리며 털썩 주저앉는 무긴장 발작 등이 발생하기도 합니다.

환아가 경련할 때 보호자가 해야할 중요한 일은 경련의 양상을 의료진에게 자세하게 전달하는 것입니다. 경련의 양상을 관찰한 대로 잘 전달하면 이후의 대처 및 치료에 큰 도움이 됩니다. 가능하다면 동영상을 촬영하는 것도 좋습니다(그림 11-4).

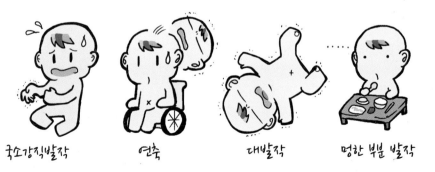

국소강직발작   연축   대발작   멍한 부분 발작

그림 11-4

4. 뇌전증의 진단은 어떻게 하나요?

앞서 설명한 대로 뇌전증은 비유발성 경련이 반복되는 것을 의미합니다. 하지만 뇌전증은 그 종류와 심한 정도가 환아마다 다릅니다. 예를 들면 몇 개월에 한 번 경련하는 경우부터 하루에도 수 차례 여러 종류의 경련을 하는 경우까지 환아마다 뇌전증은 각각 다른 양상을 띱니다.

뇌전증 진단은 환아의 자세한 병력을 확인하는 것과 동시에 발작의 유형을 분석히여 내리게 됩니다. 이 때 뇌파 김사를 하여 뇌에서 비징상적 전기 신호가 나오는지 여부를 확인하면 보다 정확한 진단을 할 수 있습니다. 또 필요한 경우 뇌 자기 공명 영상(MRI)을 시행해서 뇌에 구조적 이상이 있는가를 확인하기도 합니다. 일부 환아에서는 뇌파가 정상인 경우도 있는데 이런 경우에도 비유발성 경련이 반복되면 뇌전증으로 진단하고 치료를 합니다.

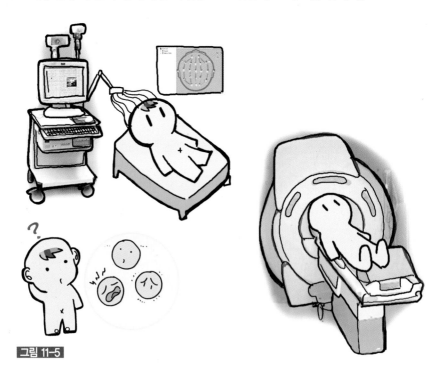

그림 11-5

뇌파 검사는, 두피에 전극을 붙이고 뇌에서 발생하는 전기 신호를 기록하는 검사로서 위험하지 않습니다. 수면 중에 이상 경련파가 잘 관찰되기 때문에 졸리게 하는 약을 먹고 재우면서 검사를 합니다(그림 11-5).

5. 뇌전증은 모두가 같은 병인가요?

그렇지 않습니다. 같은 뇌성 마비 환아에서도 다양한 종류의 뇌전증이 발생합니다. 뇌전증의 종류 자체가 다를 수 있고, 같은 뇌전증이라도 그 심한 정도가 다르게 나타날 수 있습니다. 영아기에 온 몸을 움찔거리는 영아 연축으로 시작하여 다양한 종류의 경련이 자주 나타나는 레녹스-가스타우트 증후군으로 진행하는 난치성 뇌전증이 심한 뇌전증의 예로 볼 수 있습니다.

국소 경련을 주로 보이는 뇌전증 환아도 경련의 빈도가 다를 수 있으며, 열이 날 때마다 30분에서 1시간 이상 지속되는 경련을 보이는 경우까지 매우 다양합니다. 그렇기 때문에 진찰과 검사를 통해 정확한 진단을 하는 것이 효과적인 치료를 위해 무엇보다 중요합니다. 경련의 양상을 정확히 파악하고 뇌전증을 진단하여야 가장 효과적인 치료약을 선택할 수 있습니다(그림 11-6).

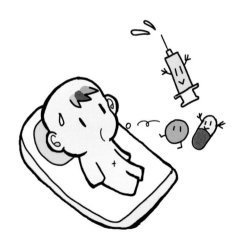

그림 11-6

6. 뇌전증은 어떻게 치료하나요?

뇌전증 치료의 기본은 약물 치료입니다. 처음 진단 당시 가장 효과적이고 부작용이 적은 약을 선택해서 서서히 양을 늘립니다. 이처럼 약을 서서히 늘리는 이유는 부작용을 줄이기 위해서입니다. 한 가지 약물로 경련이 더 발생하지 않으면 용량을 유지하고 경련이 지속되면 최대 용량까지 증량을 합니다. 증량을 한 후에도 발작이 있으면 새로운 약을 추가하거나 기존 약을 새로운 약으로 바꾸게 됩니다. 경련이 너무 자주 있거나 5분 이상 지속되면 저절로 멎지 않을 위험이 있는 응급 상황으로 판단하여 주사로 된 항경련제를 사용합니다.

7. 약을 쓰면 발달이 더 늦어지나요? 한 번 약을 쓰면 평생 써야 하나요?

항상 그렇지는 않습니다. 예후가 좋은 뇌전증의 경우 한 가지 약으로 2~3년 이상 경련이 없이 잘 조절되거나 뇌파가 정상이면 약을 줄여서 끊을 수도 있습니다. 줄여서 끊고도 경련이 발생하지 않으면 치료가 종결되었다고 봅니다. 이런 경우에는 환아가 치료 전에 보이던, 수준 이하로 인지 기능이 떨어진다거나 발달이 심하게 지연되는 경우는 잘 나타나지 않습니다.

이와 반대로 효과가 있는 두 가지 이상의 약제를 충분한 용량으로, 충분한 기간 이상 사용했을 때에도 발작이 지속되는 경우(약물 난치성 뇌전증)에는 아무래도 약을 많이 쓰게 됩니다. 이런 경우 경련이 반복되어 인지 기능 저하와 발달 지연 악화 등이 나타날 수 있습니다.

보통 뇌전증 환아의 30~40%가 약물 난치성 뇌전증에 해당되지만 뇌성 마비 환아들에게서는 이 비율이 조금 더 높게 관찰되고 있습니다. 뇌성 마비 환아들의 경우 경련이 잘 조절되어 치료를 중단하고 난 뒤에도 재발할 위험이 상대적으로 높습니다. 또한 앞서 말씀드린 영아 연축이나 레녹스-가스타 우트 증후군과 같이 뇌전증성 뇌증(뇌기능을 심하게 떨어뜨리는 뇌전증)이 발병하면 재활 치료를 통해 잘 따라오던 발달이 다시 뒤쳐지게 될 수도 있습니다. 이처럼 뇌성 마비 환아에게서 난치성 뇌전증 발생률과 뇌전증 재발률이 높은 이유는, '발달하는 뇌에 발생한 뇌손상' 이라는 뚜렷한 경련 유발 요인이 있기 때문입니다.

일부 환아에서 경련 조절이 만족스럽지 못하면 비디오 뇌파 검사와 정밀 검사를 시행할 수 있습니다(그림 11-7). 또한 뇌성 마비 환아에게는 경련을 흉내 내는 유사 경련이 흔히 발생하기 때문에 뇌전증 진단에 주의를 기울여야 합니다. 어떤 경우에는 이미 있던 경련이 잘 조절되었음에도 불구하고 새로운 유사 경련 증상이 발생하여 문제를 일으키기도 합니다. 비디오 뇌파 검사는 이럴 때 효과적입니다. 경련 증상을 동영상으로 촬영하여 의료진에게 제공하는 것이 치료에 큰 도움이 됩니다.

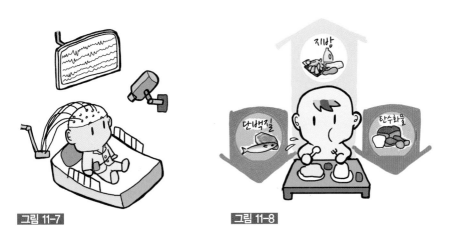

그림 11-7   그림 11-8

난치성 뇌전증의 경우 일부에서는 식이 요법을 시행할 수 있습니다. 우리 몸을 인위적으로 산성화하는 경우 뇌전증이 잘 조절된다는 보고가 있어 일부 난치성 뇌전증 환아에게 케톤 생성 식이 요법을 시행하기도 합니다(그림

11-8). 또한 일부 환아에게는 뇌전증의 병소를 제거하는 수술을 할 수도 있습니다. 경련이 너무 심한 경우 기계를 삽입하여 뇌를 자극하거나 뇌량을 절제하는 완화 수술을 시행하기도 합니다(그림 11-9).

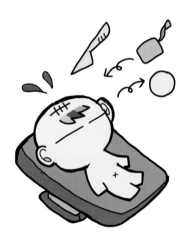

그림 11-9

8. 경련을 빨리 멎게 하는 방법은 없나요? 경련 시 대처 방법은요?

환아가 경련을 할 때 인위적으로 멎게 하는 방법은 없습니다. 오히려 환아가 다치지 않도록 하는 것이 중요합니다. 앉아서 경련하는 경우 편하게 눕혀주시고, 혹시 구토를 하는 경우에는 구토물이 흡인되어 호흡을 방해하지 않도록 고개를 옆으로 돌려주시면 좋습니다. 입에 손을 넣거나 억지로 입을 벌리는 경우 환아가 다치거나 보호자의 손가락 등이 다치는 일이 발생할 수 있습니다. 그렇기 때문에 대발작을 하는 아이에게 가장 중요한 것은 경련이 멎을 때가지 환아를 안전하게 보호하는 일입니다(그림 11-10).

이와 관련하여 중요한 것이 경련의 정확한 시간을 측정하는 일입니다. 간혹 대발작을 하는 경우 시간이 길어지는 경우가 있습니다. 대부분의 발작은

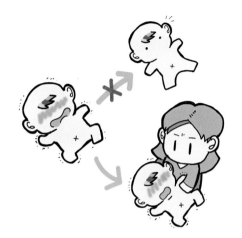

그림 11-10

5분 이내에 저절로 멎지만 길어지는 경우 저절로 멎지 않고 1~2시간까지도 지속되는 경우가 있습니다. 이럴 때 심한 뇌손상이 오고 심지어는 생명을 위협하는 산증이 발생하기 때문에 시간을 측정해서 5분이 넘어가는 경우에는 빨리 응급실에 방문하여 주사 항경련제를 맞아 경련을 멎게 하는 것이 무엇보다 중요합니다. 대발작은 점점 그 크기가 커졌다가 줄어들면서 멎게 되므로 시간을 측정해서 5분 이내에 멎지 않을 것 같으면 구급차를 이용해 빨리 응급실에 가는 것이 좋습니다. 경련이 멎지 않고 지속될 경우 시간이 지날수

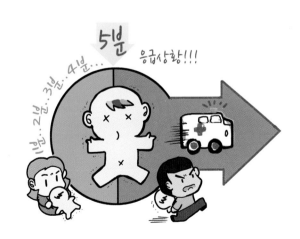

그림 11-11

록 저절로 경련이 멎을 확률은 낮아집니다(그림 11-11).

9. 그 외의 주의 사항은 없나요?

1) 가장 중요한 것은 약을 빠뜨리지 않고 시간 맞춰서 잘 복용하는 것입니다. 중간에 갑자기 약을 중단하면 뇌전증 중첩증(경련이 30분 이상 지속되는 응급 상황)이 발생힐 수 있습니다.

2) 약을 잘 복용하고 경련이 잘 조절되면 일상생활에 지장은 없습니다.

3) 투약 중 부작용이 있거나 경련 유사 증상이 발생하면 반드시 의사에게 확인을 받도록 합니다.

4) 일부 환아에서는 발열에 의해 경련이 악화될 수 있으니 열성 질환이 있는 경우에는 치료를 잘 받으시기 바랍니다.

5) 마취 및 수술로 인해 경련이 악화될 수 있으니 이런 상황에서는 진료 의사에게 꼭 확인을 받으시기 바랍니다.

6) 5분 이상 경련이 지속되면서 저절로 멎지 않거나 의식 회복이 없이 계속 경련을 하는 경우 꼭 응급실로 가시기 바랍니다.

7) 잠이 심하게 줄어들면(수면 박탈) 경련이 악화될 수 있으니 주의하시기 바랍니다.

8) 심한 육체적 피로나 스트레스가 경련을 악화시킨다는 증거는 없습니다.

Q & A **12**^장

1. 책을 가까이 보는데 시력이 나쁜가요?

책이나 물건을 눈 가까이 대고 보면, 더 크게 더 잘 보입니다. 따라서 누구나 사물이 잘 안 보이면 가까이 대고 보게 됩니다. 아이가 책이나 사물을 눈 가까이 대고 본다면 시력이 낮은 것이 아닐까 의심하고 안과를 찾아 진료를

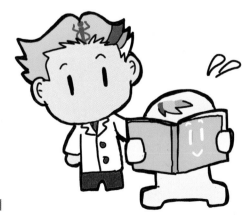

그림 12-1

받으셔야 합니다. 특히 뇌성마비가 있을 때 여러 가지 이유로 시력이 낮을 수 있습니다. 뇌성마비와 관련된 눈 질환 때문에 보기 힘들 수도 있고, 눈은 좋지만 뇌의 시각중추에 문제가 있거나 인지가 어려워서 시력이 낮을 수도 있습니다. 때로는 눈, 뇌, 인지기능이 복합적으로 작용해서 시력이 낮은 경우도 있습니다. 이런 여러 이유 중 어디에 해당되는지는 안과와 신경과 진료를 통해 확인할 수 있습니다(그림 12-1).

2. 뇌성마비 환아들이 시력이 낮은 이유는 무엇인가요?

눈의 이상으로 근시, 원시, 난시 등의 굴절이상이 있거나 시신경 이상이 있으면 보기 어려울 수 있습니다. 시야가 좁아져서 일정 부위의 물체는 보기 힘들 수도 있고, 사시나 눈떨림, 눈 운동장애 등으로 초점을 맞추기 힘들 수도 있습니다. 뇌의 시각중추에 이상이 있을 경우에는 글자가 여러 개 모이면 더 알아보기 힘든 밀집현상, 시각 공간 분석의 어려움, 고위인지 시기능 문제, 동시 인지 문제, 시각기억의 문제 등이 발생할 수 있고, 때로는 시력이 느리게 발달되는 발달지연 현상을 보일 수도 있습니다(그림 12-2).

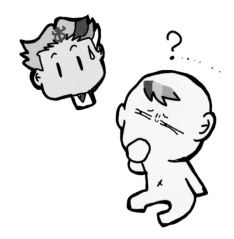

그림 12-2

3. 시력이 점점 나빠지지는 않나요?

뇌성마비 환아에게는 굴절이상보다 다른 문제로 시력이 낮은 경우가 많습니다. 사시, 시신경이상, 시야이상, 눈떨림 등은 대개 심해지지는 않지만, 굴절이상은 성장기 동안 계속 변할 수 있습니다(뇌성마비가 없는 경우에서도 마찬가지입니다). 아이가 자랄수록 발이 커져서 점점 큰 신발을 신어야 하듯이 성장기에는 눈이 앞뒤로 길어지게 됩니다. 눈이 길어질수록 더 높은 돗수의 안경을 써야 됩니다. 대개 10대 중반까지는 계속 돗수가 높아집니다. 원시는 조금씩 줄어드는 경우가 많고, 난시는 그대로 있을 수도, 줄어들거나 늘어날 수도 있습니다. 다만 아직까지는 성장기에 근시 진행을 막거나 난시가 바뀌는 것을 막는 좋은 방법은 개발되지 못했습니다. 낮은 농도의 안약인 아트로핀을 눈에 넣으면 근시 진행을 미미하게나마 저지시킨다고 알려져 있으나, 동공이 커지고 가까운 것을 보기 위해서 근거리용 안경을 따로 써야 하는 문제가 있습니다. 콘택트렌즈를 밤에 끼고 자면서 각막을 누르는 방법이 있을 수 있으나, 근시 진행을 막는 효과에 대해서는 아직 확실히 알기 어렵습니다. 한편 콘택트렌즈를 오래 착용하면 각막염 등의 질환이 생길 수 있어 주의를 요합니다(그림 12-3).

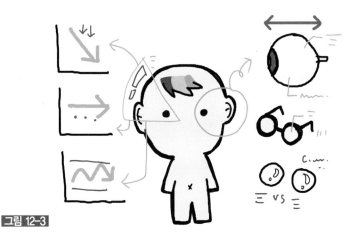

그림 12-3

4. 보기 힘들어 하는데 도와줄 수 있는 것이 있나요?

굴절이상이 있으면 안경을 씌워줄 수 있습니다. 손을 자유롭게 쓸 수 있다면 확대경 같은 도구를 잡고 책을 보면 도움이 됩니다. 확대경으로도 보기 힘들다면, 고가이지만 독서확대기를 사서 이용하면 글자를 훨씬 크게 볼 수 있습니다.

시야이상이 있다면 볼 수 있는 시야에 책을 두고 읽도록 해야 합니다. 종종 아래쪽 시야가 좁아져서 아래에 있는 물체를 못 보는 경우기 있습니다. 이 경우 책을 아래에 두면 읽기 힘들고, 책받침대 같은 도구를 사용해서 정면에 두고 읽어야 합니다(그림 12-4).

사시가 있다면 수술을 해서 두 눈을 같이 쓰도록 도와줄 수 있습니다. 눈떨림이 있으면서 고개를 돌리고 본다면 고개를 정면으로 위치시키도록 수술을 받을 수 있습니다.

시신경 이상이나 뇌 문제로 인해 시력이 나쁘다면 확대경이나 독서확대기 같은 도구를 써서 사물을 최대한 확대해서 볼 수 있도록 도와주는 것은 가능하지만, 한계는 있습니다.

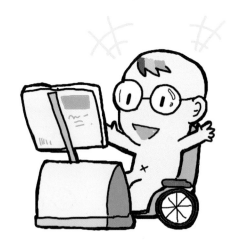

그림 12-4

5. 아이가 잘 먹지 않아요. 어떻게 해야 하나요?

뇌성마비 환아는 음식을 삼키는 기능이 떨어져 있을 수 있습니다. 구강기에서 음식을 적절히 씹어서 식괴를 형성할 수 있어야하고, 인두기로 안전하게 전달하여야 삼킴 과정이 이루어지게 됩니다. 뇌성마비 환아가 음식을 삼킬 때 자꾸만 기침을 하거나, 폐렴에 자주 걸린다면, 음식물이 기도로 넘어가는 것은 아닌지 검사를 시행하는 것이 좋습니다. 이 때 비디오투시 연하검사를 시행하게 됩니다. 만약 음식물이 반복해서 기도로 넘어간다면 음식의 점도와 질감을 조절하여 안전한 식이를 제공하는 것이 필요하고, 이러한 방법으로 해결이 안 된다면 관을 통해 식사를 주기도 합니다.

만약 기도로 음식이 넘어가지 않지만, 잘 먹지 않는다면 다양한 구강자극기법을 적용해볼 수 있습니다. 음식을 먹는 자세와 음식을 먹는 양상, 근육의 긴장도, 호흡 문제 등을 파악한 뒤 적절한 구강 자극치료를 시행할 경우 특히 도움이 될 수 있습니다(그림 12-5).

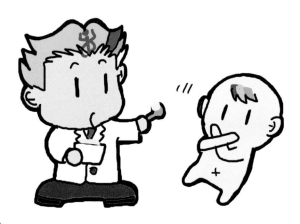

그림 12-5

6. 뇌성마비 환아가 언어 발달이 늦어요. 어떻게 해야 하나요?

뇌성마비 환아의 언어 발달은 운동기능의 발달 정도와 잘 일치하지 않는 경우가 많습니다. 운동기능이 많이 제한되어 있어도 언어기능이 정상인 경우도 흔하고, 그 반대의 경우도 많습니다.

언어 발달 지연이 의심된다면 정확한 평가가 필요합니다. 표준화된 평가를 통해서 언어 발달 지연에 해당되는지, 해당된다면 언어 발달이 얼마나 지연되었는지, 수용 언어니 표현 언어 등 언어의 어떤 영역에서 지연되었는지 등을 파악해야 합니다.

만약 인지기능 저하에 의해 언어의 발달이 지연된 것으로 의심된다면, 베일리평가, 한국판 웩슬러 유아지능검사, 한국판 웩슬러 아동지능검사 등을 이용하여 인지 발달 평가를 시행하기도 합니다.

언어발달 지연으로 진단된 환아가 정상적인 언어발달을 보이는 경우도 있지만, 무작정 방치할 경우 적절한 개입이 늦어짐으로써 언어중재의 효과도 제한될 수도 있습니다. 그러므로 언어 발달 지연이 의심되면 그 즉시 적절한 평가 및 치료를 시행하는 것이 중요합니다(그림 12-6).

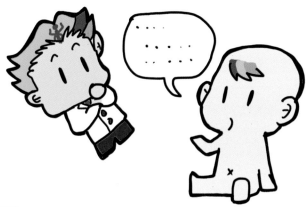

그림 12-6

3부

관리

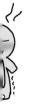
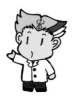

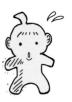

움직임과 발달에 대한 이해 13장

1. 왜 뇌성마비 환아들은 운동 발달에 문제가 있을까요?

뇌성마비는 여러 장애가 복합되어 있기 때문에 환아의 정상적인 운동 발달에도 많은 영향을 미치게 됩니다. 뇌성마비 환아들은 대부분 운동기능과 자세에 가장 큰 장애를 가집니다. 이로 인해 앉고 서거나 걷고 뛰는 것을 할 수 없거나, 만약 할 수 있더라도 자연스럽지 않은 경우가 많습니다.

운동 발달을 정상적으로 이루려면, 다양한 자세에서 각 신체 부위들이 중력을 극복할 만큼의 근력이 있어야 하며, 일정한 자세를 만들거나 유지할 만큼의 적절한 근육 긴장도를 가지고 있어야 합니다. 이처럼 운동 발달은 정상적인 근육의 긴장도와 자세 반응을 토대로 하여 다양한 자세와 움직임의 패턴을 만들어내는 것입니다. 하지만 뇌성마비 환아들은 대부분 근육 긴장도가 비정상적으로 높거나 낮아서, 일정하고 다양한 자세를 만들어 내지 못하거나 유지하지 못합니다. 또한 생애 초기의 생존과 발달을 위해서만 필요한 원시반사를 억제하지 못하고 지속적으로 반복하게 됩니다. 이런한 운동 발달 장애에는 감각 및 인지 장애 등도 영향을 미치게 됩니다(그림 13-1).

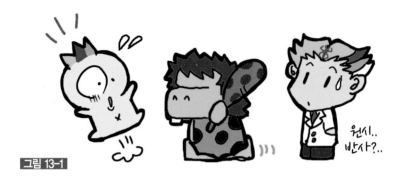

그림 13-1

2. 생애 초기의 운동 발달

1) 정상환아 운동 발달

아기들은 태어나서 1년 동안, 원시 반사에서부터 정상 자세 반응을 기초로 하여 중력을 극복한 조절된 수의운동으로 발달해 갑니다. 아기의 대근육 운동 발달은 신체의 성장과 중추신경계의 성숙에 따라 머리에서 발로 진행합니다. 생후 2개월에 아기는 주변 세계를 보기 위해 머리 들기를 배우게 됩니다. 빛과 소리를 인지하기 시작하면서 아기는 옆을 둘러보려 하고, 이때 목과 상부 등근육의 근력과 협응력이 발달하게 됩니다. 생후 3~4개월에 아기는 팔이 닿지 않는 곳에 있는 장난감에 팔을 뻗는 노력을 합니다. 이 동작을 하는 동안 아기는 처음으로 구르기를 하게 됩니다. 생후 6개월 정도에는 앉은 자세에서 양 팔로 지지하는 것에 의해 스스로 균형을 유지하려 합니다. 그 후 1, 2개월 내에 아기는 아무 도움 없이 앉은 자세를 하기도 하고, 앉은 자세에서 벗어나기도 하고, 장난감을 잡기 위해 양 손을 사용하기도 합니다. 또한 배밀이로 갑자기 방을 가로질러 갈 수도 있고, 나중에는 손과 무릎으로 길 수 있게 됩니다. 일반적으로 생후 1년에 다다르면서 아기는 어떻게 붙잡고 일어설지, 옆으로 걸을지를 해결하고, 그 다음에는 혼자 몇 발짝 걸어보기도 합니다. 결국 걷고 기어오르는 등의 모든 움직임을 하게 될 때까지 다양한 문제를 해결하기 위해 노력하게 됩니다(그림 13-2).

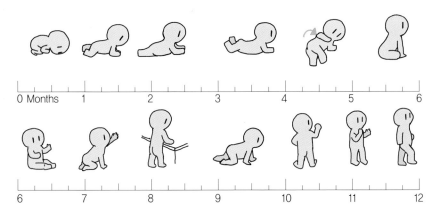

그림 13-2 대근육 운동 발달의 진행 순서

2) 뇌성마비 환아 운동 발달

앞에서 설명한 발달 과정 속에서 각각의 자세와 운동들은 갑작스럽게 나타나는 것이 아닙니다. 앞선 개월에 수행된 동작들이 충분히 발달한 이후, 다음의 운동 발달이 만들어지게 되는 것입니다. 즉, 엎드린 자세에서 머리 들기가 가능해져야, 앉고 기고 서고 걷는, 더 발달된 기술들을 획득하는 것이 가능해지는 것입니다. 하지만 중증의 뇌성마비 환아의 경우, 비정상적인 근육 긴장도와 남아 있는 원시반사 등으로 인해 정상적인 자세 반응이 나오지 않기 때문에 중력을 극복하여 일정한 자세와 움직임을 만드는 것이 어렵습니다.

따라서 뇌성마비 환아는 나름의 자세와 운동을 만들기는 하지만 정상적이지 않고, 다양함이 결여된 전형적인 운동패턴을 만들거나 혹은 남아 있는 원시 반사를 이용한 비정상적인 운동 패턴을 만들기도 합니다(그림 13-3).

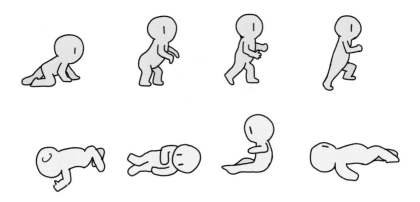

그림 13-3 정상아동 운동 발달과 뇌성마비 환아 운동 발달

다음 14장과 15장에서는 뇌성마비 환아의 비정상적인 근육 긴장도와 반사들을 어떻게 억제할 수 있는지, 그리고 어떻게 하면 좀 더 쉽게 부모가 환아를 보조하거나 이동시킬 수 있는지 알아보겠습니다.

아이 다루기 14장

1. 뇌성마비 환아를 쉽게 다루는 방법은 무엇일까요?

뇌성마비 환아는, 목적이 있고 구체적인 운동을 방해하는 자세와 운동을 종종 하게 됩니다. 이때 부모의 적절한 환아 다루기(handling)는 환아는 물론 부모 모두를 도울 수 있습니다. 여기서 다루기(handling)란, 신체 일부, 주로 손으로 환아의 자세나 운동을 유지하는 데 관여하는 것을 말합니다. (때로는 기구도 포함될 수 있습니다)

적절한 다루기는 기능적인 작업을 유도할 때, 부모와 환아 모두를 편하게 해줍니다. 반대로 부적절한 다루기는 운동 및 작업을 이끌어낼 때 부모와 환아를 신체적으로 더 어렵게 만듭니다. 예를 들어 뇌성마비 환아의 부모들이 환아를 다루거나 움직임을 만들어 주려할수록 오히려 환아의 몸과 사지가 더 뻣뻣해지고 힘들어하게 되어 어려움을 느끼는 경우가 있습니다. 이렇게 부적절한 다루기로 인해 증가된 근육 긴장도나 뻣뻣함을 가진 환아들에게는 각각의 자세에서 긴장도를 완화시키는 것이 중요합니다.

다음 아래의 각각의 자세에서 긴장도를 완화시키는 방법, 즉 적절한 다루기를 알아보겠습니다(그림 14-1).

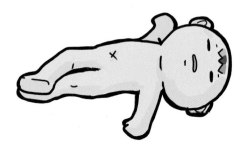

그림 14-1 누워있는 경직성 사지마비 뇌성마비 환아의 전형적인 자세

1) 바로 누운 자세

위의 그림은 경직성 사지마비의 뇌성마비 환아가 바로 누워 있을 때 나타나는 전형적인 자세입니다. 바로 누운 자세에서 병적인 반사들과 비정상적 움직임들이 가장 강하게 나타나기 때문에, **그림 14-1**에서처럼 중력을 이기고 머리나 팔, 다리를 들어 올리는 것이 어렵습니다. 더 심한 경우에는 고개가 뒤로 젖혀지면서 등이 활처럼 휘기도 합니다. 이때 등을 펴는 근육들의 긴장도가 올라가있기 때문에 점점 더 등이 활처럼 휘는 자세가 되며, 환아는 힘들어하게 됩니다.

이때에는 자세를 정돈하여 양쪽 팔 다리를 대칭이 되게 만들고, 머리와 몸통, 골반이 일직선이 되도록 정렬을 시켜야 높아져 있는 근육 긴장도를 이완시킬 수 있습니다. 그리고 펴는 근육들의 긴장도가 높아져 있다면, 굽힘 근 동작들의 요소를 넣어주는 것이 이완에 도움이 됩니다. 즉, 머리가 뒤로 젖혀져 있다면 앞으로 숙여지게 자세를 취해주고, 다리가 뻣뻣하게 펴져 있다면 엉덩이 관절과 무릎 관절을 구부려줘야 합니다.

그림 14-2는 앞서 설명한 것처럼 환아의 팔다리를 정렬하고, 자세를 수정

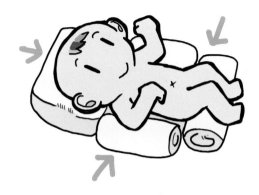

그림 14-2　뇌성마비 환아가 누워 있을 때 자세 수정 방법

해 근육 긴장도를 이완시킨 모습입니다.

먼저 베개와 쿠션, 수건 등을 준비합니다. 바로 누운 자세에서 머리와 어깨가 앞으로 약간 숙여질 수 있도록 베개를 받칩니다. 머리가 한쪽으로 돌아가지 않게 중앙에 위치하게 합니다. 머리가 한쪽으로 돌아가 있다면 이로 인한 비정상 반사가 유발될 수 있기 때문입니다. 양 어깨 아래에는 베개나 길게 돌돌 말은 수건을 끼워 앞으로 어깨가 모이도록 합니다. 무릎 아래에도 역시 베개나 돌돌 말은 큰 수건을 놓아주어 엉덩이 관절과 무릎 관절이 약간 구부러져 있을 수 있도록 해줍니다.

2) 엎드려 누운 자세

일반 아동의 경우에도 엎드려 누운 자세에서는 굽히는 근육들의 긴장도가 올라가기 때문에 머리를 들기 어렵습니다. 경직성 뇌성마비 환아가 엎드려 누워 있을 때는 비정상적인 반사에 의해 어깨와 목을 움츠리는 긴장이 강해져서 중력을 이기고 머리를 들 수 없어 힘들어 하게 됩니다. 이를 도와주기 위해서는 환아의 상체에 펴는 근육 운동 요소들을 넣어주는 것이 좋습니다.

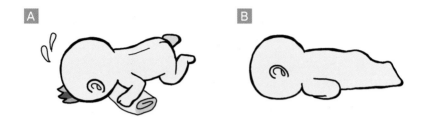

그림 14-3 엎드려 있는 경직성 사지마비 뇌성마비 환아의 전형적인 자세

아래 그림에서처럼 팔꿈치가 어깨 아래에 위치하거나 약간 앞으로 위치하도록 큰 수건을 돌돌 말아 넣어주거나, 긴 쿠션 등을 넣어줍니다(그림 14-4).

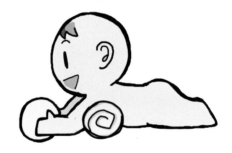

그림 14-4 뇌성마비 환아가 엎드려 있을 때 자세 수정 방법

뇌성마비 환아가 엎드린 상태에서 가슴 아래에 수건이나 쿠션으로 만든 롤을 넣어주기 위해 자세를 취하는 것부터가 부모에겐 힘이 들 수 있습니다. 때문에 많은 부모들이 무작정 머리를 먼저 들고 팔을 앞으로 가져오는 방법을 택합니다. 하지만 그렇게 되면 팔과 엉덩이 관절이 구부러져서 다리 뻗치는 것을 더욱 어렵게 만듭니다. 이를 해결하기 위한 방법은 **그림 14-4** 처럼 다루는 것입니다. 뇌성마비 환아의 머리를 들어 올리면서 동시에 팔을 앞으로 가져옵니다. 환아의 팔을 앞으로 빼면서 위팔을 바깥쪽으로 살짝 돌리면서 팔꿈치를 핍니다. 이렇게 하면 환아는 팔의 긴장도가 이완되고, 머리 들기가 좀 더 수월해질 것입니다. 그리고 자세를 취할 때 엉덩이 관절과 무릎

이 구부러져서 엉덩이가 들린다면, 골반을 좌우로 살살 흔들어주어 근육 긴장도를 줄여 줍니다.

3) 옆으로 누운 자세

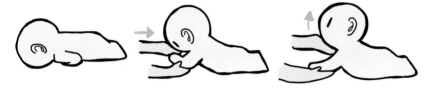

그림 14-5 머리들기 자세를 취하기 위한 올바른 다루기 방법

뇌성마비 환아를 옆으로 눕혀 놓으면 위 그림처럼 머리와 등이 활처럼 뒤로 젖혀지면서 뻣뻣한 상태로 있는 경우가 많습니다. 이때는 **그림 14-6**처럼

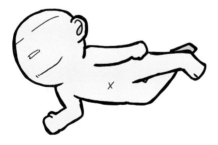

그림 14-6 옆으로 누워 있을 때의 뇌성마비 환아 자세

머리를 가운데 오게 하고 등 뒤에 베개나 쿠션 등의 지지물을 놓아 뒤로 젖혀지지 않게 합니다. 옆으로 누웠을 때 어깨 높이만큼 베개를 받쳐주어 편하게 만들어주고, 양 어깨는 앞으로 모이도록 해줍니다. 옆으로 누운 자세는 양 손이 가운데로 모이면서 환아가 자기 손을 볼 수 있는 기회를 제공해 줍니다.

위쪽에 있는 다리의 엉덩이 관절과 무릎 관절을 구부리고, 양 다리 사이에 수건이나 베개를 넣습니다. 환아의 시선 높이보다 약간 아래쪽 앞에 장난감 등 시선을 끌 것을 놓아주어 시선에 의해 머리가 뒤로 젖혀지지 않도록 하는 것도 좋은 방법입니다(그림 14-7).

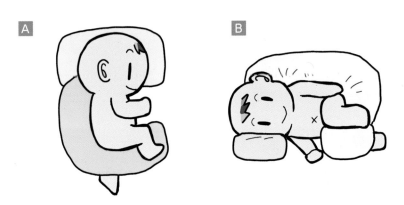

그림 14-7 뇌성마비 환아가 옆으로 누워 있을 때 자세 수정 방법 A. 아기의 경우, B. 좀 더 큰 환아의 경우

몸집이 작은 아기의 경우는 큰 목욕 수건 등을 이용해 길게 말아 사용해도 괜찮습니다.

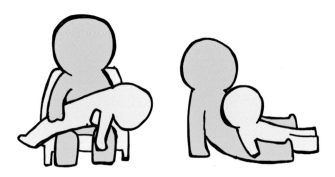

그림 14-8 뇌성마비 환아를 품에 앉힐 때, 잘못된 방법

4) 부모의 품에 앉힌 자세

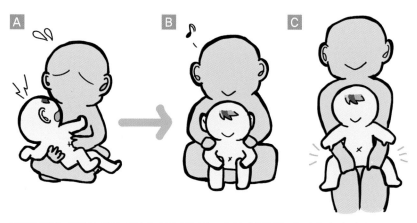

그림 14-9 뻗침이 심한 뇌성마비 환아를 부모의 품에 앉혔을 때 자세 수정 방법

부모가 뇌성마비 환아를 품에 안고 있거나, 앉혀 놓았을 때, **그림 14-8**과 같은 자세를 취하고 있는 경우가 종종 있습니다. 그렇지만 이 경우에 뇌성마비 환아는 더 뻗치게 돼서 환아의 머리와 몸통을 가누는 것을 더 어렵게 합니다.

뒤로 뻗침이 심한 뇌성마비 환아의 경우, 구부리는 근육 요소를 넣어주는 것이 도움이 됩니다. 위의 **그림 14-9**의 A, B처럼 엉덩이 관절과 무릎 관절이 구부러지도록 해주면, 뻗치는 근육 긴장도가 이완이 됩니다. 몸통의 뻗침이 심한 경우라면 어깨를 안쪽으로 감싸듯이 모아주는 것이 좋습니다.

그림 14-9의 C처럼 엉덩이와 무릎 관절이 구부러지도록 앉히고, 환아의 양 허벅지를 벌려서 부모의 손으로 고정해주면, 뇌성마비 환아의 다리 긴장도는 줄고, 상체는 좀 더 일직선으로 만들어져서 앉은 자세를 유지하기 쉬워집니다.

낮은 근육 긴장도를 가진 뇌성마비 환아는 부모의 품에 앉으면 인형을 안고 있는 것처럼 축 늘어져 있을 것입니다. 낮은 근육 긴장도를 가져 머리와 몸이 축 쳐지는 환아는 각 지절들이 늘어지지 않게 잘 받쳐주어야 합니다. 그림 14-10처럼, 부모는 양반다리를 하고 바닥에 앉아, 환아를 자신의 다리 사이에 앉히고 가슴에 환아의 몸통과 머리를 기대게 합니다. 그리고 한 팔로 환아의 겨드랑이와 가슴을 가로질러 몸통을 받치면서 환아의 몸을 곧게 세웁니다. 다른 팔은 환아의 이마를 받쳐 머리가 떨어지지 않고 앞을 바라보게 도와줍니다. (그림 14-10A) 혹은 한 팔로 환아의 겨드랑이와 가슴을 가로 질러 몸통을 받치면서, 환아의 반대편 팔을 잡아 환아의 어깨 높이로 올린 채로 고정합니다. 그러면 환아의 몸통이 펴지면서 머리와 몸을 가누기가 수월해질 것입니다(그림 14-10B).

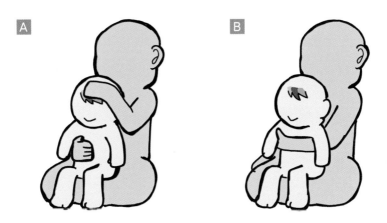

그림 14-10 근긴장도가 낮은 뇌성마비 환아를 부모의 품에 앉혔을 때 자세 수정 방법

5) 의자나 휠체어에 앉힌 자세

뒤쪽으로 뻗침이 심한 경직형 뇌성마비 환아의 경우 다리의 뻗침과 함께 엉덩이가 좌석에 편안하게 위치하지 못하고 아래로 미끄러져 내려와 있는

상황이 많이 발생합니다. 이 경우 불안정성 때문에 환아의 근육 긴장도는 더 올라가게 됩니다.(그림 14-11)

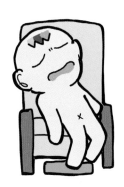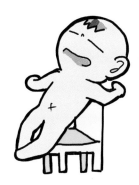

그림 14-11 경직형 뇌성마비 환아가 휠체어나 의자에 앉았을 때 잘못된 방법

뇌성마비 환아를 휠체어에 앉힐 때는 고정 벨트가 중요한 역할을 합니다. 엉덩이가 좌석 깊숙이 들어가 골반을 수직으로 세우고, 가슴과 골반의 고정 벨트로 몸통이 일직선이 되도록 자세를 만들어 줍니다. 그러면 근육 긴장도가 낮아지고, 머리 가누기가 쉬워집니다. 그리고 다리 양 사이는 무릎이 서로 붙지 않도록 쿠션 등을 끼웁니다(그림 14-12).

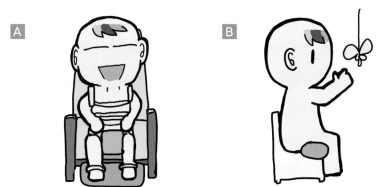

그림 14-12 경직형 뇌성마비 환아를 의자에 앉히는 올바른 방법 (A. 앞, B. 옆)

의자에 앉힐 때도 마찬가지로 엉덩이가 좌석 깊이 들어가 골반이 수직으로 세워지게 해야 합니다. 동시에 엉덩이 관절과 무릎 관절이 구부러지도록 해야 합니다. 의자에 앉힐 경우에는 **그림 14-12B**.처럼 골반의 앞에서 뒤로, 대각선 방향으로 벨트나 밴드로 묶어주면 다리의 뻗침을 이완시키는 데 도움을 줄 수 있습니다.

한편 앉혀 놓았을 때 구부리는 근육 긴장도가 높아져 고개와 몸통을 들지 못하는 뇌성마비 환아의 경우에는 좌석을 약간 전방으로 기울여 지도록 기울기를 만들어 주는 것이 상체를 일식선으로 세우는 데 도움을 줍니다. 낮은 근육 긴장도를 가진 뇌성마비 환아에게도 펴는 근육의 긴장도를 높이는 데 도움을 줄 수 있습니다.(그림 14-13)

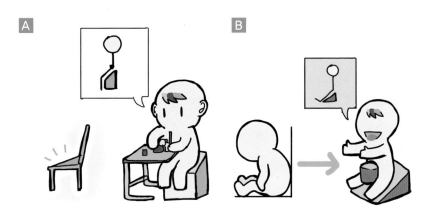

그림 14-13 뇌성마비 환아 중 앉혔을 때 머리와 몸통이 많이 앞으로 숙여지는 환아 (A. 의자에 앉힐 때 수정 방법, B. 바닥에 앉힐 때 수정 방법)

이동시키기 15장

부모가 뇌성마비 환아를 들어 올리거나 안아서 이동시킬 때, 여러 가지 문제점에 부딪치게 됩니다. 아래 그림들은 몇 가지 잘못된 안기 방법의 예입니다(그림 15-1). 심한 경직성 뇌성마비 환아의 경우, 아래 그림처럼 몸이 활처럼 휘면서 근육 긴장도가 올라가게 되고, 안고 있는 보호자도 뻗치는 환아를 떨어뜨릴 것 같은 불안함을 느끼게 됩니다.

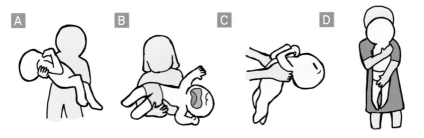

그림 15-1 뇌성마비 환아의 잘못된 안기 방법의 예

그림 15-1 C와 D처럼 다리의 지지 없이 겨드랑이 아래에 팔을 넣어 안아

올리거나 몸통만 지지하여 안는 동작도 피해야할 동작입니다. 근육 긴장도 가 높은 뇌성마비 환아의 경우 다리에서 근육 긴장도가 증가하여 다리가 가 위모양처럼 꼬이면서 뻗치는 양상을 보이게 됩니다.

누워 있는 뇌성마비 환아를 안아 올릴 때는 **그림 15-2**처럼 해야 합니다. 환아의 머리와 어깨를 감싸듯이 약간 앞으로 구부리면서 안고, 엉덩이 관절 과 무릎 관절을 구부리면서 안아 올려야 합니다. (A)

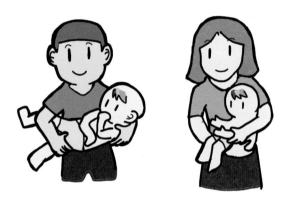

그림 15-2 뇌성마비 환아를 안는 올바른 방법 1.

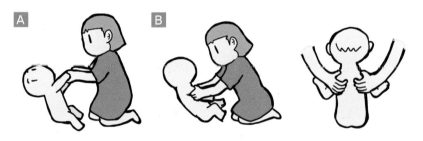

그림 15-3 뇌성마비 환아를 안는 올바른 방법 2. (A. 잘못된 방법, B. 올바른 방법)

바닥에 누워 있는 뇌성마비 환아를 안거나 앉히기 위해 손만 잡아 끌어당 기는 것도 하지 말아야 할 동작 중 하나입니다(그림 15-3A).

안거나 앉히려고 할 때는 부모의 양 손으로 어깨와 날개 뼈를 앞으로 감싸
듯이 앞 쪽으로 둥글게 구부리면서 앉히도록 합니다(그림 15-3B).

1. 누워 있을 때, 다리는 뻣뻣하게 펴지고, 팔은 앞으로 구부러져 있는 경직을 가지고 있는 뇌성마비 환아를 어떻게 옮길까요?

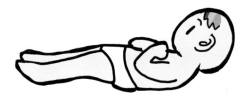

그림 15-4 누워 있을 때 다리는 뻗치고, 팔은 앞으로 구부러져 있는 뇌성마비 환아

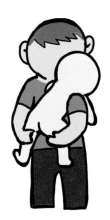

그림 15-5 이동시키는 방법

위 그림처럼 누워 있을 때, 다리는 뻣뻣하게 펴지고, 팔은 앞으로 구부러
져 있는 경직(그림 15-4)을 가지고 있는 뇌성마비 환아는 안아서 옮길 때,
엉덩이와 무릎 관절은 구부러지고 팔은 펴지도록 자세를 취해서 이동시켜야
합니다(그림 15-5).

2. 경직이 심해서 누워 있을 때, 몸이 활처럼 휘는 뇌성마비 환아는 어떻게 옮겨야 할까요?

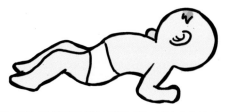

그림 15-6 누워 있을 때 활처럼 몸이 뒤로 휘는 뇌성마비 환아

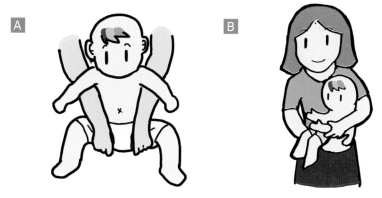

그림 15-7 이동시키는 방법

경직이 심해서 누워있을 때, 몸 전체가 활처럼 뒤로 휘는 뇌성마비 환아는 안아서 옮길 때, 구부리는 요소를 넣어주어야 합니다.

그림 15-7A처럼, 엉덩이와 무릎 관절이 구부러지고 양 다리가 벌어질 수 있도록 하여 부모의 양 손으로 환아의 허벅지 안쪽을 잡습니다. 그와 동시에 부모의 양 팔은 환아의 어깨가 뒤로 젖혀지지 않도록, 환아의 어깨에 앞쪽으로 미는 힘을 가합니다.

다른 방법으로는 환아의 어깨를 앞으로 감싸듯이 안고, 엉덩이와 무릎 관절은 구부려, 엉덩이를 받쳐서 안는 것입니다(그림 15-7B).

3. 팔과 다리가 모두 구부러지는 경직을 가지고 있는 뇌성마비 환아는 어떻게 옮겨야 할까요?

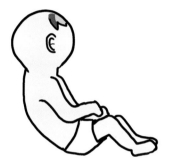

그림 15-8 누워 있을 때 앞으로 구부러지는 경직을 가진 뇌성마비 환아

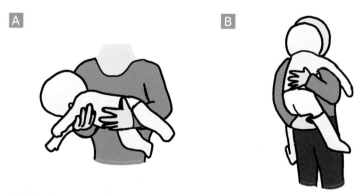

그림 15-9 이동 시키는 방법

팔과 다리 모두 구부러지는 경직을 가지고 있는 뇌성마비 환아는 펴는 요소를 넣어주어야 합니다.

그림 15-9A처럼 환아의 양 팔이 앞으로 펴지도록 상체와 함께 팔을 고정

하여 잡고, 다른 팔은 양 다리 사이에 끼워 골반을 받치면서 안습니다. 이 자세는 펴는 근육의 활동과 머리 들기를 촉진할 수 있습니다.

다른 방법으로는 상체와 팔이 펴지도록 부모의 몸에 마주 안고, 엉덩이를 받쳐주는 것입니다. 환아의 팔을 부모의 어깨에 걸치도록 하고 환아의 상체를 잘 지지해주어 팔과 상체가 구부러지지 않도록 합니다(그림 15-9B).

4. 편측 뇌성마비 환아는 어떻게 옮겨야 할까요?

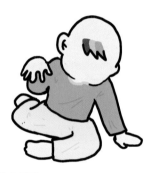

그림 15-10 편측 뇌성마비 환아

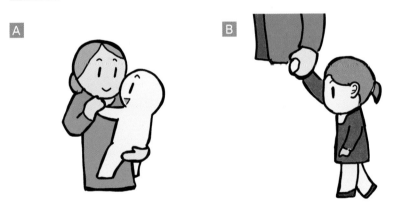

그림 15-11 편측 뇌성마비 환아를 이동시키는 법

편측 뇌성마비 환아들은 마비된 쪽을 무시하고 잘 보지 않거나, 사용하지 않는 경향이 있습니다(그림 15-10).

이 환아들을 안아서 옮길 때는 마비된 쪽으로 머리를 돌려 앞을 볼 수 있게 방향을 조정하여 안습니다(그림 15-11A).

혼자 걷는 환아이지만 안전하지 않은 곳에서 부모의 보호가 필요한 상황이라면 마비된 쪽의 손을 잡고 걷습니다(그림 15-11B).

5. 낮은 근육 긴장도를 가진 뇌성마비 환아는 어떻게 옮겨야 할까요?

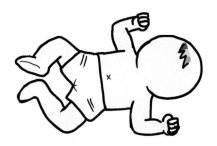

그림 15-12 낮은 근긴장도를 가진 뇌성마비 환아

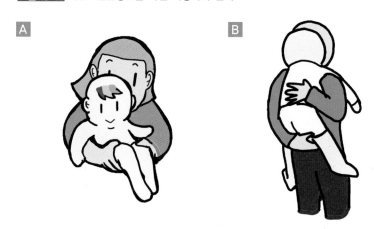

그림 15-13 낮은 근긴장도를 가진 뇌성마비 환아의 이동 방법

근육 긴장도가 낮은 뇌성마비 환아들은 관절의 가동성도 증가되어 있고, 자신의 머리와 몸통을 바로 세울 만한 근육 긴장도를 가지고 있지 않기 때문에 팔과 다리, 몸통을 한꺼번에 지지해주어야 합니다.

부모의 가슴과 팔에 환아의 몸통과 엉덩이가 받쳐져 바로 서있을 수 있도록 하고 양 손으로 환아의 허벅지를 받쳐 잡습니다. 좀 더 큰 환아의 경우에는 마주 안아 부모의 어깨에 환아의 겨드랑이가 걸쳐져 부모가 환아의 몸을 펴면서 지지할 수 있도록 하고, 손으로 엉덩이와 허벅지를 함께 받쳐서 안습니다(그림 15-13).

6. 부모의 몸도 보호해야 합니다.

흔히 바닥이나 침대에서 환아를 안아 올릴 때, 허리만 숙여서 당겨 올리는 경우가 많습니다. 하지만 이 경우, 허리에 많은 부담을 주기 때문에, 매일의 생활에서 이런 동작을 반복하다보면, 부모의 허리에 통증이 생기거나 무리가 올 수 있습니다.

환아를 안아 올릴 때는 허리만 숙이지 말고, 무릎을 구부려 자세를 낮춘 다음 환아를 안고 허리보다 다리 힘을 써서 일어나는 것이 좋습니다(그림 15-14).

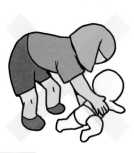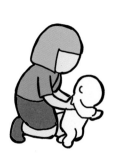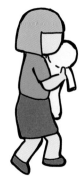

그림 15-14

7. 혼자 이동을 하지 못하는 큰 뇌성마비 환아는 어떻게 옮겨야 할 까요?

1) 휠체어와 침대에서 옮기는 방법

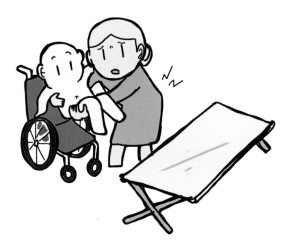

그림 15-14 휠체어에서 침대로의 잘못된 이동 방법

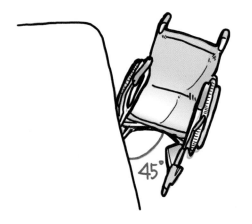

그림 15-15 이동하려는 침대 앞에 휠체어 놓는 방법

부모들은 혼자서 안기 힘든 뇌성마비 환아를 **그림 15-14**와 같은 방법으로 휠체어에서 침대 등으로 옮깁니다. 하지만 이 방법은 부모의 허리에 많은 무리를 줍니다.

따라서 침대에서 휠체어로, 혹은 휠체어에서 침대로 옮기는 올바른 방법에 대해 설명하고자 합니다.

우선 휠체어를 침대에 놓는 방법입니다. 휠체어는 침대와 45도 각도가 되게 둡니다. 혹 뇌성마비 환아가 편측 뇌성마비라면, 옮기고자 하는 방향이 정상측이 되도록 휠체어 방향을 맞춥니다(**그림 15-15**). 그리고 빈드시 휠체어를 잠급니다. 가능하다면 침대 가까운 쪽에 있는 휠체어의 팔걸이와 발판은 제거하거나 올려서 이동시 방해를 최소화하는 것이 좋습니다.

(1) 침대에서 휠체어로 옮기는 방법입니다.

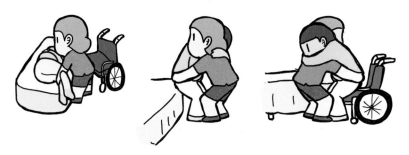

그림 15-16 침대에서 휠체어로 옮기는 방법

① 환아를 침대 가장자리로 이동시키고, 부모의 한 손으로는 환아의 머리와 어깨를 감싸고, 다른 손은 환아의 다리를 구부려 앉힙니다.
② 앉힌 후에는 환아의 발이 환아의 무릎보다 뒤에 나란히 위치하도록 조정합니다. 그리고 부모의 양 무릎으로 환아의 무릎이 밀리지 않게 고정합니다.
③ 환아의 허리를 양 손으로 잡습니다. 고정이 불안하면 환아의 바지 허리춤

을 잡습니다.

④ 환아가 손을 쓸 수 있다면 부모의 허리를 잡거나 어깨를 감싸게 합니다. 그렇게 할 수 없으면 환아의 양 손을 안으로 모읍니다.

⑤ 부모의 체중을 뒤쪽으로 이동하는 동시에 환아의 상체를 앞으로 기울여 환아가 스스로 양 발에 체중이 충분히 지지되어 일어날 수 있도록 만듭니다. 이때 부모는 다리 힘으로 일어나도록 합니다.

⑥ 부모의 무릎으로 환아의 무릎을 지속적으로 고정하고, 옮기고자 하는 방향의 다리를 축으로 하여, 휠체어 쪽으로 환아와 함께 몸의 방향을 돌립니다.

⑦ 휠체어에 앉도록 환아의 상체를 앞으로 기울이고, 부모는 무릎을 앞으로 구부려 천천히 앉힙니다(그림 15-16).

(2) 휠체어에서 침대로 옮기는 방법입니다.

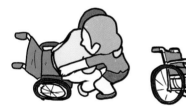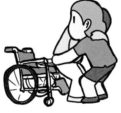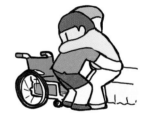

그림 15-17 휠체어에서 침대로 옮기는 방법

① 이동이 쉽도록 환아의 엉덩이가 휠체어 앞으로 조금 나오게 당깁니다. 이때 환아의 허리를 약간 앞으로 숙여 놓고 당겨야 뒤로 뻗치지 않습니다.

② 환아의 다리에 체중이 실리도록 환아의 발이 환아의 무릎 뒤에 있는지 위치를 확인합니다. 정렬이 되어 있지 않으면, 무릎과 발이 나란히 위치하도록 조정합니다.

③ 환아가 손을 쓸 수 있다면, 부모의 어깨나 허리를 감싸게 합니다. 여의치

않으면 손은 안으로 모읍니다.

④ 환아의 상체를 약간 앞으로 숙여 기대도록 하고, 부모는 환아의 허리나 바지 허리춤을 잡습니다.

⑤ 부모의 양 무릎으로 환아의 무릎을 받쳐 밀리지 않게 고정합니다.

⑥ 부모가 체중을 후방으로 이동하면서 환아의 상체를 앞으로 기울여 환아의 양발에 체중이 충분이 지지되면서 일어날 수 있도록 도와줍니다.

⑦ 옮기고자 하는 방향의 다리를 축으로 하여, 침대 쪽으로 환아와 함께 몸의 방향을 돌립니다.

⑧ 침대에 환아의 엉덩이가 충분하게 놓이도록, 부모의 무릎을 구부리며 체중을 앞으로 실어 천천히 앉힙니다.

위의 이동 방법들은 환아가 자신의 다리로 지지를 할 수 있어야 가능합니다. 그래서 기능적으로 서고 걷는 것이 되지 않더라도, 보조가 있는 상태에서 다리를 펴서 딛는 능력을 길러주는 것이 매우 중요합니다(그림 15-17).

(3) 부모 두 명이 환아를 옮기는 방법입니다.

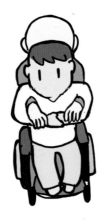
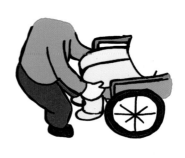

그림 15-18 두 명이서 이동시키는 방법

① 침대와 휠체어를 나란히 놓고, 휠체어를 잠급니다. 옮기는 것이 쉽도록, 가능하다면 옮기는 쪽의 휠체어 난간과 발판은 제거하거나 올립니다.

② 한 사람은 환아의 뒤에 서서 환아의 팔이 가슴을 가로질러 맞잡도록 돕습니다. 그 다음에 환아의 팔 아래로 부모의 팔을 끼운 후 환아의 양 손목을 잡습니다.(이 자세를 취하기 어렵다면, 환아의 양 손을 앞으로 모으고 환아의 바지 허리춤을 잡습니다.)

③ 다른 사람은 환아의 앞에서 무릎을 구부려 몸을 낮추고, 환아의 양 무릎 아래에 손을 넣습니다. 이때 무릎을 잡은 사람이 먼저 들어 올리려고 하지 말아야 합니다.

④ 환아 뒤에 있는 사람이 들어올리기 위한 구령(하나, 둘, 셋)을 하면 그에 맞추어 동시에 따라가듯이 들어 올립니다. 이동시키는 사람 모두 허리보다는 다리 힘을 사용하여 들어 올립니다.

⑤ 옮기고자 하는 곳에 다리와 팔 힘을 이용해 천천히 내려놓습니다(그림 15-18).

목욕 및 개인 위생   **16**장

1. 일어서지 못하는 환아는 어떻게 혼자 바지를 벗을 수 있을까요?

1) 네발기기 자세를 할 수 있으면, 네발기기 자세에서 한손으로는 체중을 지지하고, 다른 한손으로 바지를 무릎까지 내리게 합니다(그림 16-1).
2) 앉은 다음에 발목까지 바지를 내리면서 벗게 합니다(그림 16-2).

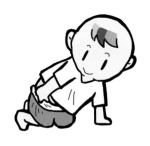

그림 16-1

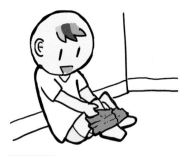

그림 16-2

3) 네발기기 자세를 만들지 못하면, 먼저 벽에 기대어 앉게 합니다.

4) 몸을 한쪽으로 돌려서 바지를 무릎까지 내리고, 반대쪽으로 앉으면서 반대쪽 바지도 무릎까지 내리게 합니다(그림 16-3).
5) 무릎을 구부릴 수 있으면 무릎을 구부려 바지를 벗습니다(그림 16-4).

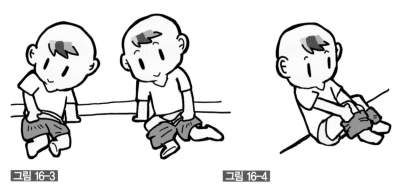

그림 16-3   그림 16-4

2. 앉을 수 없는 환아는 어떻게 바지를 벗어야 하나요?

1) 환아가 한쪽으로 돌아누울 수 있다면, 옆으로 누운 상태에서 바지 한쪽을 무릎까지 내리게 합니다(그림 16-5).

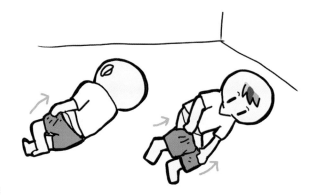

그림 16-5

2) 반대쪽으로 돌아눕고, 반대쪽 바지를 무릎까지 내리게 합니다(그림 16-5).

3) 다른 발을 사용해서 발목까지 바지를 내리게 합니다(그림 16-6).

4) 다리를 흔들어서 바지를 벗게 합니다(그림 16-7).

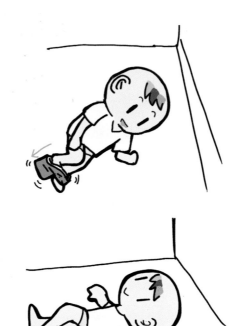

그림 16-6

그림 16-7

3. 윗옷은 어떻게 벗게 할 수 있나요?

1) 티셔츠나, 블라우스, 스웨터는 한사이즈 큰 것으로 연습을 시작합니다. 혼자 상의를 벗을 때에는 방의 구석에 앉아서 연습을 하는 게 좋습니다. 그렇게 되면 좌/우 양쪽에 지지를 받게 되어 팔을 좀 더 쉽게 움직일 수 있습니다(그림 16-8).

2) 상의의 목 부분을 잡고, 양손이나 좀더 힘쎈 손을 이용하여 머리 위로 당
   기게 합니다. 이때 머리를 앞쪽으로 숙여줍니다(그림 16-9).

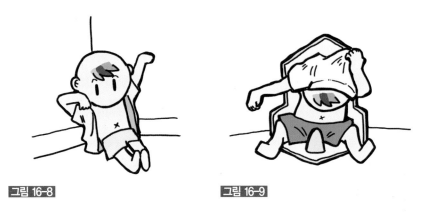

그림 16-8 그림 16-9

3) 좀 더 잘 움직이는 손 쪽을 먼저 벗고서 다른 손을 꺼내게 합니다(그림
   16-10, 16-11).

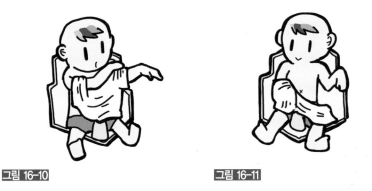

그림 16-10 그림 16-11

4. 혼자서 바지는 어떻게 입게 할 수 있나요?

1) 지지 없이 혼자 설 수 없다면, 의자나 기댈 수 있는 벽에 앉아서 바지 입기를 시도합니다(그림 16-12, 그림 16-13).
2) 다리가 들어갈 수 있도록 바지를 충분히 벌리고 다리를 집어넣습니다(그림 16-14).

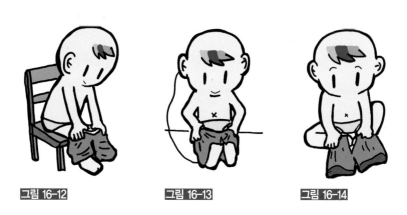

그림 16-12   그림 16-13   그림 16-14

3) 한 번에 한 다리씩 집어넣고, 무릎까지 올려줍니다(그림 16-15, 그림 16-16).
4) 네발기기 자세로 바지를 허리까지 끌어 올립니다(그림 16-17).

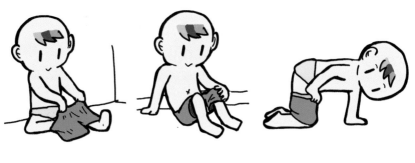

그림 16-15   그림 16-16   그림 16-17

5) 일어설 수 있으면 발목에서 허리까지 한꺼번에 올려 줍니다(그림 16-18).

6) 누워서 입어야 한다면 한쪽으로 굴러가면서 바지를 허리까지 올려서 입습니다(그림 16-19).

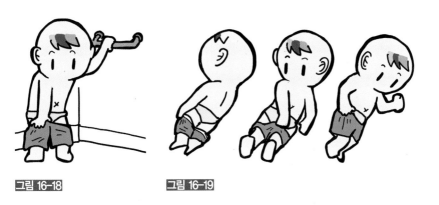

그림 16-18   그림 16-19

5. 혼자서 윗옷은 어떻게 입게 하나요?

1) 셔츠의 목 부분이 가슴을 향하도록 옷을 내려놓고, 열려진 부분이 위를 향하게 내려놓습니다(그림 16-20).

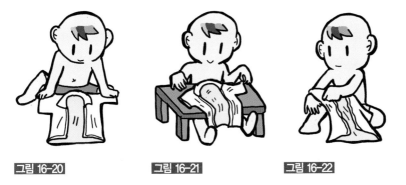

그림 16-20   그림 16-21   그림 16-22

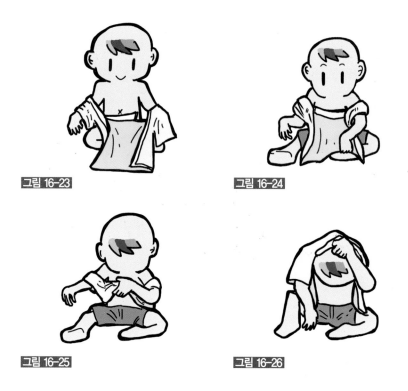

그림 16-23

그림 16-24

그림 16-25

그림 16-26

2) 테이블에 올려놓고 입으면 조금 쉬어 질 수 있으므로 활용하도록 합니다
(그림 16-21).

3) 움직임이 어려운 쪽 팔을 먼저 끼우고 잘 움직일 수 있는 팔을 다음으로
집어넣습니다(그림 16-22, 그림 16-23).

4) 양쪽 소매를 팔꿈치까지 올리고, 셔츠 끝을 잡고 목뒤로 넘겨 옷을 입습
니다(그림 16-24, 그림 16-25, 그림 16-26).

6. 목욕의자 선택은 어떻게 하나요?

1) 혼자 앉을 수 없는 환아의 경우에는 해먹의자를 이용합니다(그림 16-27).

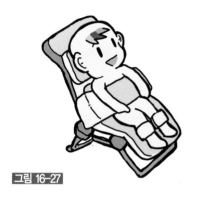

그림 16-27

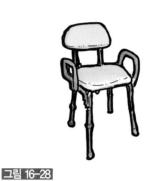

그림 16-28

2) 앉을 수 있는 환아의 경우 손잡이가 있는 샤워의자를 이용하면 좋습니다
(그림 16-28).

3) 욕실 바닥은 미끄러지지 않도록 젖은 타월이나 미끄럼 방지 매트를 깔아
주어 사용합니다.

영양관리 **17** 장

1. 구강위생은 어떻게 관리하나요?

환아들의 구강위생을 위해서 사탕, 초콜렛 등 단 음식과 밤중 수유에 대한
적절한 제어가 필요합니다. 또한 이른 나이 때부터 치아관리를 해야 합니다.
혀의 움직임이나 입술, 볼 같은 구강기능이 저하되어 있는 환아들의 경우 입

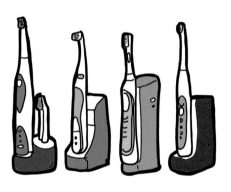

 전동칫솔

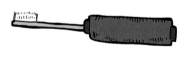

안에 음식물이 많이 남아 있을 수 있으므로 각별한 위생관리가 필요합니다. 칫솔의 경우 수동칫솔 보다는 전동칫솔이 치태를 없애고 잇몸을 건강하게 하는 데 도움이 됩니다. 또한 칫솔은 환아가 쥐기 쉽게 적절한 두께와 길이의 제품을 선택하는 것이 좋습니다. 더불어 치과 검진을 정기적으로 하면 환아의 치아건강을 향상시켜 줄 수 있습니다(그림 17-1, 2).

2. 환아를 어떤 자세로 먹이는 게 좋나요?

1) 0~4개월 환아

이때의 환아들은 잘 앉아 있을 수 없으므로 베개에 기대어 엄마와 눈을 마주칠 수 있도록 자세를 잡아 줍니다. 환아가 뒤로 뻗치려 할 때는 다리를 구부려서 편안한 자세가 되게 하여 분유를 먹이는 게 좋습니다(그림 17-3, 4, 5).

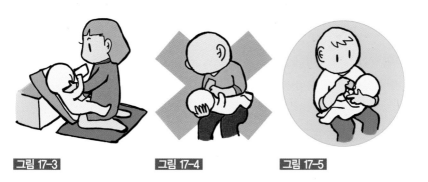

그림 17-3　　　그림 17-4　　　그림 17-5

2) 앉기가 가능한 환아들은 어떻게 먹이는 게 좋을까요?

시중에서 구할 수 있는 '먹이기 의자'(feeder seat)에 앉혀서 먹이는 게 좋습니다. 이 의자를 사용하면 엄마와 눈 마주침이 쉽고, 편안한 자세를 유지할 수 있습니다. 먹이기 의자를 구하기 어려울 경우에는 카시트를 사용하는데, 수건을 쿠션으로 사용하여 환아가 편안해 할 수 있도록 도와줄 수 있습니다(그림 17-6,7).

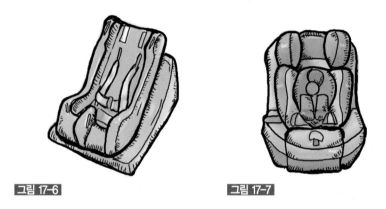

그림 17-6

그림 17-7

3. 환아들에게 도움이 될 수 있는 구강감각자극에는 어떤 것들이 있을까요?

중환자실에서 침이나 가래를 빨아내는(suction) 경험이 많았거나, 음식물이 자주 코나 입으로 자주 역류했던 환아들의 경우 구강 내에서 받았던 경험

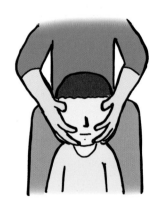

그림 17-8

을 매우 좋지 않은 자극으로 기억할 수 있습니다. 이러한 환아들에게는 구강에서 느끼는 자극들이 싫지 않고, 좋은 느낌으로 다가 올 수 있게 하는 것이 필요합니다. 먼저 얼굴과 입 주변을 부드럽게 쓰다듬어 주고, 구강 내에는 보호자의 손가락을 통해 환아들의 입술과 잇몸부터 지긋하게 눌러줌으로써 예민해져 있는 감각자극을 무디게 해줄 수 있습니다. 나아가 입으로 음식물을 받아들이는 데 도움을 줄 수도 있습니다(그림 17-8).

4. 침을 많이 흘리는데 어떻게 하면 덜 흘릴 수 있나요?

침을 흘리는 것은 정상적인 발달 중 하나이며, 점차 성장하면서 구강조절 능력이 향상되어 침을 조절할 수 있게 됩니다. 대체로 15~18개월이면 조절할 수 있지만, 특정 상황에서는 3~4세에서도 침을 흘리기도 합니다. 환아가

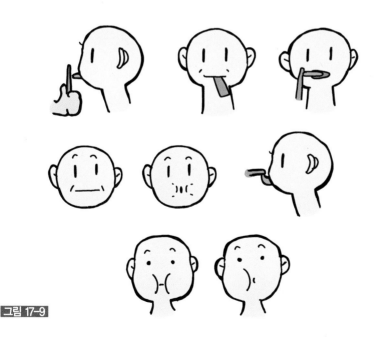

그림 17-9

목을 가누기가 어려우면 침 흘림이 많아질 수 있습니다. 뇌성마비 환아들은 침 조절 능력이 매우 더디게 발달하여 어느 정도 성장하더라도 침을 흘리는 경우가 많이 있습니다. 침을 많이 흘리게 되면 침으로 수분을 많이 배출하게 되므로 탈수증이 올 수도 있고, 옷이 젖어 피부가 잘 헐게 되고, 다른 환아들로부터 놀림을 당할 수도 있습니다. 일반적으로 침이 생기면 혀로 입천장을 눌러 삼켜줘야 합니다. 하지만 혀의 기능이 떨어지거나 입술을 적절하게 닫지 못한다면 입 밖으로 침을 흘릴 가능성이 높아지게 됩니다. 이를 방지하기 위해서는 혀 운동 및 입술 닫기 연습을 하고, 침이 입인에 있다는 사실을 지각하게 하여 자주 침을 삼키게 함으로써 침 흘리기를 줄여줄 수 있습니다(그림17-9).

5. 어떻게 하면 잘 씹어서 먹을 수 있을까요?

일반적으로 4개월부터 손에 잡히는 물건들은 모두 입으로 가져가게 됩니다. 이렇게 함으로써 얼굴 및 구강내부의 예민한 감각들이 무뎌질 수 있습니다. 하지만 손을 적절하게 사용하지 못하여 입으로 가져가는 경험이 적은 환아들의 경우 위에서 설명한 긍정적인 감각자극을 얼굴 및 구강내로 가져가는 경험이 먼저 필요합니다. 음식조각을 입안에서 다룰 수 없는 환아들은 빨

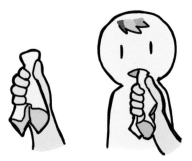

그림 17-10

아 먹거나 삼킬 준비가 덜된 상태에서 음식을 먹다가 종종 사레에 걸리게 됩니다. 이럴 경우 우선 음식물 조각을 거즈로 둘러싸 음식물을 삼키지 않게 주머니를 만들어 줍니다. 그 뒤 주머니를 입안에 넣어 잇몸을 따라 혀가 움직이는 연습과 씹기 연습을 시도해 볼 수 있습니다(그림 17-10).

배변 훈련 18 장

1. 환아가 너무 뻗치는데 어떻게 기저귀를 가는 게 좋을까요?

경직이 심한 환아들은 기저귀를 갈 때 충분한 시간동안 엉덩이를 들어줍니다. 그러면 등의 근육이 늘어나면서 몸통이 이완되어 좀 더 쉽게 기저귀를 갈 수 있습니다.

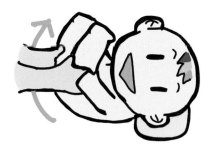

그림 18-1 엉덩이 들기

2. 어떤 변기를 사용하는 게 좋을까요?

환아가 최대한 편안하게 느낄 수 있는 변기를 선택해야 합니다. 환아는 변기에 앉아서 앞으로 몸을 숙이고, 배 근육을 사용해 대변을 보게 됩니다. 앞으로 몸을 숙일 때 넘어질 것 같은 느낌을 받으면 불안해 할 수 있습니다. 그럴 때 앞에 잡을 수 있는 손잡이가 있고, 바닥에 발이 닿는 발판이 놓여 있으면 편안함을 느끼게 됩니다. 이동식 변기의 경우 환아가 앉을 때 의자나 책상을 둬서 손잡이 대용으로 사용할 수 있습니다(그림 18-2, 그림 18-3).

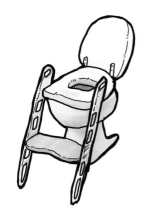
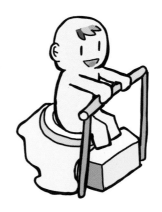

그림 18-2 발이 닿는 사다리 변기 시트   **그림 18-3** 손잡이와 발판 사용하기

3. 변기에 앉힐 때는 어떻게 앉히는 게 좋나요?

대변을 보거나 소변을 보려면 괄약근(조임근)이 적절하게 이완을 해야 합니다. 따라서 몸통은 적절한 안정성을 확보할 수 있도록 하고, 골반바닥근육은 최대한 이완할 수 있도록 하는 게 좋습니다. 그를 위해서는 일반적으로 엉덩이 관절을 약간 구부리고 허벅지는 약간 벌어지게 만들어줘야 합니다. 보호자가 변기 뒤에 앉아서 환아를 지지해줌으로써 좀 더 편안함을 느낄 수

151

도 있습니다. 의자에서도 유아용변기를 두고 비슷한 자세로 앉을 수 있습니다. 어떤 경우든 환아가 편안해질 때까지 여유시간을 두는 게 좋습니다(그림 18-4).

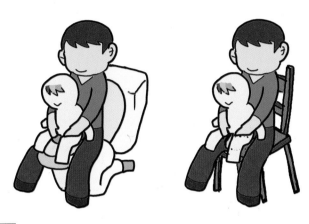

그림 18-4

Q & A **19**장

1. 뇌성마비인 우리 아이가 종종 움직이려하거나 힘을 주면, 발목
   이 덜덜 떨려요. 왜 그런가요?

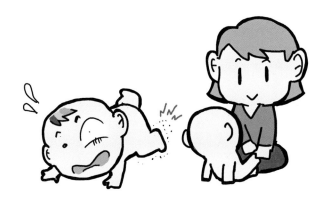

　뇌성마비 환아의 경우, 고위 중추인 뇌에서 억제해주어야 하는 반사들이
오히려 작은 자극에도 쉽게 나타납니다. 그 중 하나가 간대성 경련(clonus)
입니다. 영화나 콩트에서 의사가 환자 무릎을 의료용 반사 망치로 쳤을 때

다리가 튀어 올라오는 모습을 본 적이 있으실 것입니다. 심부 건반사의 일종으로 근육이 갑작스럽게 신장되면, 그 근육이 움직이는 팔, 다리, 발이 튀어오르는 반응이 나타나게 됩니다. 그런데 뇌성마비 환아는 반사 망치로 일부러 자극을 유발하지 않아도, 근육이 신장되는 상황이 발생되면 심부 건반사가 나타날 수 있습니다. 문의하신 것처럼 환아가 뒤집기를 하려다가 발이 바닥에 걸린다든지 하여 발목 근육이 갑작스럽게 스트레칭이 되면 발이 덜덜 떨리는 모습을 보일 수 있습니다. 이런 간대성 경련은 특히 근육의 구축이 있을 때 더 잘 나타나며, 수술로 근육의 구축을 풀어 주었을 때 빈도가 줄어듭니다. 간대성 경련은 떨리는 부위를 잡고 가만히 유지해주면 사라집니다.

2. 우리 아기는 엎드리면 우는데, 기지 않고도 발달 단계를 잘 따라 갈 수 있나요?

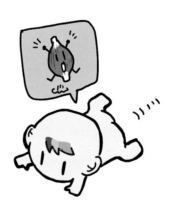

기고, 앉고, 서는 발달 단계들은 엎드린 자세에서 파생됩니다. 바로 누운 상태로만 놀던 아기는 등 쪽 근육을 발달시킬 수 없기 때문에, 기거나 앉기, 서기의 발달에 지장을 받습니다. 환아가 기지 않더라도 엎드린 자세에서 잘 논다면, 기는 단계를 생략하더라도 서고, 걷기는 가능할 수 있습니다. 기는

것을 이동 수단으로 사용하지 않았을 뿐이지, 아기 신체의 발달은 서기 위한 조건을 모두 갖추어 놓았을 수 있기 때문입니다.

따라서 환아가 엎드려 놓으면 운다고 해서 편하게 바로 누운 자세에서만 놀이를 하면 안 됩니다. 환아가 좀 더 쉽게 할 수 있는 엎드린 자세 연습을 하여, 엎드린 자세가 힘들고 짜증스러운 동작이 아니라, 엎드린 자세도 즐거운 경험이라는 것을 인식시키고, 엎드린 자세에서의 시간을 점진적으로 늘려야 합니다. 좀 더 쉽게 엎드린 자세를 취하는 방법은 [20장. 대근육 발달을 돕는 재활치료에는 어떤 것들이 있나요?]에 자세히 설명되어 있습니다.

3. 환아가 커가면서 일상생활은 혼자 할 수 있나요?

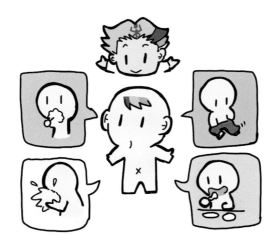

뇌성마비 환아들마다 각각 신체 기능의 정도가 다릅니다. 하지 및 상지의 기능 정도도 다양합니다. 때문에 대근육운동 분류체계 등을 이용하여 상지 및 하지의 기능을 분류하고, 그렇게 분류한 것에 따라 향후 기능 정도를 예상하게 됩니다. 또한 손의 기능 정도 역시 다양합니다. 편마비의 환아들은 손이 불편하고, 양측마비 환아들은 손은 조금 더 잘 사용하는데 다리가 좀

더 불편할 수도 있습니다. 그리고 다리 사용도 불편하고, 손을 사용하는 데도 어려움을 겪는 환아가 있을 수 있습니다.(마비와 신체 기능에 대해서는 3장과 4장에 자세히 설명되어 있으니 참고하시기 바랍니다.) 만약 환아가 일상생활을 하기 힘들다고 예상될 경우 재활에 더욱 힘을 쓸 필요가 있습니다. 이때 재활의 목표는 환아의 기능수준을 최대한 발휘할 수 있도록 옷 입기, 목욕하기, 개인위생훈련 등을 진행하여 부모님께서 주어야 하는 도움의 양을 최대한 줄이는 데 있습니다.

재활

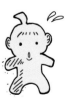

대근육 발달을 돕는 재활치료 20 장

사람의 운동 발달은 머리 쪽에서부터 다리 쪽까지 순서대로 이뤄집니다. 그리고 대운동이 먼저 발달한 후에 소운동(작고 미세한 운동)이 발달하게 됩니다. 그래서 처음에는 몸 전체를 사용해서 움직이다가, 점차 선택적이고, 미세한 운동을 할 수 있게 됩니다. 운동 발달은 어느 일정 시기가 되면 일정 수준의 동작을 할 수 있게 되는 것이 아니라, 연속 과정에서 일어나기 때문에, 어느 단계의 발달에 도달하려면 그 전 단계의 발달이 충분히 이루어져야 합니다. 한 가지 예로 아기가 뒤집기를 수행하기 위해서는 그 전에 양 손을 맞잡고 가지고 놀 수 있거나, 자기 손으로 다리를 만지며 놀 수 있어야 합니다. 이후 원시 반사가 통합되고 억제되면서 자기 의지대로 동작과 기능을 할 수 있게 됩니다.

다음에 하는 설명들은 아기의 대근육 발달을 도울 수 있는 놀이 활동이나 다루기 방법에 대한 것들입니다. 일반적으로 뇌성마비 환아의 부모들은 치료실에서 이루어지는 치료로 환아의 운동 발달에 줄 수 있는 도움은 다 주었다고 생각할 수 있습니다. 그래서 여러 치료실을 다니게 되고, 결국 부모도 환아의 몸도 지치는 경우가 많습니다. 하지만 운동 발달은 일상생활에서 지속적, 반복적으로 이루어져야 합니다. 운동 발달의 최종 목표도 환아가 일상생활에서 독립적으로 할 수 있는 것들을 더 많이 이끌어내는 것입니다. 따라서 가정에서, 환아의 생활에서, 놀이 활동에서 항상 일상화된 동작 발달들이 누적되도록 하는 것이 중요합니다.

그리고 수동적으로 만들어지는 동작보다는 조금이라도 환아가 자발적으로 참여하여 이루어진 동작이 더 좋습니다. 자세를 만들기 전 환아에게 어떠한 것을 할지 먼저 설명하고, 흰이기 좋아히는 장난감이나 간식 등으로 동기를 부여하는 것도 좋습니다.

아래 이어지는 설명들은 정상 환아의 기준에서 운동 발달을 도울 수 있는 활동들을 설명한 것이기 때문에 뇌성마비 환아의 종류에 따라서, 비정상적인 근긴장도와 남아있는 원시반사 등으로 인해 적용하기 힘든 동작이 있을 수도 있습니다. 그런 경우에는 14장의 아이 다루기와 22장의 구축과 변형에서 설명한 방법들을 응용하여 환아의 정렬을 어떻게 맞춰 줄 것인가, 그러기 위해서 부모는 어느 부위를 고정하거나 지지해 줄 것인가를 고민하면서 적용하시면 한결 수월할 것입니다. 그래도 어려운 부분이 있다면 담당 의사나 물리치료사와 상의하시면 좋습니다.

1. 시각 따라오기 운동

신생아는 머리를 가운데에 유지하기 위한 근육 조절이 결여되어 있고, 머리가 둥글기 때문에 대부분 고개가 어느 한쪽으로 돌아가 있습니다. 이때 시각 따라오기 운동을 통해, 목 근육을 발달시키고, 머리를 가운데 위치시키기 위한 준비를 할 수 있습니다.

신생아에게는 외측과 수직으로 움직이는 물체를 응시하는 것이 가장 쉽습니다. 그래서 처음 시각 따라오기 운동을 시작할 때, 고개가 돌아가 있는 쪽 방향에서 가운데로 시각이 따라오도록 하는 것이 좋습니다. 알렌(Allen)에 따르면 신생아는 20cm 떨어져 있을 때 가장 잘 본다고 합니다. 또한 신생아는 강한 대비색의 물체를 가장 잘 응시하고, 흑백의 모자이크 패턴을 선호하기 때문에 흔히 신생아용 모빌이나 초점 책이 흑백의 모자이크 형태인 것이 많습니다. 생후 2개월이 지나면서부터는 색채대비가 뚜렷한 사물이나 얼굴 모양, 거울 등으로 시야를 붙잡도록 합니다.

신생아는 목 근육 조절이 완성되어 있지 않고 시야가 수직으로 가기 쉽기 때문에 사물이 시선보다 위에 있으면 종종 머리를 뒤로 젖히게 되고, 이어서 몸통도 뒤로 활처럼 휘기 쉽습니다. 사지에 경직이 있는 환아는 원시반사가 억제되지 않기 때문에 머리 방향에 의해 더 쉽게 몸통이 활처럼 휠 수 있습니다. 그러므로 아기의 시선보다 약간 아래쪽에서 사물이나 엄마 얼굴을 보여주도록 합니다.

정리하자면, 신생아의 시각 따라오기 운동은 바로 누운 자세에서 흑백 대비의 패턴이 있는 사물을 아기의 시선보다 약간 아래(코 위치)에 위치시키고, 옆쪽에서 가운데로 시선이 따라 오도록 유도하는 게 좋습니다. 시간이 지나 점차 집중력이 증가하고 목 근육 조절이 되면, 옆에서 옆으로, 한 번에

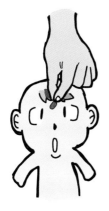
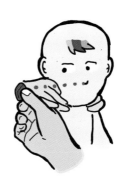

그림 20-1 A. 중심선에 머리 가져오기, B. 시각 따라오기 운동.

수평으로 180도 따라오는 것이 가능해지도록 유도합니다.

뇌성마비 환아들은 원시반사가 머리의 위치나 자세에 따라 동작에 영향을 미치기 때문에, 환아의 시선 높이를 고려해서 시각적인 자극이 제공되어야 합니다. 경직형 뇌성마비 환아가 바로 누워 있을 때, 시선 높이보다 위로 사물을 보여준다면 머리가 뒤로 젖혀지면서 몸이 활처럼 휘는 경향이 강하게 나타날 것입니다. 이를 유발하지 않기 위해서는 시선높이보다 약간 아래쪽에서 사물을 보여주는 것이 필요합니다.

2. 중심선에 머리와 손 가져오기

아기가 한번에 180도 시선 따라오는 것이 가능해지면, 잠깐씩 머리를 가운데에 두고 시선을 응시할 것입니다. 이는 양쪽 목 근육이 대칭적으로 발달되면서, 능동적으로 머리를 중심선으로 가져오고 유지하는 능력이 발달하게 된 결과입니다. 그 이후에는 양 손을 가운데로 모아 가지고 놀거나 빨게 됩니다. 가운데로 머리를 위치시키고 양 손을 모으고 유지하는 능력이 달성되지 못하면, 목과 몸통, 대칭적인 팔다리 운동이 발달하는 데 지장을 주게 됩니다.

이 능력을 키우기 위해서는 아기의 머리를 가운데에 위치시키고, 환아의 코로부터 20cm 정도 떨어진 곳에서 작은 장난감을 보여주고, 아기의 눈이 장난감에 초점을 맞추도록 기다립니다. 생후 3개월 정도 된 아기의 경우 10초 정도 응시하며 머리를 가운데에 유지할 수 있습니다(그림 20-1).

아기의 양 어깨를 모아주면, 자연스럽게 아기의 입 근처로 양 손이 모이게 됩니다. 이 상태에서 양 손이 서로 만져지게 하거나, 양 손을 모아서 입으로 가져가 빨 수 있게 유도합니다(그림 20-2). 편평한 바닥에서 양 손을 가운데로 모으는 것이 어려운 아기는 처음에는 바운서에 눕히거나 다음 그림처럼 부모가 무릎을 세워 경사를 만든 후 아기를 부모의 허벅지 위에 눕혀서 자연

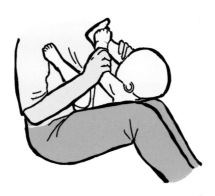

그림 20-2 부모 무릎 위에서 중심선에 손 가져오기

스럽게 몸통과 지절이 가운데로 모여 위치하도록 하면 좀 더 쉽게 동작을 만들 수 있습니다(그림 20-4). 이것이 달성된 후에는 편평한 바닥에서도 할 수 있도록 합니다.

사지 경직이 심한 환아는 옆으로 누운 자세로 취해주면 자연스럽게 양 손이 가운데로 모이도록 할 수 있습니다. 이때 뒤로 머리가 젖혀져서 몸이 활처럼 휘지 않도록 해야 합니다. 그러기 위해서는 환아가 시선을 두는 장난감의 위치를 눈높이 아래쪽에 두고, **그림 20-3**처럼 어깨를 앞쪽으로 모이게

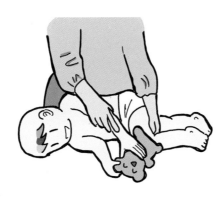

그림 20-3 옆으로 누운 자세에서 중심선에 머리와 손 가져오기

해주고, 엉덩이 관절과 무릎 관절이 구부러져 있도록 자세를 취해줍니다.

3. 몸통 끌어당겨 앉히기를 통한 앞쪽으로 머리 가누기

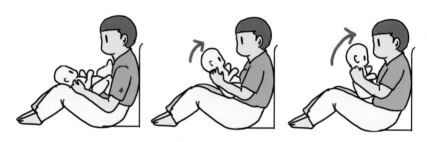

그림 20-4 몸통 끌어당겨 앉히기를 통한 앞쪽으로 머리 가누기

　부모는 벽에 등을 기대고 앉은 후에 무릎을 굽혀 경사를 만듭니다. 그리고 부모의 몸통과 다리 사이에 환아를 눕힙니다. 이때 환아의 머리는 부모의 다리 사이에 놓고 환아의 다리는 부모의 몸통에 놓이도록 합니다. 환아의 어깨를 감싸안듯이 잡고 천천히 앞으로 환아를 끌어당깁니다. 이때 완전히 바로 앉히지 말고 누운 자세와 앉힌 자세 중간 범위에서 잠시 기다려 환아 스스로 머리를 앞으로 끌어당기도록 합니다. 환아는 기울어진 채로 공중에 머리가 뜨면 앞으로 자기 머리를 끌어당겨 똑바로 유지하려 할 것입니다. 하지만 목 가누기가 어려운 환아의 경우에는 뒤로 머리가 젖혀진 채로 있을 것입니다. 그런 경우 좀 더 앉은 자세에 가깝도록 더 많이 앞으로 끌어당긴 상태에서 환아의 반응을 유도합니다(그림 20-4).
　환아가 머리를 끌어당기는 능력이 생기면, 편평한 바닥에서도 머리를 들 수 있도록 유도합니다.

4. 엎드린 자세

1) 엎드린 자세-팔꿈치로 받치고 머리 들기

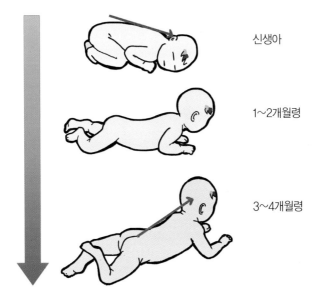

신생아

1~2개월령

3~4개월령

그림 20-5 엎드린 자세의 발달

　막 태어났을 때의 환아는 구부리는 근육들의 긴장도가 강하게 나타나는 생리적 굴곡 자세를 가지고 있습니다. 그래서 엎드린 자세에서 체중 부하 지점이 환아의 머리 쪽에 있게 되고, 엉덩이는 위로 들리게 됩니다. 시간이 지나 점차적으로 머리 들기가 가능해지면서, 체중 부하 지점은 점진적으로 아래로 내려가 배 쪽으로 이동하게 됩니다. 그러면서 목 뒤쪽과 등 쪽의 펴는 근육들이 발달하게 되고, 양 어깨와 팔꿈치로 체중을 지지하게 됩니다. 더불어 양 어깨의 근육 힘도 발달하게 되어 추후 팔과 손을 정밀하게 쓰기 위한 토대를 만들 수 있습니다(그림 20-5).

환아가 엎드린 자세를 연습하기 위해 부모는 **그림 20-6(A)**처럼 환아의 자세를 취해주고, 부모의 손으로 고정, 또는 지지를 해줍니다.

환아에게 엎드린 자세를 취해주고, 환아의 어깨 아래에 팔꿈치가 놓이도록 합니다. 그렇게 해서 어깨와 팔꿈치로 체중이 지지되도록 유도합니다. 환아 스스로 그 자세를 유지하지 못하고 팔을 뒤로 젖힌다면, 부모는 손으로 환아의 양 어깨에서 아래쪽으로 누르는 힘을 가하며 고정해 줍니다.

이때 환아의 골반이 위로 들려있으면, 골반을 좌우로 살살 흔들어 바닥에 내려오도록 해줍니다. 그리고 골반의 양 옆이나 위를 부모의 팔이나 다리로 고정해, 무게 중심이 머리 쪽보다 골반 쪽에 실리도록 자세를 만들어 줍니다.

환아가 머리를 들어 정면을 볼 수 있다면, 장난감으로 시선을 유도하여 수직으로 머리를 들 수 있게 하거나, 머리를 든 상태에서 좌우로 시선을 따라가게 합니다.

환아가 머리를 들어 정면을 볼 수 없다면, 부모는 한 손으로 환아 이마를 지지하여 정면을 볼 수 있도록 도와줍니다.

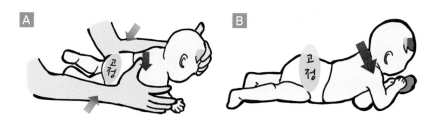

그림 20-6 A. 엎드린 자세에서 팔꿈치로 시시하기 연습 방법, B. 롤을 이용한 엎드리기 훈련 방법

그림 20-7은 환아가 좀 더 쉽게 자세를 취할 수 있도록 돕는 방법입니다. 목욕 타월이나 담요를 긴 롤로 만들어 환아의 가슴 아래에 둡니다. 이때 롤은 환아의 겨드랑이에서 팔 길이만큼의 높이가 되게 하면 좋습니다. 그리고 앞서 설명한 자세로 부모가 도와주면 좀 더 쉽게 엎드려서 머리들기를 할 수 있을 것입니다.

2) 잘못된 자세

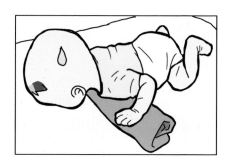

그림 20-7 잘못된 엎드린 자세

환아의 팔꿈치가 어깨보다 뒤로 젖혀지고 골반이 위로 들리게 되면, 무게중심이 머리쪽으로 가고 엎드린 자세에서 나타나는 원시반사를 억제하지 못하기 때문에 환아는 더욱 머리를 들기 어려워집니다.

엎드린 동작을 시행할 때 머리와 등과 어깨가 뒤쪽으로 휘어서는 안됩니다.

치료실을 찾아오시는 많은 엄마들이, "우리 아기는 안겨 있을 때 머리를 잘 가누고 있어요"라고 말합니다. 하지만 몸통이 수직으로 세워져 있는 상태에서는 머리가 그 위에 바로 얹어져 있는 셈이기 때문에 머리 무게를 온전히 다 감당해서 들어올리는 것이 아니며 엎드린 자세에서 나타나는 원시반사도 유발되지 않는 상태입니다. 머리를 가눈다는 것은 엎드린 자세에서 원시반사를 억제하며, 중력을 이기고 수직으로 머리를 들어올릴 수 있다는 의미입니다.

여기에 한 가지 단서가 있습니다. 환아의 몸통이 수직에 가까울수록 머리 들기는 쉬워지고, 수평에 가까울수록 머리 들기는 힘들어집니다. 이 점을 이용해 환아가 엎드린 자세를 연습할 때 난이도를 조절할 수 있습니다. 다음에 보이는 그림들처럼 부모의 손으로 환아의 가슴을 받쳐 상체를 높여주거나,

경사대나 짐볼(gym ball), 롤 등을 이용해 몸통이 좀더 수직에 가까워지게
해서 보다 쉽게 머리 들기를 연습하다가, 환아가 이를 잘 조절하면 최종적으
로는 편평한 바닥에서 스스로 머리들기가 가능해지도록 합니다. 짐볼의 경
우에는 공의 곡면을 이용할 수 있습니다. 공을 앞과 뒤로 굴려서 수직과 수
평으로 몸통의 기울기 정도를 조절할 수 있습니다(그림 20-8).

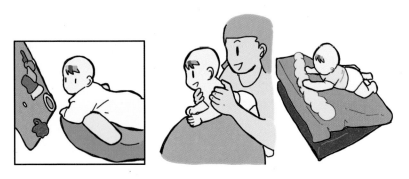

그림 20-8 수정된 엎드린 자세 훈련 방법

그리고 환아가 머리를 들기 위한 동기도 있어야 합니다. 머리를 중앙에서
바로 들고 있을 수 있는 시선 높이에 시각적으로 자극을 줄 수 있는 장난감
이나 거울 등을 놓아 줍니다.

3) 엎드린 자세- 한쪽 팔 뻗기

환아가 엎드린 자세에서 무언가를 잡기 위해 한쪽 팔을 뻗으려면 반대편
으로 체중이동을 할 수 있어야 합니다. 그러기 위해서는 어깨와 몸통에서 충
분한 안정성이 발달되어야 하고, 이를 위해 앞서 말한 것처럼 엎드린 자세에
서 머리를 바로 세우고 시선 따라가기를 잘 할 수 있어야 합니다. 이것이 잘
된다면 환아가 스스로 팔을 뻗어 물건을 잡을 수 있도록 유도해 줍니다.
환아가 뻗고자 하는 손 앞에 장난감을 놓아둡니다. 그림 20-9(B) 처럼 부

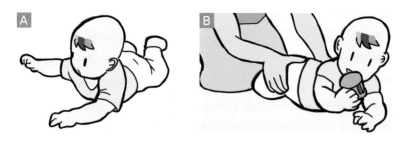

그림 20-9   A. 엎드린 자세에서 한쪽 팔 뻗기, B. 엎드린 자세에서 한쪽 팔 뻗기–골반에서 촉진하는 방법

모는 환아가 손을 뻗고자 하는 쪽의 골반을 한 손으로 살짝 들어주고, 반대쪽 골반은 고정을 위해 다른 손으로 눌러줍니다.

이 동작을 상체에서 촉진해도 됩니다. 환아가 손을 뻗고자 하는 쪽 겨드랑이나 위팔을 부모의 한손으로 살짝 받쳐주고 반대쪽 어깨는 고정을 위해 다른 손으로 아래쪽 방향으로 눌러줍니다(그림 20-10).

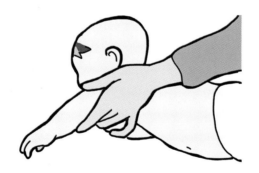

그림 20-10   엎드린 자세에서 한쪽 팔 뻗기–상체에서 촉진하는 방법

3. 엎드린 자세–팔꿈치 펴고 상체 들어올리기

머리와 어깨 힘이 좋아지고 조절을 잘 하게 되면, 엎드린 자세에서 양 팔을 펴고 손에 체중을 지지할 수 있게 됩니다(그림 20-11). 이렇게 되면 체중

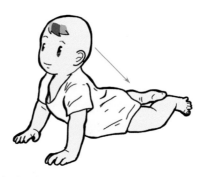

그림 20-11 엎드린 자세-팔꿈치 펴고 상체 늘어올리기

부하지점은 골반까지 내려가게 되고, 허리와 골반의 안정성과 움직임이 좋아지게 됩니다. 등과 허리의 펴는 근육들이 발달하기 때문에, 나중에 배밀이나 기기, 앉기를 하기 위한 발달에도 도움을 줍니다. 그리고 팔을 펴서 딛을 수 있기 때문에 나중에 균형을 잃거나 넘어졌을 때 우리 몸을 보호하기 위한 반응을 가능하게 만드는 동작이기도 합니다.

　다음 설명에서는 이 자세를 연습하기 위한 몇 가지 방법을 소개하겠습니다. 이 자세들을 연습하기 전에 염두할 점은 앞서 보았던, 팔꿈치로 지지하여 머리들기보다 장난감이 놓인 높이가 높아야 한다는 것입니다. 바닥에 있는 물건을 보려고 환아가 굳이 상체를 들 필요는 없으니까요. 하지만 머리

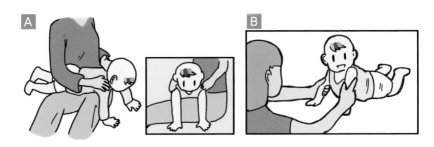

그림 20-12　A. 엎드린 자세-팔꿈치 펴고 상체 들어올리기1, B. 엎드린 자세-팔꿈치 펴고 상체 들어올리기2

조절이 잘 안 되는 환아들은 머리를 중앙에 바로 들고 있는 것이 아니라 머리를 너무 많이 뒤로 젖혀 얹어 놓으려는 경향이 있으므로 너무 높이 시선을 두게 해서도 안됩니다. 머리가 수직으로 위치할 수 있는 높이보다 약간 아래에 시선을 두도록 장난감 높이를 조절합니다.

먼저 부모는 다리를 뻗어 바닥에 앉습니다. 부모의 허벅지를 가로질러 환아의 가슴이 놓이도록 엎드리게 합니다. 환아의 어깨와 일직선이 되도록 환아의 양손이 바닥을 짚게 합니다. 부모는 양 손을 환아의 어깨 위에 둡니다. 이때 부모의 팔꿈치로 환아의 엉덩이를 고정할 수 있다면 고정하여 안정성을 제공합니다. 환아의 어깨에 둔 손을 위에서 아래쪽으로 누르고 이완시키는 것을 되풀이합니다. 목, 어깨, 등 근육을 강화시키기 위한 감각 입력을 제공할 수 있습니다. 잘 따른다면, 양 어깨를 누르면서 좌우로 움직이기도 합니다(그림 20-12).

4. 돌아눕기

정상 환아는 생후 4~5개월에 바로 누운 자세에서 엎드린 자세로 돌아눕기를 하게 됩니다. 처음에 돌아눕기를 하는 환아는 성인처럼 한쪽 다리를 펴

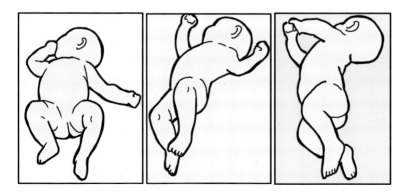

그림 20-13 정상 아기의 구르기 순서

고 다른 쪽 다리가 넘어가는 것이 아니라 양쪽 다리가 동시에 구부러져서 돌아가게 됩니다(그림 20-13).

하지만 근육 긴장도가 높은 뇌성마비 환아의 경우 앞으로 팔과 다리를 모아 돌아눕기를 하지 않고, 머리와 몸통을 뒤로 젖히면서 돌아눕기를 시도할 것입니다. 이때 어깨는 뒤로 젖혀지고 다리는 펴지는 긴장도가 같이 있기 때문에 돌아눕는 것이 더욱 어렵게 됩니다(그림 20-14).

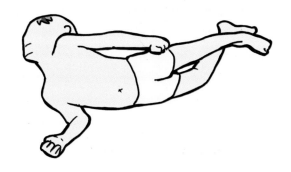

그림 20-14 경직형 뇌성마비의 구르기 패턴

돌아눕기를 가능하게 하는 앞 선 개월의 발달 동작이 있습니다. 이것이 충분히 이루어진다면 좀 더 원활하게 돌아눕기를 수행할 수 있을 것입니다.

이 사전 동작은 바로 누운 자세에서 양 손을 맞잡고 노는 것과 손으로 발을 잡고 노는 것입니다. 환아가 바로 누운 자세에서 목 조절이 좋아지면, 목의 축이 만들어지면서, 머리는 가운데 두고 양 손을 시선 앞에 두고 만지고 노는 게 가능해 집니다. 그러면서 점진적으로 몸통의 축도 만들게 되고, 눈과 손의 협응 능력도 좋아지게 됩니다. 이것이 더 발달하게 되면 배 근육이 발달하며, 발을 몸통 높이 위로 들어올리게 되고, 시야에 발이 보여 손으로 발을 가지고 놀 수 있게 됩니다.

돌아눕기는 어깨와 골반이 넘어가야 하는 것이기 때문에 이 동작들이 잘 이루어진다면 수행할 수 있게 됩니다.

① 중심선에서 양 손 잡고 놀기 / 양 손으로 장난감 잡기
: 환아의 양 쪽 어깨를 안으로 모아 환아의 양 손이 몸통 가운데로 모이게 합니다.

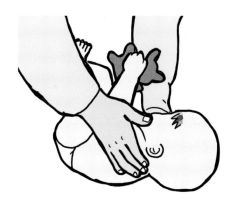

그림 20-15 중심선에서 양손 잡고 놀기, B. 발 잡고 놀기 1

환아가 양 손을 서로 맞잡고 놀거나 가운데서 장난감을 들고 놀게 유도합니다. 스스로 양 손을 맞잡고 노는 것이 가능해지면, 코 높이에서 장난감을 제공해, 환아의 양 손이 그 장난감을 잡으러 오도록 유도합니다(그림 20-15).

② 발 잡고 놀기
: 부모의 다리 사이에 환아를 옆으로 눕힙니다. 환아의 무릎이 자연스럽게 구부러질 것입니다. 부모의 팔로 환아의 목 뒤가 아닌 머리 뒤를 지지하

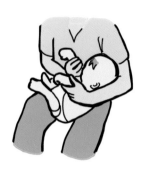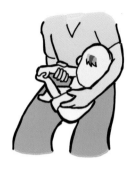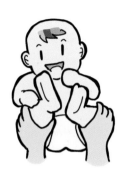

그림 20-16 A. 발 잡고 놀기 1, B. 발 잡고 놀기 2

고, 환아의 팔꿈치를 펴서 잡습니다. 환아의 한 쪽을 환아의 발쪽으로 향하게 들어 발에 닿게 합니다.

 : 환아가 양손으로 두발을 잡도록, 엄마는 환아의 엉덩이를 들어 가슴 쪽으로 부드럽게 밀어올려 줍니다. 환아가 발을 잡고 노는 것을 여러 번 성공하면 잡는 것만 유도해주고 엉덩이 들어주었던 손을 놓아 환아 스스로 하도록 유도합니다(그림 20-16).

③ 돌아눕기 위한 몸통 근육 이완 및 체중이동 경험시키기

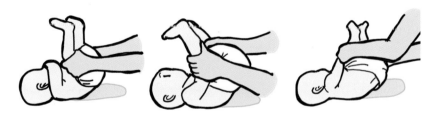

그림 20-17 몸통 근육 이완 및 체중이동 경험시키기

: 환아를 바로 눕힙니다. 환아를 공기 중에 앉은 자세처럼 양 다리를 부드 럽게 올립니다. 환아의 양쪽 무릎을 환아의 양 손이 잡도록 부모의 손으로 같이 잡습니다. 환아의 골반 움직임과 함께 다리를 좌우 방향으로 천천히 부 드럽게 움직여 줍니다(그림 20-17).

① 다리에서 촉진

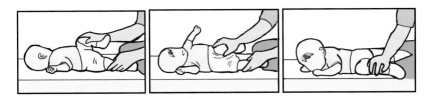

그림 20-18 구르기를 다리에서 촉진하는 방법

바로 누운 자세로 환아를 눕힙니다. 부모는 환아의 발쪽에 앉습니다. 구르 고자 하는 방향의 반대쪽 다리를 그림처럼 구부리고 천천히 몸을 가로질러 반대편으로 옮깁니다. 환아 몸이 옆으로 누워있게 되면서, 위쪽 몸통이 따라 움직이는 동안 구부러진 윗다리를 반대편 바닥으로 고정하여 엎드린 자세로 위쪽 몸통이 회전하도록 기다립니다(그림 20-18).

② 어깨관절에서 촉진

바로 누운 자세에서 부모는 한 손으로 머리를 지탱하고, 돌아눕고자 하는 방향에서 위쪽에 오는 어깨(여기서는 왼쪽 어깨)를 다른 손으로 들어 올립니 다. 왼쪽 어깨의 날개뼈를 돌아눕는 진행 방향으로 누릅니다. 위쪽 몸통이 천천히 회전하면서 아래쪽 몸통과 왼쪽 다리의 구부림도 나타나며 엎드린 자세로 진행이 되게 합니다. 스스로 머리를 진행방향으로 들어올린다면 지 탱해주지 않아도 됩니다(그림 20-19).

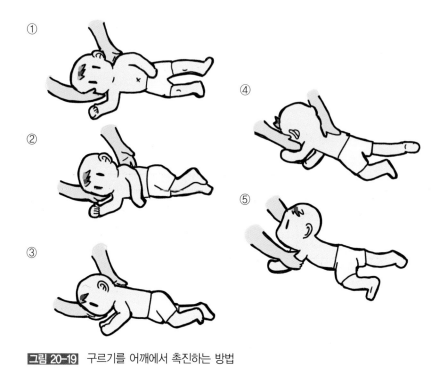

그림 20-19 구르기를 어깨에서 촉진하는 방법

5) 배밀이

정상 아동 발달에서 처음 배밀이를 시작할 때는 양 손이 함께 대칭적으로 몸통을 끌어당기며 전진하게 됩니다. 이 대칭성 배밀이를 하기 위해서는 팔꿈치로 지지하여 엎드린 자세를 만들고 상부 몸통을 바닥면에서 띄우는 것이 가능해야 합니다. 그 후 1~2달 사이에 발전하여 팔과 다리가 교차하여 진행하는 교차 배밀이로 전환됩니다. 완성된 교차 배밀이를 하기 위해서는 팔꿈치로 지지하여 엎드린 자세에서 한쪽 팔을 앞으로 뻗을 수 있어야 합니다. 대칭성 배밀이는 교차 배밀이에 비해 속도가 낮고 효율이 떨어지지만, 기능이 좋지 않은 뇌성마비 환아에게는 이동의 기회를 준다는 점에서 상당히 중요한 의미를 가집니다.

(1) 대칭성 배밀이(상지에서 촉진)

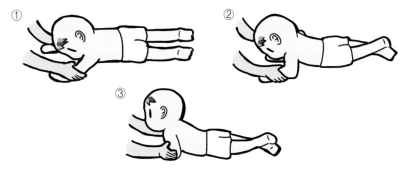

그림 20-20 대칭성 배밀이(상지에서 촉진)

환아는 팔꿈치로 지지하여 엎드린 자세를 취합니다. 부모는 환아의 앞이나 뒤에 위치합니다. 환아가 어깨의 경직으로 팔과 어깨를 뒤로 젖히고 있어 머리 들고 상부 몸통을 들어올리기 어렵다면, 양 팔을 앞으로 뻗게 해 어깨 경직을 이완시킵니다. 양 팔꿈치는 바닥에 고정시키고, 부모는 자신의 손가락으로 환아의 위팔을 걸어, 환아의 팔꿈치가 좀 더 구부러지며 앞으로 몸통을 끌고 오게 유도합니다. 이를 반복하여 앞으로 전진시킵니다. 앞에 환아가 좋아하는 장난감을 두어 동기를 부여합니다(그림 20-20).

(2) 교차 배밀이(하지에서 촉진)

환아는 엎드린 자세에 놓습니다. 부모는 환아의 발쪽에 위치합니다. 한쪽 어깨를 구부려서 머리 쪽으로 놓습니다. 이 어깨의 반대쪽 발을 들어서 발바닥에서 머리 방향으로 밀어올리면서 다리 전체를 구부립니다. 구부린 발이 미끄러지지 않도록 바닥에 밀착시킵니다. 이 구부린 다리가 펴지면서 전진하도록 유도합니다. 반대쪽 어깨를 구부려 머리 쪽에 놓습니다. 대칭된 반대

177

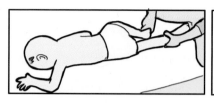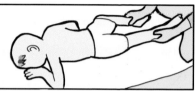

그림 20-21 교차 배밀이(하지에서 촉진)

다리를 위의 설명과 같이 반복하여 전진시킵니다. 앞에 흰이기 좋아하는 장난감을 놓아 동기를 부여합니다(그림 20-21).

6) 네발기기

정상 아동 발달에서 네발기기 자세는 생후 7~8개월에 처음 나타나게 됩니다. 하지만 이때는 중력을 이기고 공중에 몸통을 처음 띄워본 것이고, 아직 어깨와 골반, 몸통에 충분한 근력이 만들어지지 않아, 팔과 다리는 밖으로 많이 벌어져 있고, 허리는 아래로 처져 있게 됩니다(그림 20-22 A). 근긴장도가 낮거나 몸통의 조절이 어려운 뇌성마비 환아의 경우 이 자세에 머

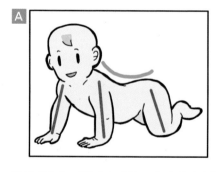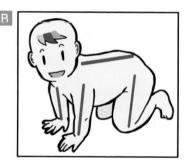

그림 20-22 네발기기 자세 A. 초기 네발기기 자세 B. 완성된 네발기기 자세

무르게 됩니다. 정상 아동들은 1~2개월 충분히 연습한 후에 어깨와 골반, 몸통의 안정성이 확보되면서 허리는 곧게 유지되고, 어깨와 엉덩이 관절 안으로 손과 무릎을 위치시킬 수 있게 됩니다(그림 20-22 B).

네발기기 자세가 가지는 중요한 의미는 여러 가지가 있습니다. 첫째, 네발기기를 통해 이동성을 가질 수 있습니다. 둘째, 여러 가지 자세 변환이 가능해집니다. 엎드린 자세에서 앉은 자세로, 앉은 자세에서 엎드린 자세로 자세 변환이 가능해지고 또한 엎드린 자세에서 서기 자세로 높이가 다른 자세 변환이 가능해집니다. 그 전의 발달단계에 있는 환아들은 취해준 자세에서만 머무를 수 있었지만, 네발기기 자세를 습득하게 되면 다양한 자세로 스스로 변환이 가능해집니다. 그래서 네발기기로 이동을 하지 못하더라도 네발기기 모양을 취할 수 있다는 것은 중요한 의미를 가집니다(그림 20-23).

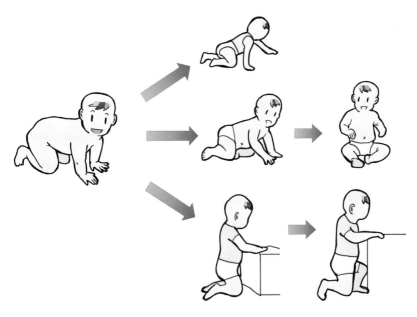

그림 20-23 네발기기 자세는 이동성과 자세 변환을 자유롭게 만들어 줍니다

(1) 네발기기의 연습

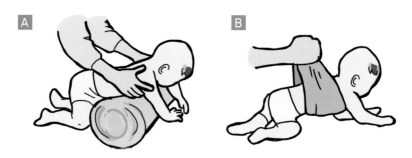

그림 20-24 A. 롤 위에서 네발기기 자세 연습하기, B. 목욕 수건을 이용해 네발기기 자세 연습하기

　환아를 롤 위에 엎드려 눕힙니다. 팔은 어깨 너비로 놓습니다. 부모는 환아의 뒤에 앉거나 무릎을 꿇고 앉습니다. 부모의 양 손을 환아의 어깨 위에 놓습니다. 아래로 단단히 눌렀다가 힘을 빼는 것을 여러번 되풀이 합니다. 환아가 머리를 세우고 양 손을 펼쳐 팔을 곧게 펴고 양 손에 체중을 지지하는 경험을 할 수 있습니다.

　가정에서 시행할 때는 부모의 다리를 가로질러 환아를 엎드려 시행하거나 담요를 롤 모양으로 말아 이용해도 됩니다.

　목욕 수건을 환아의 몸통 아래에서 몸통을 가로질러 가로로 걸칩니다. 환아의 양 무릎과 양 손이 닿을 정도의 높이로 수건을 위로 끌어당겨 몸통이 바닥에서 들리도록 합니다. 수건을 잡은 손으로 앞뒤좌우로 흔들어, 환아가 양 손과 무릎으로 체중 이동하는 경험을 하게 합니다. 환아가 자세를 유지하는 능력이 좋아진다면 부모의 지지 정도를 줄입니다.

(2) 네발 기기 자세에서 체중 이동 연습

　환아가 팔을 펴고 양 손에 체중 지지하는 것이 가능해지면 시도해봅니다. 부모는 환아의 뒤에 무릎을 꿇고 앉습니다. 환아를 네발기기 자세로 만들어

줍니다. 양 어깨 아래 손이 위치하도록 해주고, 양 엉덩이 관절 아래에 무릎이 위치하게 자세를 조정해줍니다. 부모의 양 손은 환아의 어깨 위에 놓습니다. 어깨에 놓은 부모의 손은 아래쪽으로 압력을 가합니다. 부모의 아래팔은 환아의 골반을 양 옆에서 눌러 고정합니다. 그리고 부모의 양 무릎을 이용해 환아의 다리가 양쪽으로 퍼지지 않도록 좌우에서 막습니다.

위 자세를 유지하면서 환아의 팔과 다리에 교대로 체중이 이동하도록 앞뒤좌우로 움직여 손과 무릎에 체중 이동하는 경험을 시킵니다. 음악이 나오는 장난감을 이용해 박자에 맞춰 움직여 주면 더 좋습니다(그림 20-25).

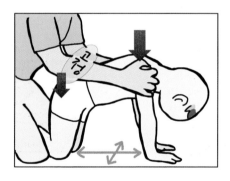

그림 20-25 네발기기 자세에서 체중 이동 연습

(3) 네발기기로 이동하는 연습

네발기기 자세에서 체중이동이 가능해져, 한쪽 손을 앞으로 뻗는 것이 가능해지면 시도해 볼 수 있습니다. 앞쪽으로 한쪽 손이 이동하도록 합니다. 환아가 스스로 하지 못한다면 부모가 한 팔을 들어 옮겨줍니다. 이때 앞으로 나아가는 반대쪽 팔에 체중을 먼저 이동시켜 놓아야합니다. 앞으로 나아간 팔과 반대쪽 다리를 굽혀 전진시킵니다. 즉, 오른 손이 나갔다면 왼쪽 다리를 굽혀줍니다. 교대로 팔과 다리를 움직여 전진시킵니다.

5. 앉은 자세

많은 뇌성마비 환아들이 **그림 20-26(A)**의 모양으로 앉습니다. 정상 아동에서도 종종 나오는 앉기의 모습이지만, 정상 아동들은 다양한 모습으로 앉는 것이 가능한 가운데, 그 중 하나의 방법으로 사용하는 것입니다. 하지만 이러한 모습으로 앉는 뇌성마비 환아들은 다른 방법으로 앉는 것이 불안하기 때문에 이 방법만 사용하여 앉는 경우가 많습니다. 이 자세를 영어 알파벳 모양인 "W"자와 유사하다 하여 "W"자 앉기라 부릅니다.

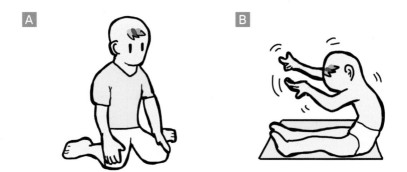

그림 20-26 A. "W"자 앉기, B. 몸통 근육 긴장도가 낮거나 허벅지 근육 구축이 있는 환아의 앉은 모습

이 자세는 몸통 조절이 어렵지만 앉기 자세를 유지하기 위해 뇌성마비 환아가 사용하는 방법입니다. 몸통 근육을 사용해 균형을 유지하지 않고, 블록을 쌓듯이 다리의 뼈를 걸어서 무너지지 않게 안정성을 확보하는 것입니다. 기능이 좋지 않은 뇌성마비 환아에서 앉은 자세를 유지할 수 있는 하나의 방법이기도 하지만, 고관절 탈구의 위험이 있는 환아에게는 그 위험성을 더 높이고, 몸통 근육 사용할 기회를 빼앗으며, 골반 아래에서 체중이동이 어렵기 때문에 다른 자세로 자세 변환하는 데 어려움을 가져오는 자세입니다.

몸통의 근육 긴장도가 낮아서 앉아 있을 때 몸을 바로 세우지 못하거나 허벅지 뒤쪽 근육이 짧아져 있는 뇌성마비 환아의 경우는 허리를 바로 세우지 못하고 뒤로 둥글게 될 수 있습니다. 그때 환아는 몸통의 균형을 잡기 위해서 다리 근육의 긴장도를 더 높이기도 합니다. 그러나 이는 불안정성을 더 만들기 때문에 환아는 더 뻗치게 되고, 결국 편하게 앉아 있지 못하게 됩니다(그림 20-26B).

1) 보조하여 앉은 자세 훈련

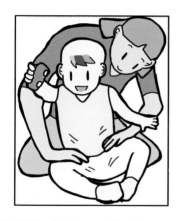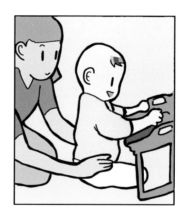

그림 20-27 엉덩이 보조하여 앉기 연습(앞, 옆)

환아는 양 발이 맞닿도록 다리를 벌리고 무릎을 구부려 바닥에 앉습니다. 부모는 환아의 뒤에 앉거나 무릎을 꿇어앉습니다. 부모의 엄지손가락과 다른 손가락들을 사용해 환아의 골반을 단단하게 고정합니다. 부모의 엄지손가락과 둘째, 셋째 손가락은 골반이 수직으로 세워지도록 골반을 세웁니다. 환아가 뒤로 뻗치는 경향이 있다면, 옆에서 봤을 때 환아의 어깨가 골반보다 약간 앞쪽에 위치하게 합니다. 부모의 새끼손가락은 환아의 허벅지를 아래 방향으로 누릅니다. 이 상태에서 환아가 상체를 바로 세워 놀도록 촉진합니다. 환아가 놀이를 하다가 옆으로 몸통이 기울었다면, 기운 쪽의 반대쪽 허벅지를 좀 더 눌러 환아가 가운데로 몸통을 스스로 가져오도록 유도합니다. 환아가 이 앉기 자세에서 상체를 바로 세워서 유지하는 것을 힘들어 한다면, 환아의 가슴높이가 되는 테이블을 이용해 양 팔로 지지하여 상체를 세우도록 유도해도 됩니다(그림 20-27).

2) 옆으로 앉기

옆으로 앉기가 가능하다는 것은 몸동을 골반 위에 두고 골반 안에서 한쪽으로 체중이동이 가능하다는 것을 뜻합니다. 이 동작이 가능하다면, 앉은 자세에서 엎드린 자세로, 엎드린 자세에서 앉은 자세로 자세 이동이 가능해집니다. 환아가 앉은 자세에서 몸통을 바로 세우고 균형을 잘 잡으면 시도해 봅니다.

바닥에 환아를 앉힙니다. 다리를 펴고 앉거나 구부려 앉아도 괜찮습니다. 부모는 환아의 뒤에 앉거나 무릎을 꿇고 앉습니다. 앉아 있는 환아의 45도 앞쪽에 환아가 좋아하는 장난감을 둡니다. 부모의 한 손은 장난감이 있는 쪽의 팔을 펴고 손으로 지지할 수 있도록 보조합니다. 부모의 다른 손은 반대쪽 골반을 고정해 자세가 무너지지 않도록 보조합니다. 환아가 잘 유지한다

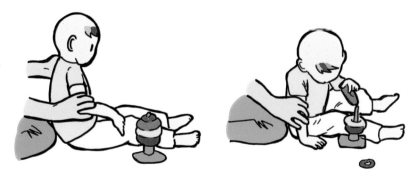

그림 20-28 옆으로 앉기 연습

면 지지하지 않아도 됩니다. 환아의 반대편 손으로 장난감을 조작하거나 가
지고 놀도록 유도합니다. 이렇게 되면 자연스레 반대쪽 골반에 체중부하가
적어지고 그쪽 다리가 자유로워질 것입니다. 반대방향도 연습합니다(그림
20-28).

3) 의자에 앉기

뻗침이 심한 뇌성마비 환아의 경우 불안한 지면에 앉히면, 근육 긴장도가
더 증가하여 **그림 20-29 A**와 같이, 몸 전체가 뒤로 뻗치며 의자에서 떨어
질 것같이 불안한 모습으로 앉아 있게 됩니다. 다른 한편 몸통의 조절이 좋
지 않고, 허벅지 뒤쪽 근육의 구축이 있는 뇌성마비 환아는 골반이 뒤쪽으로
넘어가 있고 구부정한 자세로 앉아 있게 됩니다(**그림 20-29 B**).

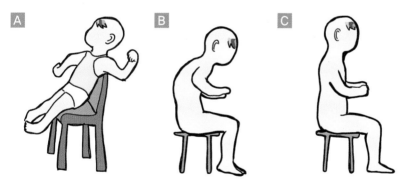

그림 20-29 의자에 앉은 자세 A. 뻗침이 심한 환아의 앉은 자세 B. 허벅지 근육이 단축된
환아의 앉은 자세 C. 정상아동의 앉은 자세

환아의 무릎 높이 걸상이나 의자를 이용합니다. 환아는 발을 바닥에 편평
하게 놓고 걸상 위에 앉힙니다. 부모는 환아의 앞이나 뒤에 앉거나 무릎을
꿇고 앉습니다. 환아의 골반 양쪽을 손으로 잡고 골반을 앞쪽으로 굴려서 수

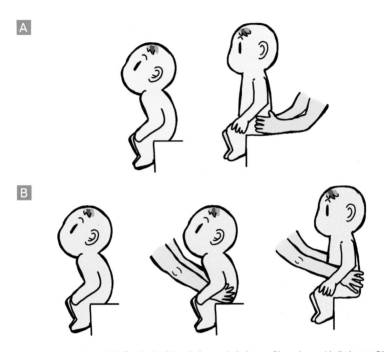

그림 20-30 의자에 앉은 자세 연습 방법 A. 뒤에서 보조한 모습 B. 앞에서 보조한 모습

직이 되도록 세웁니다. 이렇게 하면 환아는 허리를 펴고 앉을 수 있게 됩니다. 환아가 스스로 똑바로 앉은 자세를 유지할 수 있을 때, 골반을 잡고 있는 손의 힘을 가끔씩 풀어줍니다.

뻗침이 심한 환아의 경우는 골반이 수직이 되게 고정하는 것과 함께 엉덩이 관절이 90도 굽혀져 있는 것을 유지하도록 부모의 손가락으로 골반과 허벅지를 같이 고정합니다(그림 20-28).

뒤로 뻗침이 심한 뇌성마비 환아에게 발목-발-보조기를 착용하면 다리를 안정되게 놓을 수 있습니다. 또한 뻗침이 심한 환아에게 발목-발-보조기를 착용하여 앉히면, 앉은 자세를 조절하기가 좀 더 쉽습니다(그림 20-31).

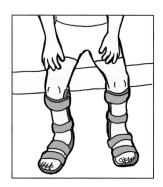

그림 20-31 발목 관절 보조기

6. 양 무릎 서기

양 무릎으로 서기 자세는 네발기기에서 일어서기로 자세를 바꿀 수 있는 중간 자세이며, 몸통과 엉덩이 펴는 근육을 발달시키는 데 좋은 자세입니다. 올바른 양 무릎 서기의 자세는 옆에서 봤을 때, 어깨와 엉덩이와 무릎이 일직선상에 놓여야 합니다.

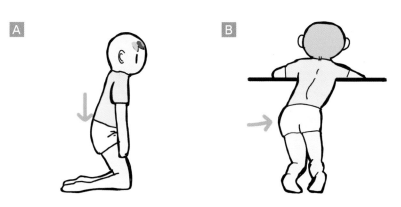

그림 20-32 뇌성마비 환아의 잘못된 양 무릎 서기 자세 A. 옆모습 B. 뒷모습

뇌성마비 환아는 중력에 대항해 몸통과 엉덩이 펴는 근육이 약하고 엉덩이 굽힘근의 긴장도가 높아서, 엉덩이를 뒤쪽으로 빼고, 엉덩이 굽힘근을 이용해 걸어놓으려는 경향이 있습니다(그림 20-32 A). 또한 골반의 좌우 차이가 있는 경우에는 엉덩이가 한쪽으로 기울기도 합니다(그림 20-32 B).

1) 테이블을 이용해 보조하여 양 무릎서기 연습하기

몸통 균형이 좋시 않은 뇌성마비 환아의 경우에는 테이블을 이용해 몸을 바로 세우고 양 무릎 서기하는 것을 연습할 수 있습니다.

환아의 배꼽에서 가슴 높이 사이의 테이블을 이용합니다. 가슴 높이에 가까울수록 보조가 더 많이 됩니다. 부모는 환아의 뒤에 무릎을 꿇고 앉습니다. 환아의 팔로 테이블을 지지하며 무릎서기 자세를 취하도록 도와줍니다. 이때 무릎은 양 어깨 너비로 벌리도록 해주고, 너무 옆으로 벌어지지 않게 합니다. 무릎이 벌어진다면 부모의 양 무릎으로 환아의 양 무릎을 좌우에서 막아 벌어지지 않게 도와줍니다. 부모의 양 손은 환아의 골반을 잡습니다. 골반을 앞으로 밀어, 환아의 어깨와 엉덩이, 무릎이 일직선상에 놓이도록 합

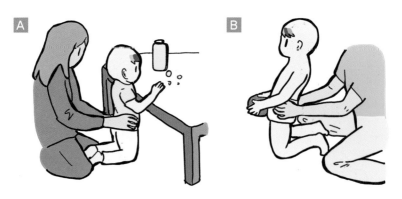

그림 20-33 A. 테이블을 이용해 양 무릎서기 연습, B) 양 무릎서기에서 균형 연습하기

니다. 자세가 잡히면 부모의 양 손은 아랫방향으로 압력을 가해 자세를 유지
시킵니다(그림 20-33).

2) 양 무릎서기에서 균형 잡기

환아를 양 무릎 서기 자세로 놓습니다. 환아의 양 무릎은 어깨너비에 있도
록 합니다. 부모는 환아의 뒤에 앉거나 무릎을 꿇고 앉습니다. 환아의 골반
위에 부모의 손을 놓습니다. 골반을 앞쪽과 아래쪽으로 압력을 가하여, 환아
가 몸통을 세우고 골반을 앞쪽으로 유지하여 자세를 취하도록 합니다. 환아
가 다른 사람과 양 손으로 공을 주고받거나, 고리 끼우기 등의 놀이를 하거
나, 양 무릎 서기 높이의 벽 부착물(자석 글자, 자석퍼즐 등)을 이용해 팔 움
직임을 하면서도 균형을 유지하도록 연습합니다. 균형을 유지하지 못하면,
머리와 팔이 뒤로 젖혀지거나 앞으로 몸통이 숙여질 것입니다.

7. 서기

1) 끌어당겨 일어서기

환아의 허리높이 정도 되는 테이블이나 의자를 이용합니다. 그 위에 환아
가 좋아하는 장난감을 둡니다. 부모는 테이블 앞에 무릎을 꿇어앉습니다. 환
아를 부모의 무릎에 걸터앉힙니다. 부모의 양 손은 환아의 골반을 잡습니다.
환아에게 장난감을 확인하게 하고, 환아가 테이블을 붙잡고 일어서려는 시
도를 하면 부모는 골반의 위쪽과 앞쪽을 밀어 올립니다.
환아가 테이블을 좀 더 쉽게 잡게 하기 위해 흡착판이 있는 걸이를 테이블
에 부착해 손잡이로 사용해도 됩니다(그림 20-34).

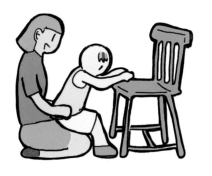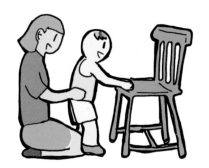

그림 20-34 끌어딩겨 일어서기 연습

2) 바닥에서 일어서기

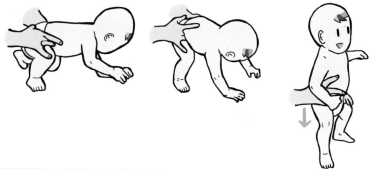

그림 20-35 바닥에서 일어서기 연습

환아는 네발기기 자세에서 시작합니다. 환아의 엉덩이 관절에 부모의 양 손을 위치시킵니다. 한쪽 다리를 앞으로 이끌어내어 무릎을 구부려 발로 편평하게 딛고 있게 합니다. 딛고 있는 발로 체중을 이동시킵니다. 다른 쪽 다리도 이끌어내어 발로 딛게 합니다. 부모는 골반에 위치한 양 손을 이용해 환아의 발뒤꿈치 쪽으로 엉덩이를 뒤로 굴리듯이 당깁니다. 그러면서 환아가 일어서는 것을 돕기 위해 엉덩이 관절의 뒤쪽과 아래쪽으로 압력을 가합니다. 만약 필요하다면 서는 것을 돕기 위해 한손으로 가슴을 살짝 받쳐 올려줍니다(그림 20-35).

3) 붙잡고 서기

환아가 테이블과 같은 지지물을 붙잡고 서있을 때는, 옆에서 봤을 때 어깨와 엉덩이, 무릎이 일직선이 되어 체중이 편평한 발에 실리도록 해야 합니다. 하지만 장딴지 근육에 경직이 있거나, 몸통과 엉덩이 펴는 근육의 힘이 부족한 뇌성마비 환아의 경우, 이를 보상하기 위해 까치발로 서거나, 앞으로 몸을 많이 기울여 테이블로 체중을 지지하려 합니다. 또는 발바닥은 바닥에 붙어있지만, 엉덩이와 무릎을 뒤로 빼서 다리가 펴있는 상태를 유지하도록 보상하려고 하기도 합니다(그림 20-36).

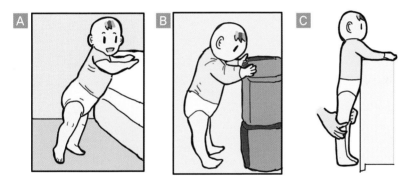

그림 20-36 붙잡고 선 모습의 잘못된 방법 A. 까치발로 다리 펴는 것을 유지하려는 자세, B. 엉덩이와 무릎을 뒤로 빼서 다리 펴는 것을 유지하려는 자세, C. 테이블에 지지하여 서는 연습하기

(1) 테이블에 지지하여 서는 연습하기

환아의 배꼽에서 가슴 사이의 높이가 되는 테이블을 이용합니다. 몸통 기능이 좋지 않다면 가슴높이에 가까울수록 지지가 많이 됩니다. 테이블을 마주 보게 하여 환아를 세웁니다. 양 발은 어깨 너비로 놓고 안이나 밖으로 돌아가지 않게 합니다. 양 팔은 테이블 위에 놓아 지지하도록 합니다. 부모는 환아의 뒤에 앉거나 무릎을 꿇어앉습니다. 부모의 양 손은 환아의 골반이나

무릎을 잡아 엉덩이 관절과 무릎 관절이 펴 있도록 지지합니다.

골반을 잡을 경우에는 부모의 엄지손가락으로는 골반을 뒤에서 앞으로 밀어 엉덩이 관절이 펴지도록 합니다. 다른 손가락들은 앞에서 허벅지를 잡습니다. 그리고 밖과 아래쪽 방향으로 힘을 가해 무릎이 펴지도록 합니다.

부모의 양 손으로 무릎을 잡을 경우에는 밖과 아래쪽 방향으로 힘을 가해 무릎이 펴진 상태에서 발에 체중이 실리도록 유도합니다. 이렇게 엉덩이 관절과 무릎관절이 펴진 상태를 유지하며, 전후좌우로 체중이동 경험을 시킵니다. 서 있는 것이 안정되면, 한 팔은 테이블을 짚고 다른 팔은 장난감을 가지고 놀게 유도하여 스스로 체중이동을 경험하게 합니다. 양 쪽 번갈아가며 시행합니다.

8. 걷기

1) 붙잡고 걷기

(1) 양팔을 잡아주고 걷기

부모는 환아와 마주서서 환아가 어깨 높이로 팔을 들 수 있게 맞잡습니다.

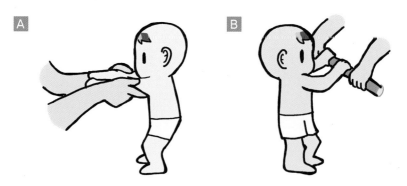

그림 20-37 A. 양팔을 잡아주고 걷기, B. 양손으로 막대기 잡고 걷기

환아의 엄지가 위를 향하게 해서 두 팔꿈치를 펴서 잡으면 됩니다. 천천히 환아의 체중이 앞으로 오도록 유도합니다. 딛는 발쪽으로 즉, 대각선 앞으로 체중을 이동하게 천천히 당깁니다. 그러면 자연스럽게 반대발이 앞으로 전진할 것입니다. 발짝을 잘 떼지 못하면, 다른 부모가 발을 들어 전진시켜 줍니다. 이것을 좌우로 반복합니다. 환아가 발을 떼어 전진하고, 전진한 다리가 펴진 상태로 충분히 체중이 실리는 것을 보면서 진행합니다. 앞서서 끌고 가듯이 당기지 않습니다(그림 20-37A).

(2) 양 손으로 막대기 잡고 걷기

　환아가 막대기를 잡고 서게 하고, 부모는 마주 서서 막대기를 잡은 환아의 두 손을 감싸줍니다. 막대기를 잡은 환아의 팔 높이가 어깨 높이 정도가 되게 합니다. 부모는 막대기의 한쪽을 앞으로 당겨 전진을 유도합니다. 발짝 떼는 것에 맞춰 번갈아 가며 막대기 좌우를 앞쪽으로 당겨 걸음을 진행시킵니다(그림 20-37B).

2) 직립 두발 보행(골반 보조 하여 걷기)

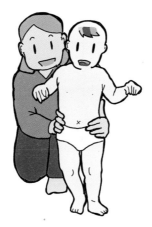

그림 20-38 골반 보조하여 걷기 연습

환아를 세우고, 부모는 환아의 뒤에서 양쪽 골반을 손으로 감싸듯이 잡습니다. 환아가 딛고 있어야 하는 발쪽의 골반은 아래로 압력을 가해, 다리를 편 채 딛고 있도록 유도합니다. 환아가 앞으로 나아가야 하는 발쪽의 골반은 살짝 위로 당겨 발이 전진하도록 유도합니다. 발짝이 떨어지고, 다시 딛는 발쪽으로 골반을 살짝 대각선 앞으로 밀어 체중이 실리도록 합니다. 그러면서 그쪽 골반에 아래로 압력을 가해 다리를 펴서 딛게 유도합니다. 좌우 반복하여 걸음을 유도합니다. 환아의 걸음에 맞춰서 진행하고 앞서서 밀며 진행시키지 않습니다(그림 20-38).

손기능 발달을 돕는 작업치료 21 장

　　손을 잘 사용하기 위해서는 눈-손 협응 능력, 적절한 자세, 반복적인 연습, 물체를 조작하는 기술 등이 필요합니다. 그리고 물건을 쥐거나 조작하기에 앞서 무엇인가가 손에 닿았을 때 느낌이 즐거워야 합니다. 가끔 손이나 다리에 주사바늘이나 테이프가 붙여져서 피부에 닿았던 촉감에 대해 매우 예민해져있는 환아들도 있습니다. 이런 경우 먼저 긍정적인 감각경험이 필요합니다.

　　환아들의 손 기능 발달에 있어 또 하나 중요한 점은 관심입니다. 눈앞에 보이는 사물에 대해서 만져보면서 놀려는 내적인 동기가 매우 중요하다고 할 수 있습니다. 먼저 환아들의 흥미를 유발할 수 있는 방법에 대해서 알아보겠습니다.

1. 어떻게 하면 사물에 관심을 갖고 볼 수 있나요?

1) 환아의 시선을 고정하는 데 도움이 되는 활동은 무엇인가요?

　　신생아 초기에 가장 쉽게 접할 수 있는 게 엄마의 얼굴입니다. 환아와 마

주보면서 웃는 표정, 찡그리는 표정, 화내는 표정, 놀라는 표정, 슬픈 표정,
사랑스런 표정 등 다양한 표정을 보여주면서 환아의 시선을 집중시킵니다.
환아가 엄마얼굴에 관심을 가져준다면 시선고정은 잘 달성할 수 있습니다
(그림 21-1).

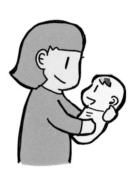

그림 21-1

또한 환아와 마주보면서 노래를 불러주는 방법도 시선을 집중시키는 데
도움이 됩니다. 소리를 듣는 데 문제가 없는 환아라면 엄마가 불러주는 동요
에도 깊은 관심을 가질 수 있습니다. 노래를 통해 엄마와 눈 마주침을 하면
서 시선을 고정하게 할 수 있습니다.

2) 환아의 시선을 움직이게 하는 방법은 무엇인가요?
눈-손 협응 능력이 발달하기 위해서 먼저 사물에 관심을 갖도록 하는 것

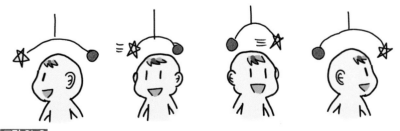

그림 21-2

이 중요합니다. 모빌이나 요요처럼 끈에 매달려 있는 장난감을 환아의 시선에서 20cm정도 떨어진 곳에서 좌/우, 위/아래로 움직여가면서 환아의 시선이나 머리가 따라올 수 있도록 해줍니다(그림 21-2).

3) 환아가 사물에 관심을 갖게 하는 방법은 무엇인가요?

환아를 눕히거나, 엎드려놓거나, 보호자가 안아준 상태에서 다양한 장난감들을 환아의 시선에 두면서 환아의 관심을 유발합니다. 딸랑이를 이용해 흔들어 소리를 내어 주거나, 빛이 나는 장난감을 통해 호기심을 가지도록 할 수 있습니다(그림 21-3, 그림 21-4, 그림 21-5, 그림 21-6).

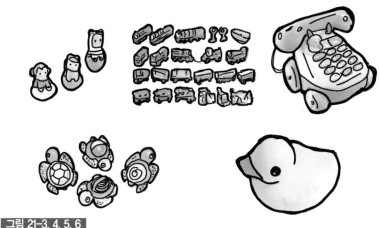

그림 21-3, 4, 5, 6

2. 물건을 쥐고 놀게 하는 방법을 알려주세요.

1) 한손으로 장난감을 쥐게 하는 방법

태어났을 때부터 3개월 정도까지는 환아들이 장난감을 오랫동안 쥐고 있지 못합니다. 하지만 환아가 손으로 장난감을 쥐는 경험과 눈으로 장난감을 확인하는 과정은 나중에 스스로 쥘 수 있는 시기가 왔을 때 도움이 될 수 있습니다. 약 3개월까지는 손에 물건을 올려놓아도 바로 떨어뜨리는 경우가 많습니다. 딸랑이나 손에 쥘 수 있는 장난감으로 손바닥을 쓸어내리듯 자극하면서 쥐게 하고, 쥐지 않을 때는 환아의 손을 감싸면서 장난감을 쥐어볼 수 있도록 도와줍니다. 엄마의 손가락으로 환아의 손바닥에 자극을 주면서 감싸 쥐게도 합니다(그림 21-7).

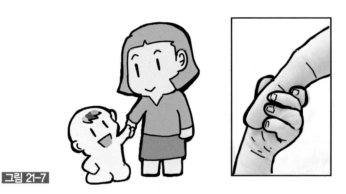

그림 21-7

2) 물건에 손을 뻗게 하기

환아를 앉혀놓고 환아가 좋아하는 장난감을 환아 앞에 두어 손을 뻗게 합니다. 앉아 있기가 어려운 환아에게는 옆으로 눕혀놓고 장난감을 쥐도록 손을 뻗게 할 수도 있습니다(그림 21-8). 누운 상태에서도 장난감을 이용해 손

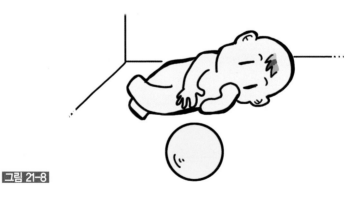

그림 21-8

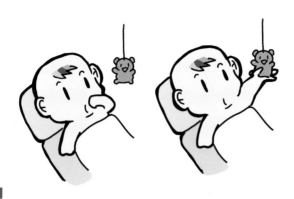

그림 21-9

을 뻗어보게 할 수도 있습니다(그림 21-9).

3) 수건 위에 있는 장난감 잡기

부드러운 수건이나 보자기 위에 장난감을 두고, 수건이나 보자기를 잡아 당기게 함으로써 손을 앞쪽으로 뻗게 하거나 손가락으로 긁어서 물건을 집 게 하는 데 도움을 줄 수 있습니다. 환아는 보자기를 잡아당길 때 장난감이 따라오는 것에 대해서 많은 흥미를 가질 수 있습니다(그림 21-10).

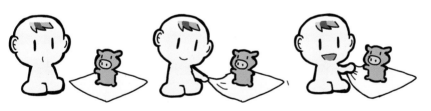

그림 21-10

4) 쌀 뻥튀기과자 집어보기

과자를 먹어보게 하여 환아의 관심을 유발할 수 있습니다. 먼저 아빠가 안 아서 앉거나, 몸을 고정해줄 수 있는 의자에 편안하게 앉혀줍니다. 그리고 환아의 배꼽정도 높이의 책상 위에 쌀 뻥튀기과자를 올려놓습니다. 뻥튀기 과자가 흰색이므로 잘 보일 수 있게 검정색 종이나 어두운색 쟁반 위에 올려 놓아도 좋습니다. 환아가 관심을 가질 수 있도록 책상을 손가락으로 두드려서 알려주어도 됩니다. 환아의 엄지손가락이 손바닥 안으로 들어갈 수도 있는데(그림 21-11), 그럴 때는 엄마가 엄지손가락을 벌려주거나(그림 21-12), 스스로 벌릴 수 있도록 말로 격려해줍니다.

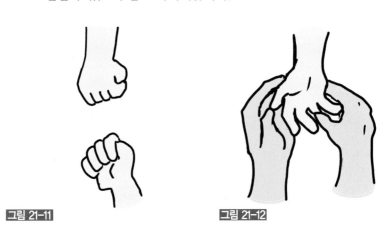

그림 21-11 **그림 21-12**

3. 한손 사용을 늘릴 수 있는 여러 가지 방법을 알려주세요?

1) 스티커 붙이기와 떼어내기

손가락을 움직일 수는 있지만 잘 움직이려하지 않는 환아들에게는 환아들이 좋아하는 캐릭터 스티커를 이용합니다. 일반적으로 한손의 마비로 손가락 사용이 불편한 환아들은 잘 사용할 수 있는 손가락만 사용합니다. 이때 잘 사용하는 손등이나 팔 위에 환아가 좋아하는 캐릭터 스티커를 붙여 주고 마비측 손을 사용해서 스티커를 떼게 합니다. 손등, 팔, 다리, 옷에 붙여두고 떼게 하여 다양한 움직임을 유도할 수도 있습니다(그림 21-13).

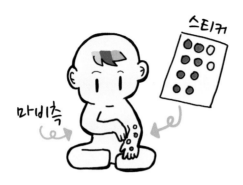

그림 21-13

2) 페그 끼우기

치료실에서 많이 볼 수 있는 나무막대기(페그)를 이용하여 다양한 쥐기 연습을 진행할 수 있습니다. 페그는 인터넷에서 '원기둥 끼우기'라고 검색하면 쉽게 구할 수 있고, 가격도 저렴한 편입니다. 처음에는 페그를 꺼내기부터 시작해서, 환아가 잘 수행한다면 끼워넣기도 연습합니다. 다양한 크기로 구성된 페그도 있고(그림 21-15), 같은 크기의 페그도(그림 21-14) 있는데, 둘 다 적절하게 이용할 수 있습니다. 또한 다양한 손가락모양으로 연습을 진

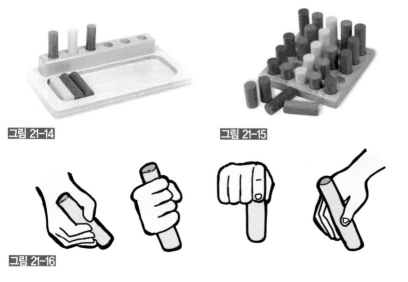

그림 21-14

그림 21-15

그림 21-16

행할 수도 있습니다(그림 21-16).

3) 과자집어 먹기

손가락을 사용하여 과자를 집어서 입으로 먹게 합니다. 과자를 통해 동기가 강하게 유발되는 장점을 가질 수 있습니다. 환아가 입으로 가져가기 힘들다면 손가락을 이용해 집도록 하거나, 잘 사용할 수 있는 손으로 먹게 함으로써 난이도를 조절할 수도 있습니다(그림 21-17). 또한 과자의 크기를 바꿔주거나, 도구(포크나, 숟가락)를 사용하여 과자를 먹게 할 수도 있습니다(그림 21-18). 비슷한 방법으로 포크에 과일을 찍어 주고 환아가 포크를 집어서 입으로 가져가 먹게 할 수도 있습니다. 환아가 어려워한다면 보호자가 환아의 손을 감싸서 도움을 주셔도 되고, 움직임을 살펴가면서 도움의 양을 조절해 주시면 됩니다.

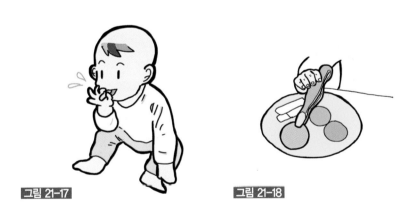

그림 21-17   그림 21-18

4. 양손 사용을 늘릴 수 있는 방법은 무엇이 있을까요?

1) 두 손 모으기

뒤로 뻗침이 심한 환아의 경우 강제로 손을 모아서 두 손을 마주잡게 하기보다는 환아를 옆으로 눕게 하고, 엉덩이와 머리, 몸을 전체적으로 구부리게 함으로써 손이 마주칠 기회를 제공합니다. 눈으로 자기 손을 인식할 수 있도록 손이 시야에 들어오게 도와줍니다(그림 21-19).

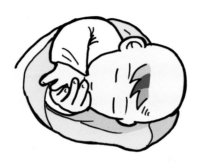

그림 21-19

2) 두 손으로 장난감 두들기기

양손에 비슷한 크기의 장난감, 예를 들어 딸랑이를 쥐어줍니다. 스스로 두 손을 이용해 두드릴 수 있으면 좋겠지만 두드리지 않는 환아의 경우 보호자가 환아의 손을 잡고 부딪쳐주면서 함께 놀아줍니다(그림 21-20).

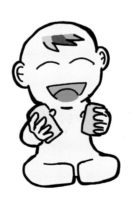

그림 21-20

3) 손으로 종이 찢기

양손 협응력 향상을 위해서 종이 찢기 놀이를 할 수 있습니다. 보호자가 먼저 양손을 사용하여 종이 찢는 모습을 보여주며 환아가 따라하게 만듭니다. 처음에는 함께 할 수 있지만, 점차 환아 혼자 하도록 합니다. 찢어진 종이는 집어서 그림 위에 모자이크처럼 붙여 넣는 등 다른 놀이로 변경하여 흥미를 유발할 수도 있습니다. 엄지손가락과 검지로 꼭 쥘 수 있어야 종이를 찢을 수 있으므로, 손가락의 협응력을 기르는 데도 많은 도움이 됩니다(그림 21-21).

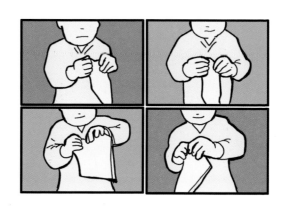

그림 21-21

4) 공놀이

두 손으로 쥘 수 있는 큰 공을 이용해서 주고받기 놀이를 진행합니다. 이때 불편한 손을 많이 사용하도록 환아에게 칭찬을 해줍니다. 공은 다양한 높이

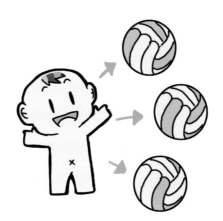

그림 21-22

에서 던져보게 합니다. 가슴 높이에서 앞으로 던지거나, 머리 위로 던지기 등을 통해 다양한 범위에서의 양손 움직임을 유도할 수 있습니다(그림 21-22).

5) 구슬 끼우기

양손의 협응력을 증가시키기 위해 구슬 끼우기를 진행할 수 있습니다(그림 21-23). 환아가 구슬을 너무 과도하게 잡지 않는지, 손가락을 이용해 실을 잘 쥘 수 있는지 살펴보아야 합니다. 보호자가 구슬 끼우는 모습을 보여주면서 환아가 실행했을 때는 칭찬을 많이 해주는 게 좋습니다.

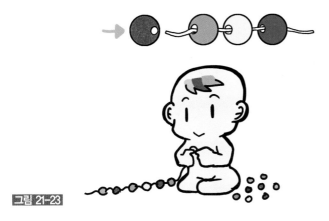

그림 21-23

5. 물건 조작하기 연습은 어떻게 진행할까요?

1) 색연필로 선긋기

책상에 적절하게 앉은 자세에서 종이 위에 선 그리기를 보여줍니다. 환아에게 따라 해보게 하면서 손가락으로 색연필 쥐는 동작을 연습시킬 수 있습니다. 색연필 조작능력이 증가함에 따라서 색칠공부책에 색칠을 하는 등 난이도를 높여갈 수도 있습니다(그림 21-24).

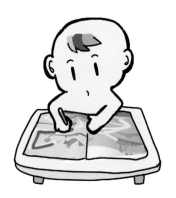

그림 21-24

2) 종이접기

색종이를 이용하여 쉬운 것부터 종이접기를 시도해 봅니다. 완성품을 보여주면 환아의 흥미를 유발할 수 있기 때문에 처음부터 끝까지 보여준 다음, 환아와 함께 한 단계씩 진행합니다. 환아가 쉽게 포기하지 않고 흥미를 느끼면서 접을 수 있도록 도와줄 수 있습니다(그림 21-25).

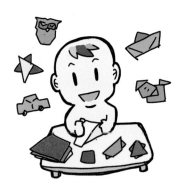

그림 21-25

3) 동전 저금하기

처음에는 동전을 쥐어주면서 작은 동전구멍에 끼우게 합니다(그림 21-26). 동전이 클수록 좀 더 쉽게 쥘 수 있으므로, 500원, 100원, 50원, 10원짜리 동전을 이용하여 난이도를 조절합니다. 처음에는 보호자가 동전을 들어 환아가 쉽게 쥐도록 합니다. 수건 위에 동전을 두거나, 환아 스스로 동전을 쥐어 저금통에 넣게 함으로써 난이도를 조절할 수도 있습니다. 매끄러운 책상바닥에 있는 동전을 바로 집는 것은 미세한 손기능이 필요하므로 환아가 어려워할 수도 있습니다.

동전 저금하기는 한 개씩 집은 동전을 새끼 손가락 쪽에 쥐면서 다른 동전을 계속해서 집는 방법을 적용할 수도 있습니다. 많게는 5개까지 쥐게 하여 동전을 손안에서 조작하는 기술을 향상시킬 수 있습니다.

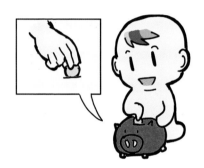

그림 21-26

4) 병뚜껑 조작하기

병에 조그마한 과자를 넣어주고 뚜껑을 열어서 꺼내 먹게 합니다. 처음에는 조금만 돌려도 열릴 수 있도록 뚜껑을 조금만 닫아주지만, 점차 뚜껑을 다 닫아줍니다. 한손은 병을 잘 쥐고 있고, 한손은 뚜껑을 잘 조작할 수 있도

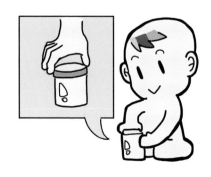

그림 21-27

록 적용해 줍니다. 병뚜껑의 크기를 다양하게 하여 진행할 수도 있습니다(그림 21-27).

5) 가위질하기

엄마가 가위질하는 것을 보여주면서 환아에게 종이를 자르게 합니다. 플라스틱으로 되어 있는 가위도 있고, 스프링처럼 다시 잘 벌려지는 가위도 있으므로 다양한 가위를 적절하게 활용하면 좋습니다(그림 21-28). 환아가 종이 사르기에 익숙해지면 도형을 그려서 오리게 하고, 그림을 오리거나 잡지책에 있는 사진을 적절하게 잘라보게 하는 것도 환아의 흥미 유발에 도움이 됩니다.

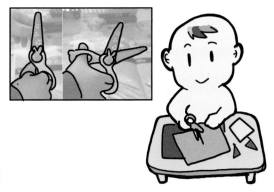

그림 21-28

경직 : 구축과 변형 22 장

뇌성마비의 증상 중 하나인 경직(spasticity)은 뇌의 병변으로 인하여, 근육이 늘어나는 속도와 길이에 반응하여 근육의 긴장도가 증가하거나 신장반사가 과도하게 높아지는 것을 의미합니다. 경직이 있는 근육들은 항상 과긴장하여 수축하고 있으므로 '스트레칭 자극에 의한 근육의 길이 성장'을 하지 못하게 됩니다.

급성장기 환아의 경우 경직으로 인하여 뼈의 성장에 비해 근육의 성장이 상대적으로 느려서 결국 근육의 구축(오그라듦)이 발생됩니다. 또한 뼈와 근육의 성장 불균형이 뼈와 관절의 변형을 유발하기도 합니다. 경직은 환아의 각성상태, 활동, 자세, 감정상태, 통증 등에 따라서 증가될 수 있습니다. 따라서 근긴장 이상형이나 운동실조형 뇌성마비에 비해 경직형 뇌성마비 환아에서 구축과 변형이 많습니다.

하지에서 많이 볼 수 있는 변형으로는 다리가 가위 형태로 꼬이는 현상, 다리 전체가 안쪽으로 돌아가는 현상, 허벅지 관절이나 무릎 관절이 굽는 현상, 까치발이 되는 현상 등이 있습니다(그림 22-1).

경직의 치료 목표는 "기능을 저해하지 않는 범위 내에서 경직으로 인한 부작

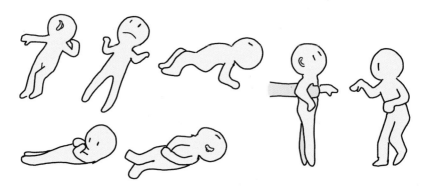

그림 22-1 경직형 뇌성마비환아에서 나타나는 전형적인 자세들

용을 최소화 하는 것"이며, 경직을 악화시키는 요인을 제거하는 것입니다. 치료 는, 보존적인 치료법으로부터 시작해 약물이나 수술 등으로 수행하게 됩니다.

앞에서 말한 '경직을 악화시키는 요인을 제거한다'는 것은 자세나 통증 등 에 의해 경직이 증가될 수 있으므로 뇌성마비 환아에 따라 경직을 감소시키 는 자세를 적절히 취해주는 것과 욕창, 변비, 압박 등과 같은 경직을 악화시 키는 요소를 제거한다는 것을 의미합니다.

다음으로 집에서 할 수 있는 경직 완화를 위한 스트레칭 방법을 살펴보도 록 하겠습니다.

■ 집에서 할 수 있는 운동엔 무엇이 있나요?

경직을 감소시키기 위해서는 느리고 지속적인 스트레칭이 필요합니다. 그 리고 집에서 매일 신장 운동을 지속하는 것이 효과적입니다. 경직 패턴이 있 는 근육들은 그 패턴을 깨뜨려 주어야 긴장 완화와 스트레칭이 쉽습니다. 스 트레칭을 할 때 구부러진 방향으로 경직이 있는 환아는 펴지는 방향의 운동 요소를 넣어주고, 펴지는 방향으로 경직이 있는 환아는 구부러지는 방향의 운동 요소를 넣어 주어야합니다.

올바른 정렬로 몸통과 지절들이 놓여 있을 때, 경직도 완화되고 뇌성마비 환아도 좀 더 편안해 합니다. 다음 그림은 해부학적 자세라는 것으로, 똑바로 선 상태에서 정면을 바라보고 양 팔은 몸에 붙여 손바닥이 앞을 향하게 하고 있는 자세입니다.

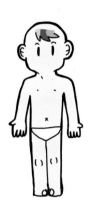

그림 22-2 해부학적 자세

이 자세는 해부학에서 인체의 모든 방향에 대한 위치 기준이 되는 자세로서 신체 정렬을 보여주기에 좋은 그림이라 보여드립니다(**그림 22-2**).

그림처럼 머리는 앞을 보고, 손바닥은 전방을 향하도록 합니다. 골반은 수평을 이루고, 무릎의 무릎뼈는 앞쪽을 향하고, 정강이의 수직선에 두 번째 발가락이 놓이도록 정렬합니다. 가능한 한 대칭적인 자세를 만드는 것이 뇌성마비 경직 완화에 도움이 됩니다.

정상적인 근육의 스포츠 스트레칭은 15~30초 정도의 신장 시간으로도 효과가 있지만 경직성 근육의 경우 신장 효과를 보려면 7분 이상의 신장 시간이 있어야 합니다. 그러므로 경직이 있는 근육을 신장시키기 위해서는 도수적인 스트레칭보다는 적절한 자세를 취하거나 놀이 활동 등을 시행하여 30분 이상 신장된 위치를 유지하는 게 더 효과적입니다. 손으로 하는 스트레칭은 환아가 활동을 하거나 자세를 취하기 전에 일정 시간 동안 긴장을 이완시

211

키고, 정렬을 바로 맞추기 위한 방법으로 사용하는 것이 좋습니다.

지금부터 경직이 완화되는 방향으로 관절 운동을 시행하는 방법과 신장 자세를 유지하는 방법을 설명하겠습니다.

1. 경직을 완화시키는 관절 운동 방법

1) 부모의 손

뇌성마비 환아를 치료할 때 부모의 손은 민감해져야 합니다. 환아의 팔과 다리 등을 잡을 때 환아가 편안하게 느낄 수 있고, 부모 또한 자신을 보호할 수 있도록 손을 사용해야 합니다. 손이 민감해져야 한다는 것은 환아의 팔과 다리 등을 수동적으로 움직일 때, 저항감을 예민하게 감지하라는 뜻입니다. 경직성 뇌성마비 환아의 팔을 갑작스럽게 움직이면, 상당히 무겁고 "탁"하고 걸리는 느낌이 감지될 수 있습니다. 하지만 천천히 움직이면 좀 더 수월하게 관절 운동이 이루어지는 것을 느낄 수 있습니다.

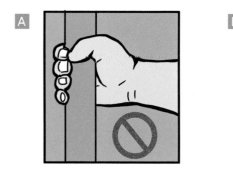 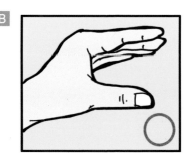

그림 22-3 환아를 잡는 올바른 방법 A(X). 일반적인 쥐기 자세- 압력이 손 끝에 편중돼 환아는 통증을 느낄 수 있습니다, B(O). 룸브리컬 그립- 압력이 손가락에 골고루 퍼져 환아는 통증을 느끼지 않고 편안함을 느낍니다.

서거나 걷지 못하는 뇌성마비 환아들은 자신의 다리에 체중부하를 해본 경험이 적기 때문에 뼈가 약합니다. 어른의 힘으로 갑작스럽게 관절 운동을 시행하는 것은 골절의 위험을 높이므로 더더욱 민감하게 천천히 움직여야 합니다.

환아의 팔과 다리를 잡을 때, 부모는 손가락 끝에 힘을 주는 것이 아니라, 손가락은 펴고, 중수지절관절을 구부려서 잡는 룸브리컬 그립(lumbrical grip)을 이용해야 합니다. 이 자세는 압력이 편중되지 않도록 하여, 환아가 편안하게 운동할 수 있도록 만듭니다(그림 22–3).

그리고 관절 운동은 한 번에 한 관절에 대해서만 합니다. 부모의 한 손으로는 바로 위 부분의 관절을 고정시키고, 다른 한 손은 해당 관절보다 아래 관절을 잡아서 관절의 전 범위로 운동을 시킵니다.

마지막으로 부모는 움직이는 지절과 인접하게 자리 잡고, 환아를 잡은 손목은 고정한 채, 부모의 몸통 등 큰 관절을 이용해 움직임으로써 부모 스스로도 보호해야 합니다.

2) 관절의 운동 방법

(1) 뇌성마비 환아의 경직은 움직이는 속도에 반응하게 됩니다. 즉, 빠르게 움직이면 관절이 편안하게 움직여지지 않고, 탁 걸리는 느낌이 발생하게 됩니다. 그래서 천천히 부드럽게 움직여주는 것이 좋습니다.

(2) 환아에게 어떤 운동을 하고, 어디를 잡을 것이지 설명한 후에 운동을 시행합니다.

(3) 환아의 경우 관절 운동을 시행하기에 가장 좋은 시간은 목욕이나 기저귀를 갈은 직후입니다. 좀 더 큰 환아의 경우에는 일정한 시간을 정해서 시행합니다.

(4) 한 관절의 한 운동은 10회 정도씩 시행하고, 하루 두세 번 시간을 정해 꾸준히 하는 것이 좋습니다.

(5) 신장을 하고자 하는 관절은 관절운동의 마지막 범위에서 10~30초 정도 자세를 유지한 후 이완합니다.

(6) 절대로 관절에 너무 많은 힘을 주지 말아야 합니다. 너무 많은 힘을 가하면 관절강이 손상될 수도 있습니다.

3) 상지 관절 운동

다음 그림(그림 22-4)은 일반적으로 경직이 있는 뇌성마비 환아에 있어서, 상지의 변형자세를 나타낸 그림입니다. 팔꿈치는 굽어있고, 어깨는 내회전되어 있어 아래로 쳐져 있습니다. 아래팔도 내회전되어 있어 손바닥이 아래를 보고 있습니다. 손목과 손가락은 구부러지고, 엄지손가락은 손바닥 쪽으로 구부러져 손가락 안으로 들어가 있습니다(그림 22-5).

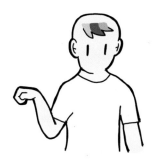

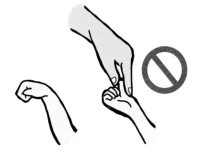

그림 22-4 일반적인 경직이 있는 환아상지의 변형 자세

그림 22-5 경식 있는 쌀을 이완시키는 잘못된 방법- 손바닥 안으로 들어가 있는 엄지손가락을 빼기 위해 잡아당기면, 손목과 다른 손가락들의 굴곡을 증가시키고, 손가락 관절을 상하게 할 위험이 있습니다.

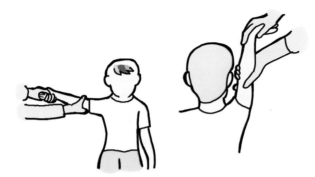

그림 22-6 경직이 있는 팔을 이완시키는 올바른 방법- 위쪽 팔을 잡고 바깥쪽으로 돌린 후, 팔꿈치를 폅니다. 그 다음에 아래팔과 손바닥이 하늘을 보도록 바깥쪽으로 돌리면 손목과 손가락을 펴는 것이 쉬워집니다. 이 자세를 유지하면서 환아의 귀 쪽으로 팔을 들어올리면 굽힘근의 긴장도가 억제되어, 수월하게 상지 신장 운동을 시킬 수 있습니다. 그림에서 보는 것과 같이 환아의 손바닥이 환아의 얼굴 쪽을 향하도록 유지하면서 들어올립니다.

위의 방법으로 상지 위치를 정렬 한 후에 아래에 설명된 상지 관절 운동을 시행합니다(그림 22-6).

(1) 어깨

① 팔 위로 올리기

환아를 바로 누운 자세로 눕힙니다. 부모의 한 손은 환아의 어깨가 위로 올라가지 못하도록 어깨나 몸통 옆을 고정합니다. 부모의 다른 손은 환아의 아래팔을 잡습니다. 환아의 손바닥이 얼굴을 향하도록 살짝 바깥으로 팔을 돌립니다. 이 상태와 환아의 팔꿈치가 쭉 펴진 상태를 유지하며, 환아의 팔을 위로 올립니다. 환아의 귀에 환아의 팔이 닿도록 한다고 생각하며 수행합니다. 이때 팔을 비틀거나 너무 강하게 잡아당기지 않습니다(그림 22-7).

② 팔 옆으로 벌리기

환아를 바로 누운 자세로 눕힙니다. 부모의 한 손은 환아의 어깨가 위로 올라가지 못하도록 어깨나 몸통 옆을 고정합니다. 부모의 다른 손은 환아의

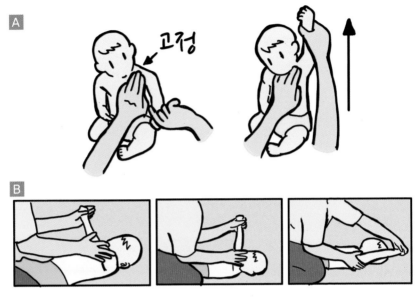

그림 22-7　팔 위로 올리기 운동 A. 환아가 유아인 경우　B. 환아가 좀 더 큰 아동인 경우

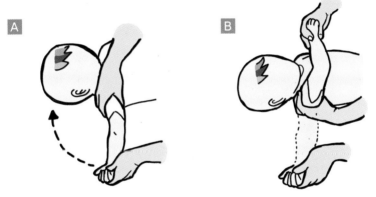

그림 22-8　A. 팔 옆으로 벌리기 운동, B. 팔 수평 벌리기와 수평 오므리기 운동

아래팔을 잡습니다. 환아의 손바닥이 자기 얼굴을 향하도록 살짝 바깥으로 팔을 돌립니다. 이 상태와 환아의 팔꿈치가 쭉 펴진 상태를 유지하며, 환아의 팔을 옆으로 벌립니다. 환아의 귀에 환아의 위팔이 닿도록 한다고 생각하

며 옆으로 벌린 팔을 바닥과 나란하게 위로 올립니다. 이때 팔을 비틀거나 너무 강하게 잡아당기지 않습니다(그림 22-8).

③ 팔 수평 벌리기와 수평 오므리기

환아를 바로 누운 자세로 눕힙니다. 부모의 한 손은 환아의 어깨가 위로 올라가지 못하도록 어깨나 몸통 옆을 고정합니다. 부모의 다른 손은 환아의 아래팔을 잡습니다. 환아의 팔을 어깨 선상에서 옆으로 벌립니다. 그 다음에 는 환아의 가슴을 가로질러 팔을 오므립니다. 이때 팔꿈치는 펴진 상태를 유 지합니다.

④ 팔 회전시키기

환아를 바로 누운 자세로 눕힙니다. 몸통으로부터 팔을 옆으로 90도 정도 벌리고 팔꿈치는 90도 정도 구부립니다.

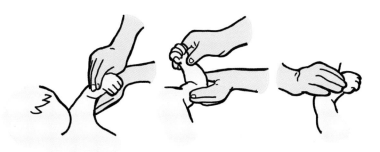

그림 22-9 팔 회전시키기 운동

부모의 한 손은 90도 벌려진 팔의 팔꿈치를 잡습니다. 다른 손은 손목 바 로 위 아래팔을 잡습니다. 환아의 90도 벌려진 위팔을 축으로 아래팔을 위 로 돌려서 외회전 운동을 합니다. 그 다음에 아래팔을 아래로 돌려서 내회전 운동을 합니다. 이때 팔을 움직이는 동안 한아의 어깨가 바닥에서 들리지 않도록 합니다(그림 22-9).

(2) 팔꿈치

① 팔꿈치 구부리고 펴기

환아를 바로 누운 자세로 눕힙니다. 몸통으로부터 팔을 옆으로 벌려줍니다. 부모의 한손은 환아의 위팔을 고정합니다. 다른 손은 환아의 손목 위 아래팔을 잡습니다. 팔꿈치를 부드럽게 구부리고 펴주는 것은 반복합니다(그림 22-10).

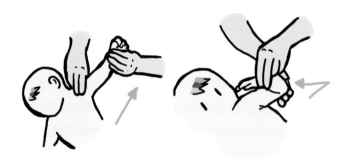

그림 22-10 팔꿈치 구부리고 펴기 운동

② 팔꿈치 돌리기

환아를 바로 누운 자세로 눕힙니다. 부모의 한 손은 환아의 위팔이 움직이지 않도록 고정합니다. 다른 손은 환아의 손목 위 아래팔을 잡습니다. 둥근

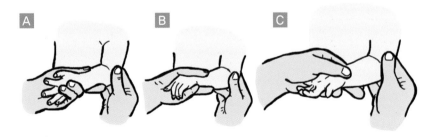

그림 22-11 팔꿈치 돌리기 운동 A. 시작자세, B. 엎침 운동, C. 뒤침 운동

문손잡이를 돌린다는 느낌으로, 환아의 손바닥이 위로 향하도록 환아의 아래팔을 돌립니다. 그 다음에는 손바닥이 아래를 향하도록 아래팔을 돌립니다(그림 22-11).

(3) 손목
① 손목 구부리기와 펴기
환아를 바로 누운 자세로 눕힙니다. 부모의 한 손은 환아의 아래팔이 움직이지 않도록 고정합니다. 다른 손은 환아의 손을 잡습니다. 손목을 앞쪽과 뒤쪽으로 구부려줍니다(그림 22-12 B). 경직이 심한 아이의 경우는, 손을 천천히 흔들거나 손등을 쓸어주어 이완시킨 후 시행합니다(그림 22-12).

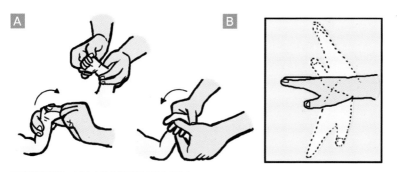

그림 22-12 손목 구부리기와 펴기 운동

② 손목 양 옆으로 움직이기
환아를 바로 누운 자세로 눕힙니다. 부모의 한 손은 환아의 아래팔이 움직이지 않도록 고정합니다. 다른 손은 환아의 손을 잡습니다. 손을 잡을 때는 부모의 엄지와 둘째손가락 사이와 환아의 엄지와 둘째손가락 사이가 맞닿아 악수를 하듯이 잡아줍니다. 환아의 손목을 양 옆으로 움직입니다(그림 22-13 B). 경직이 심한 환아의 경우는 대부분 손목이 가운데가 아니라 보다는 새끼손가락 쪽으로 치우쳐 있는 경우가 많습니다. 이때에는 과도하게 새끼손가락 쪽으로 움직일 필요가 없습니다. 과신장이 될 수 있습니다(그림 22-13).

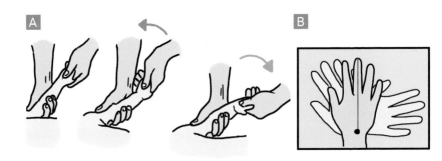

그림 22-13 손목 양 옆으로 움직이기 운동

(4) 손가락

① 손가락 구부리고 펴기

i) 부모는 한 손으로 환아의 손목과 손을 고정합니다. 다른 손으로는 환아의 손가락을 잡습니다. 환아의 손가락의 등 부분에 부모의 손을 대주며 손가락 전체를 구부려주고, 그 다음에는 환아의 손가락의 바닥을 부모의 손으로 받쳐주며 쭉 펴줍니다(그림 22-14).

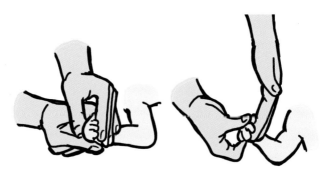

그림 22-14 손가락 구부리고 펴기 운동

ii) 손과 손가락 사이의 관절 운동입니다. 부모는 한 손으로 환아의 손목과 손을 고정합니다. 다른 손으로는 환아의 손가락을 잡습니다. 환아의 손가락이 펴진 상태를 유지하면서, 환아의 손과 손가락 사이의 관절을 구부립

니다. 손가락 관절을 구부렸을 때 **그림 22-15** A와 같은 상태가 되어야
합니다(그림 22-15).

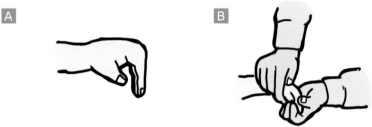

그림 22-15 손과 손가락 사이 관절 운동

② 손가락 벌리고 오므리기

부모는 환아의 손가락을 쭉 펴서 잡습니다. 환아의 손가락을 부드럽게 옆
으로 벌려주고 다시 모아줍니다. 각각의 손가락에 시행합니다(그림 22-16).

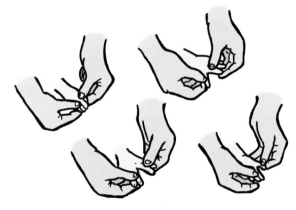

그림 22-16 손가락 벌리고 오므리기 운동

③ 엄지손가락 오므리고 벌리기

부모는 한손으로 환아의 손바닥이 위로 향하도록 손을 펴서 잡아줍니다.
다른 손으로는 엄지손가락을 잡습니다. 환아의 손바닥에서 엄지손가락을 안

쪽으로 오므리고, 그 다음 바깥으로 펴줍니다(그림 22-17).

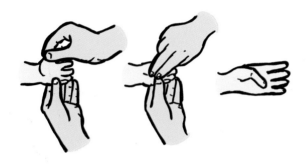

그림 22-17 엄지손가락 오므리고 벌리기 운동

4) 하지 관절 운동

일반적으로 환아가 경직이 심한 경우 다리가 가위 형태로 꼬이게 됩니다 (그림 22-18). 다리가 꼬여있다고 해서 환아의 발목을 잡고 무리하게 벌리면 안됩니다(그림 22-19). 우선 하지의 운동을 시키기 전에 환자의 경직을 안정 되게 하는 자세에 대해 배워 봅시다(그림 22-20,21,22).

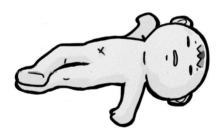

그림 22-18 다리가 가위 형태로 꼬인 상태

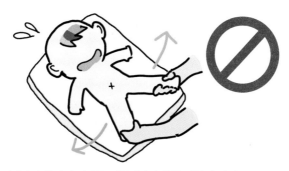

그림 22-19 뇌성마비 환아의 다리를 이완시키기 위한 잘못된 방법
-환아의 다리를 벌리기 위해 발목을 잡고 양 옆으로 당기지 말아야 합니다. 환아의 다리를 더 꼬이게 만들 수 있습니다.

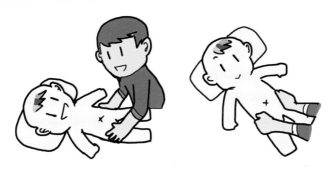

그림 22-20 뇌성마비 환아의 다리를 이완시키기 위한 올바른 방법 1- 환아의 머리와 어깨 아래에 베개를 베도록 해서, 머리와 어깨가 앞 쪽으로 약간 구부러질 수 있도록 자세를 취해주면, 몸 전체의 뻣뻣함이 조금은 완화될 것입니다. 그 다음에 양쪽 골반 부위를 양손 손바닥 전체로 감싸 쥡니다. 그리고는 좌우/상하로 리드미컬하게 흔드는 진동 자극을 주면, 골반 주변과 하지의 긴장도가 조금 완화 되고, 골반을 올바른 위치로 정렬시키는 데도 도움이 됩니다.

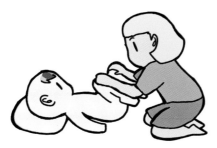

그림 22-21 뇌성마비 환아의 다리를 이완시키기 위한 올바른 방법 2- 그 다음에 환아의 무릎을 천천히 구부린 후, 허벅지를 잡고 양 다리를 옆으로 천천히 벌립니다.

223

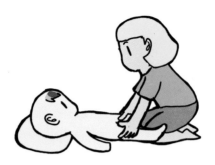

그림 22-22 뇌성마비 환아의 다리를 이완시키기 위한 올바른 방법 3- 무릎을 구부린 채로 양 다리를 천천히 바깥쪽으로 벌린 다음에, 점진적으로 무릎을 펴면 뻣뻣힘이 완화된 상태에서 다리를 벌리고 폅니다.

위에 설명한 방법으로 자세를 정렬한 후 아래에 설명한 관절 운동 및 스트레칭을 합니다.

(1) 엉덩이 관절과 무릎 관절

① 무릎 관절과 함께 엉덩이 관절 구부리기

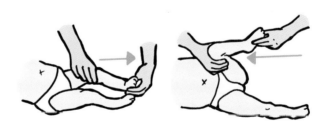

그림 22-23 무릎 관절과 함께 엉덩이 관절 구부리기 운동

환아를 바로 누운 자세로 눕힙니다. 부모의 한 손으로 환아의 허벅지를 잡고, 다른 손으로는 발뒤꿈치를 잡습니다. 환아의 무릎이 안으로 돌아가지 않게 유지하며, 환아의 가슴 쪽으로 다리를 구부렸다가 천천히 펴줍니다. 이때 반대편 다리가 따라 올라오지 않도록 합니다(그림 22-23).

② 무릎 관절을 펴고 엉덩이 관절 구부리기

좀 더 큰 환아의 경우 허벅지 뒤쪽 근육의 스트레칭이 중요합니다. 허벅지 뒤쪽 근육에 경직이 있는 경우도 많고, 성장하면서 쉽게 짧아지는 근육이기 때문입니다.

환아는 바로 누운 자세로 눕힙니다. 부모는 환아의 운동하고자 하는 다리 쪽에 앉습니다. 부모의 다리로 환아의 움직이지 않을 다리를 눌러 고정합니다. 부모의 한 손은 환아의 무릎 위 허벅지에 놓습니다. 다른 손은 환아의 발목 아래를 잡습니다(그림 22-24 B). 무릎이 구부러지지 않도록 유지하며 다리를 천천히 위로 올립니다. 이때 부모는 팔을 이용해 다리를 올리기 보다는 몸통을 앞으로 기울이며 다리를 올리도록 하여 부모 스스로를 보호합니다.

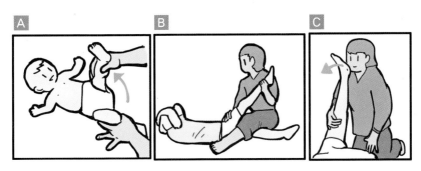

그림 22-24 무릎 관절을 펴고 엉덩이 관절 구부리기 운동
A. 환아가 유아인 경우, B. 환아가 좀 더 큰 아동인 경우-부모가 손으로 잡을 때, C. 환아가 더 큰 아동인 경우- 부모가 어깨에 대고 할 때

다리가 수직에 가깝게 더 많이 올라간다면, 부모의 손으로 환아의 발목을 잡는 것 대신에 부모의 한쪽 어깨에 환아의 발목을 기대게 하여 운동시켜도 됩니다(그림 22-24 C).

③ 엉덩이 관절 옆으로 벌리기 1

환아를 바로 누운 자세로 눕힙니다. 부모는 환아의 양 무릎을 잡고 배 쪽

225

으로 구부립니다. 양 무릎을 바깥쪽으로 벌립니다. 이때 골반이 바닥에서 떨어지지 않도록 합니다(그림 22-25).

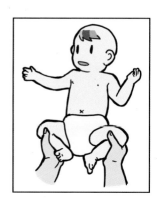

그림 22-25 엉덩이 관절 옆으로 벌리기 1

④ 엉덩이 관절 옆으로 벌리기 2

환아를 바로 누운 자세로 눕힙니다. 부모의 한 손으로는 환아의 골반을 고정하여 반대쪽 다리가 딸려오지 않도록 합니다. 다른 손은 환아의 발목 위의 아래다리를 잡습니다. 환아의 다리로 바닥을 쓸어낸다고 생각하며 바닥과 평행하게 환아의 다리 전체를 옆으로 벌립니다. 환아의 무릎뼈가 중앙에 위치해 있게 유지하고 다리가 구부러지지 않고 펴진 채로 유지하게 합니다(그림 22-26).

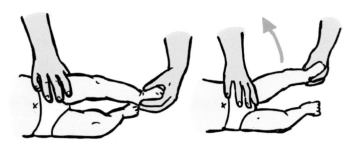

그림 22-26 엉덩이 관절 옆으로 벌리기 2

여기서 다리를 안쪽으로 오므리거나 엉덩이 관절을 안쪽으로 돌리지 않도록 주의합시다. 경직이 심한 뇌성마비 환아의 경우 고관절이 전위의 위험이 있기 때문입니다.

⑤ 엉덩이 관절 바깥쪽으로 회전시키기

환아를 바로 누운 자세로 눕힙니다. 환아의 한쪽 다리를 엉덩이 관절 위치까지 무릎을 구부립니다. 환아의 무릎은 자세를 유지하고, 양반다리를 취하듯이 발이 환아의 배쪽을 향하도록 아래다리를 돌립니다(그림 22-27).

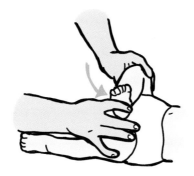

그림 22-27 엉덩이 관절 바깥쪽으로 회전시키기 운동

⑥ 엉덩이 관절 펴기

환아를 엎드린 자세로 눕힙니다. 부모의 한 손으로 환아의 엉덩이를 고정합니다. 환아의 엉덩이 관절이 구부려져, 엉덩이가 올라와 있다면, 골반을 좌우로 살살 흔들어 근육 긴장도를 이완시킵니다. 다른 손은 허벅지 앞쪽을 잡습니다. 환아의 다리를 위로 올려줍니다(그림 22-28).

(2) 발목 관절

① 발목 구부리기

경직이 있는 장딴지 근육을 스트레칭하기 위한 방법입니다. 장딴지 근육

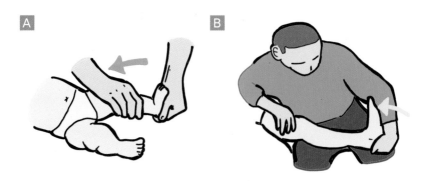

그림 22-29 발목 구부리기 운동 A. 유아의 경우, B. 좀 더 큰 환아의 경우

은 무릎 위부터 발뒤꿈치까지 이어져 있습니다. 이 근육을 효과적으로 스트레칭하기 위해서는 무릎을 편 자세에서 발이 위쪽으로 올려져야 합니다.

환아를 바로 누운 자세로 눕힙니다. 부모는 환아의 운동시키고자 하는 다리에 인접하게 자리를 잡습니다. 한 손은 무릎 아래에 놓아, 무릎이 펴져 있지만, 무릎이 뒤로 빠지지 않도록 고정합니다. 그림 22-29 B처럼 부모의 허벅지로 환아의 허벅지를 받쳐 무릎이 뒤로 빠지지 않도록 하고, 손은 허벅지 위를 고정해도 됩니다. 다른 손은 그림처럼 컵 모양으로 발뒤꿈치부터 단단하게 잡아, 환아의 발이 부모의 아래팔에 놓이도록 합니다(그림 22-29). 그 후에 천천히 발뒤꿈치부터 당기면서 발이 위로 올라가도록 스트레칭을 합니다. 이때 발이 좌우로 움직이지 않도록 환아의 정강이 수직선과 두 번째 발가락이 일직선이 되게 올린다는 느낌으로 운동 방향을 맞춥니다.

② 발목 구부리기 운동의 잘못된 자세

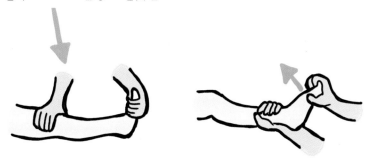

그림 22-30 발목 구부리기 운동의 잘못된 자세

A. 무릎 관절에 직접적으로 압력을 가하거나, 무릎 위쪽을 잡아 아래로 누르면서 발목을 올리는 방법은 무릎이 뒤쪽으로 빠지는 방향으로 신장이 되게 함으로 올바르지 않습니다.

B. 발뒤꿈치부터 잡지 않고 발 앞부분만을 잡아 위쪽으로 올리는 방법은 경직이 있는 장딴지 근육을 스트레칭 하는 것이 아니라 발바닥의 연부 조직을 손상시킬 수 있습니다(그림 22-30).

③ 발가락 운동

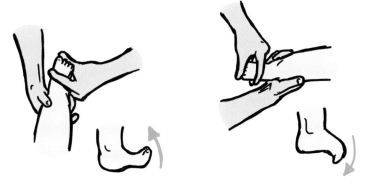

그림 22-31 발가락 운동 A. 발가락 펴기 운동, B. 발가락 구부리기 운동

 환아를 바로 누운 자세로 눕힙니다. 부모의 한 손은 환아의 아래다리를 잡아 고정합니다. 다른 손은 둘째손가락으로 발등을 잡고 엄지손가락은 발가락에 위치시킵니다. 발가락을 펼 때는 엄지손가락을 발가락 아래에 위치시키고, 발가락을 구부릴 때는 엄지손가락을 발가락 위에 위치시켜 발가락을 위로 젖혔다 구부렸다 합니다. 환아의 발목에서 떨림이나 뻣뻣함이 느껴질 경우에는 환아의 무릎을 구부리고 시행합니다(그림 22-31).

5) 몸통 스트레칭

(1) 앞으로 많이 웅크린 자세를 한 경직형 뇌성마비 환아의 경직 완화시키기 (그림 22-32,33)

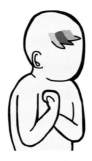
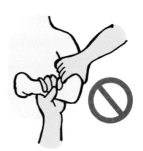

그림 22-32 앞으로 많이 웅크린 자세의 경직

그림 22-33 웅크림을 이완시키기 위한 잘못된 방법- 환아의 팔을 무조건 당겨서 펴려고 하지 마십시오. 더 뻣뻣해질 수 있습니다.

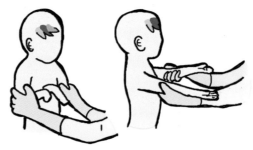

그림 22-34 웅크림을 펴기 위한 올바른 방법

부모는 환아의 팔꿈치 바깥쪽과 팔의 위 부분을 잡습니다. 순간적으로 환아의 팔을 자신의 방향으로 당기듯이 펴면서, 바깥으로 돌립니다. 머리를 들고 척추를 바로 세우는 것이 촉진될 것입니다(그림 22-34).

(2) 뒤로 많이 뻗치는 자세를 한 경직형 뇌성마비 환아의 경직 이완시키기
   (그림 22-35,36,37)

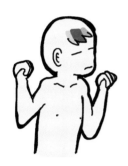

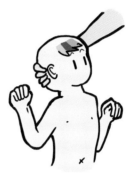

그림 22-35 뒤로 뻗치는 자세의 경직

그림 22-36 뒤로 뻗치는 것을 앞으로 가져오기 위한 잘못된 방법. 환아의 머리 뒤로 손을 대서 머리를 앞쪽으로 가져오려 하면, 환아의 펴는 근육 긴장이 더 심해집니다.

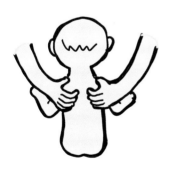

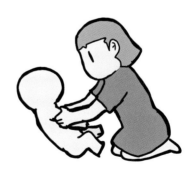

그림 22-37 뒤로 뻗치는 것을 앞으로 가져오기 위한 올바른 방법. 어깨를 앞쪽으로 둥글게 감싸주면 머리와 어깨가 뒤로 젖혀지는 것이 억제되고, 팔도 중앙을 향해 앞으로 오게 됩니다.

(3) 몸통 폄근 스트레칭

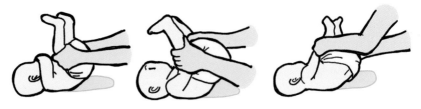

그림 22-38 몸통 폄근 스트레칭 방법

환아를 바로 누운 자세로 눕힙니다. 환아를 공기 중에 앉은 자세처럼 양 다리를 부드럽게 올립니다. 환아의 양쪽 무릎을 환아의 양손이 잡도록 부모의 손으로 같이 잡습니다. 환아의 골반 움직임과 함께 다리를 좌우 방향으로 천천히 부드럽게 움직여 줍니다. 20회 정도 반복합니다(그림 22-38).

(4) 몸통 굽힘근 스트레칭

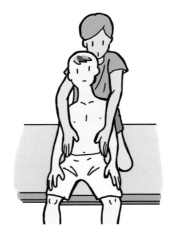

그림 22-39 몸통 굽힘근 스트레칭 방법

환아를 부모의 무릎에 앉히거나 등받이가 없는 의자에 앉힙니다. 부모는 환아의 등 뒤쪽에 위치합니다. 보호자는 환아의 등을 자신의 몸통을 이용하

여 잘 받치고, 양손을 아이의 양쪽 가슴 아래쪽(갈비뼈 있는 부위)에 위치시
키고, 환아의 몸을 전체적으로 뒤쪽으로 기울여 복부에 있는 몸통 굽힘근이
스트레칭되도록 합니다. 이 자세를 10~20초정도 유지합니다. 이때, 부모는
손에 힘을 너무 세게 주어서는 안되며 환아의 등을 안정적으로 받쳐주어야
합니다(그림 22-39).

(5) 몸통 회전근 스트레칭

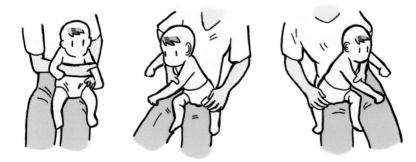

그림 22-40 몸통 회전근 스트레칭 방법

환아를 부모의 무릎에 앉히거나 등받이가 없는 의자에 앉힙니다. 부모는 환
아의 등 뒤쪽에 위치합니다. 부모는 환아의 등을 안정적으로 잘 받치고 한손은
골반을 다른 한손은 환아의 한쪽 팔을 잡습니다. 환아의 골반이 움직이지 않도
록 잘 고정하며 팔을 잡은 손을 이용하여 아이의 몸통을 회전시켜 줍니다. 왼쪽
오른쪽 모두 시행하며 이 자세를 10~20초 정도 유지시켜 줍니다(그림 22-40).

2. 자세적 신장

자세적 신장은 경직이 있는 근육을 신장시키기 위한 자세로 30분 이상 유
지가 되도록 놀이 활동 등을 결합해 시행합니다. 놀이 활동은 지루함이나 통

증이 적은 상태에서 신장 자세를 오랫동안 지속시킬 수 있기 때문에 효과적입니다.

한편 자는 동안에 보조기 등을 착용시키는 것도 도움이 됩니다. 놀이 활동을 통해 자세적 신장을 하는 것은 기능이 좋은 대근육 운동분류체계 단계 1~3 환아에게 적용시키면 좋을 것입니다. 그리고 보조기나 기구 등을 이용한 자세적 신장은 기능이 나쁜 환아(대근육 운동분류체계 4,5단계)에게 적용하기에 어렵지 않을 것입니다.

1) 허벅지 뒤쪽 근육 신장

양쪽 다리를 길게 뻗고 앉아서 책 읽기 활동이나 TV 시청 등을 하도록 유도하면, 허벅지 뒤쪽 근육을 신장하는 데 좋습니다. 환아가 균형이 안 좋다면 등을 벽에 기대게 하는 것도 하나의 방법입니다. 환아가 힘들어하지 않는다면 발목-발-보조기를 착용시키고 다리를 뻗어 앉게 한다면 장딴지 근육 신장 효과도 같이 볼 수 있습니다(그림 22-41).

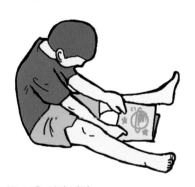

그림 22-41 허벅지 뒤쪽 근육 신장 방법

다음 그림처럼 소파나 식탁 의자에 골반이 수직이 되도록 앉은 후, 한쪽 다리를 펴서 다른 식탁의자에 올려 놓습니다. 그 후에 TV 시청이나 책읽기 활동 등을 독려합니다. 이 동작도 마찬가지로 환아가 가지고 있는 발목-

발-보조기를 착용하고 함께 시행하면 장딴지 근육 신장도 같이 할 수 있습니다(그림 22-42).

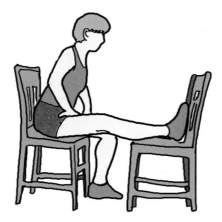

그림 22-42 허벅지 뒤쪽 근육 신장의 다른 방법

2) 허벅지 내측 근육(엉덩이 관절 모음근) 신장

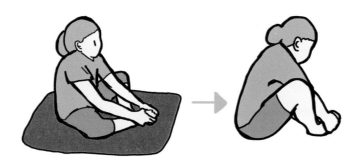

그림 22-43 허벅지 내측 근육 신장 방법

그림 22-43과 같이 다이아몬드 모양으로 양 다리를 벌리고 양 쪽 발바닥이 맞붙도록 앉습니다. 이 자세를 유지하게 하거나, 견딜 수 있으면 배꼽을 앞으로 당기듯이 골반을 앞쪽으로 숙여 좀 더 신장이 많이 되게 유도합니다.

이 자세로 TV 시청 등을 하게 합니다.

3) 보조기를 이용한 자세적 신장

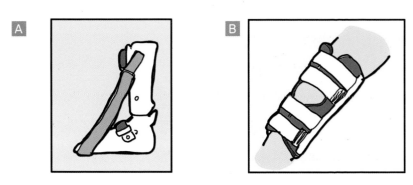

그림 22-44 A. 스트랩을 연결한 발목 보조기, B. 무릎 관절 고정대(knee immobilizer),

그림 22-44 A는 일반적인 발목 보조기인 발목-발-보조기에 발바닥 굽힘근(장딴지 근육) 신장을 위한 스트랩이 연결되어 있어 발목을 구부리도록 길이 조절이 가능합니다.

그림 22-44 B의 무릎관절 고정대(knee immobilizer)는 허벅지 뒤쪽 근육을 신장시킬 수 있도록 무릎이 펴진 상태로 고정이 가능하게 되어 있습니다.

무릎 관절 고정대를 착용할 때, 스트랩은 무릎이 굽혀지지 않는 동시에 혈액 순환을 방해하지 않을 정도의 세기로 고정이 되어야 합니다. 혈액 순환에 방해가 되지 않는지를 확인하기 위해서는 다음 사항들을 관찰해야 합니다. 피부색이 붉거나 파랗게 변하는지, 다리 부종, 저린감, 통증이 생기는지 면밀히 관찰해야 하며, 혹 이런 증상이 있을 경우에는 즉시 보조기를 풀어야 합니다.

이 두 가지 보조기를 함께 착용하면, 장딴지 근육과 허벅지 뒤쪽 근육을 함께 신장시킬 수 있습니다. 또한 이 두 가지 보조기를 함께 착용하고 다리를 뻗어 앉은 자세를 취하고 놀이 활동이나 독서, TV 시청 등을 하게 하거나, 잠을 잘 때 착용하면 장시간 지속적인 신장이 되도록 유도할 수 있습니다(그림 22-45).

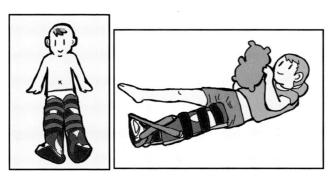

그림 22-45 발목 보조기와 무릎 고정대를 사용한 신장 모습 A. 다리 뻗어 앉은 자세에서 착용한 모습, B. 잠잘 때 착용한 모습

4) 기구를 이용한 자세적 신장

사지마비 뇌성마비 환아의 경우 목과 몸통을 가누지 못하기 때문에, 취할 수 있는 자세나 동작이 제한적입니다. 자세나 동작이 제한적이라는 것은 환아가 사용하는 근육이나 관절의 범위가 제한적이라는 말과 같습니다. 그래서 사용하지 못하는 근육이나 관절 범위로 구축이 오기 때문에 기구의 도움으로 다양한 자세를 취하도록 하여 사용하지 못하는 부위를 신장하도록 할 수 있습니다.

전/후방 스탠더를 통해 몸통과 다리의 굽힘근육들을 신장할 수 있는 기회를 제공할 수 있습니다. 스탠더에 서 있는 동안 기립기 테이블에 환아를 위한 장난감이나 노트북 등을 주어 지루함을 덜 수 있게 합니다(그림 22-46).

코너 의자는 몸통 가누기가 잘 되지 않는 환아를 다리 편 상태로 앉을 수 있게 합니다. 이 코너 의자에 앉혀서 허벅지 뒤쪽 근육을 신장시킬 기회를 제공합니다(그림 22–47). 코너 의자가 없을 때는 벽의 코너를 이용해 앉히는 것도 한 방법입니다(그림 22–48).

　외전 베개는 사지 마비 환아에서 누운 자세를 취하거나 잠을 잘 때 착용시켜, 엉덩 관절의 모음근을 신장시킬 수 있습니다(그림 22–49).

　웨지는 엎드린 자세에서 머리를 들기 쉽게 하고, 몸통 앞 쪽에 있는 근육의 신장이 가능하게 합니다(그림 22–50).

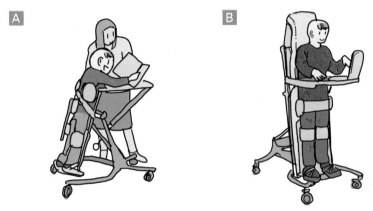

그림 22-46　스탠더를 이용한 자세적 신장　A. 전방 스탠더, B. 후방 스탠더

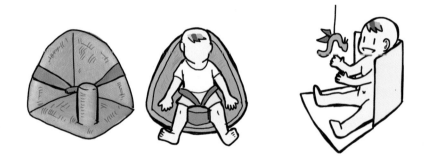

그림 22-47　코너 의자

그림 22-48　벽의 코너에 앉힌 예

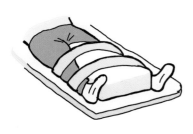

그림 22-49 외전 베개

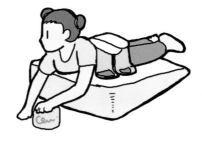

그림 22-50 웨지

2 경직 조절을 위한 약물들은 무엇이 있나요?

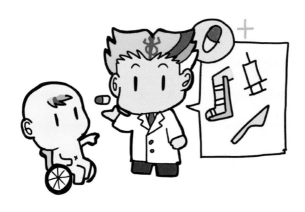

경직을 완화시키는 방법에는 약물 치료도 있습니다. 먹는 약물들은 어느 정도 효과가 있지만 그렇다고 눈에 확 띨 만큼 큰 효과가 있다고 볼 수는 없습니다. 따라서 먹는 약물만으로는 치료하지 않고 물리치료, 보조기, 보툴리눔 독소 주사 등의 치료와 병행을 하거나, 심한 경우 수술적 요법을 같이 사용하기도 합니다.

1. 경직약은 언제 먹게 되나요?

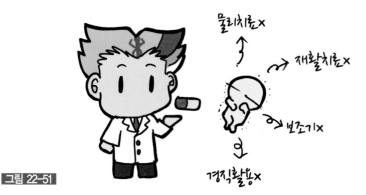

그림 22-51

　의사의 판단에 따라 통상적인 물리치료와 보조기만으로 경직이 잘 조절이 되지 않을 때 먹는 약을 쓰는 경우가 있지만, 경직이 있다고 무조건 약을 쓰지는 않습니다. 경직의 뻣뻣한 기운을 이용하여 서는 자세를 유지한다거나, 경직을 이용하여 몸을 뒤집는 등 경직을 잘 활용하는 경우도 있기 때문에 경직약은 경직이 신체기능에 도움이 거의 안되고 확실히 방해가 될 때 사용합니다(그림 22-51).

2. 경직약에는 어떤 종류가 있나요?

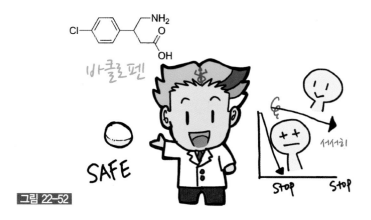

그림 22-52

가장 많이 쓰는 경직약은 바클로펜입니다. 바클로펜을 많이 쓰는 이유는 졸립거나 인지에 영향을 주거나 하는 부작용이 없어서입니다. 하지만 경직을 완화시키는 효과가 그리 큰 편은 아닙니다. 바클로펜은 아주 안전한 약이어서 부작용이 거의 없습니다. 그러나 주의해야 할 때는 약을 먹을 때보다 끊을 때입니다. 갑자기 약을 끊으면 불안, 초조를 느끼거나, 심하면 경기가 올 수 있기 때문에 약을 서서히 끊어서 몸을 적응시켜야 합니다.

이외에 단트롤린이라는 약을 쓰기도 합니다. 이 약도 졸립게 하지는 않지만 가끔씩 간수치를 올리고는 합니다. 그밖에 티자니딘이나 다이어제팜 (발륨) 등을 쓰기도 합니다. 다이어제팜은 경직 완화 효과가 비교적 있는 편이지만 바클로펜과 마찬가지로 갑자기 끊으면 여러 부작용(불안, 초조, 안절부절, 심하면 경기)이 있고 좀 졸립게 만드는 경향이 있습니다(그림 22-52).

3. 보툴리눔 독소 주사는 어떤 경우에 맞나요?

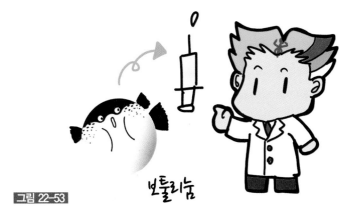

그림 22-53

보툴리눔 독소 주사는 특정 근육에 주사를 놓아서 그 근육의 경직을 줄이고자 할 때 사용합니다. 예를 들어 장딴지 근육의 경직이 심하여 걸을 때 뒤꿈치를 들고 걸을 경우 장딴지에 주사를 놓아 뒤꿈치가 땅에서 떨어지는 정도를 덜하게 합니다. 보툴리눔 독소 주사의 효과는 주사 후 10~14일에 나타나며 2개월에서 6개월 정도까지 지속됩니다. 보통 24개월이 지난 이후 주사를 시작하고 1년에 2~3회 정도 시술을 합니다. 보툴리눔 독소는 근육에서 신경근 접합부로의 확산을 통해 이동하므로 일반적으로 전기자극을 주어 위치를 정확히 잡을 필요까지는 없습니다. 그렇지만 상지의 작은 근육이나 깊은 근육에 주사를 놓을 경우 초음파를 사용하여 위치를 잡는 경우가 많습니다.

보툴리눔 독소 주사는 페놀이나 알코올 주사보다 안전하고, 통증이나 감각저하 등의 부작용이 적지만 보험이 적용되지 않는 경우 가격이 비싸고 효과의 지속 기간이 짧다는 문제점이 있습니다. 부작용으로는 보툴리눔 독소가 주사 부위 외로 확산되어 원하지 않는 근육이 약해질 수 있고 열감, 통증, 전신무력감 등 감기와 비슷한 증상이 나타날 수 있습니다. 용량이 아주 많으면 삼킴 곤란이나 호흡곤란이 있을 수도 있으나 거의 일어나지 않는 부작용입니다.

보툴리눔 독소라는 이름은 약물의 성분 이름이고 약물의 상표 이름은 보톡스, 디스포트, 메디톡스 등입니다. 상표 이름마다 용량이 다릅니다. 보툴리눔 독소의 용량은 보통 '유니트'라는 단위를 사용하는데, 이 역시 회사마다 다릅니다. 예를 들어 보톡스 10유니트와 디스포트 10유니트는 효과가 다르고, 한 병에 들어가 있는 유니트 양도 다릅니다(그림 22-53).

4. 페놀과 알코올 주사

특정한 근육에 페놀이나 알코올을 주사하여 경직을 줄이는 경우가 있습니다. 보툴리눔 독소 주사와는 달리 그냥 근육에 주사하는 것이 아니고 전기자극을 해가면서 가장 효과적인 부위에 놓기 때문에 주사 시간이 보툴리눔 독소 주사보다는 긴 편입니다. 효과는 주사 직후부터 나타나며 지속 시간은 주

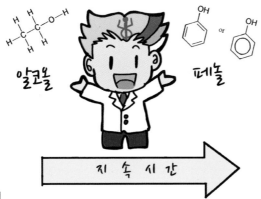

그림 22-54

사 후 2~4개월 입니다. 주사부위에 통증이나 이상 감각 같은 부작용이 있을
수 있습니다(그림 22-54).

재활에 필요한 보조기와 도구들   23 장

다양한 보조기와 재활보조기구는 잘 만들고 잘 사용하면 치료와 생활에 도움이 될 수 있지만, 잘못 만들어진 보조기와 도구는 오히려 방해가 될 수 있어 처방하는 의사와 만드는 제작자 모두의 역할이 중요합니다.

1. 보조기

1) 발목보조기는 언제 사용하는 것인가요?

보장구 처방전에 올라와 있는 명칭은 '단하지 보조기' 인 발목 보조기는 다양한 목적으로 사용됩니다. 가장 흔히 사용하는 경우는 '까치발' 이라고 하는 '경직 때문에 걸을 때 발뒤꿈치가 들리는 경우' 입니다. 까치발은 발목 보조기로 걷는 모양을 잡아주고, 종아리 근육의 경직을 줄여주고, 발목의 변형을 최소화하고자 사용합니다.

발뒤꿈치가 들리기도 하지만 발목이 비틀어지는 경우(그림 23-1)에도 걷는 모양을 반듯하게 하고 발목 변형을 막기 위해 사용합니다. 또한 발목 인대를 늘리는 정형외과 수술을 받고 석고 고정하는 것처럼 발목을 고정할 때 사용하기도 합니다.

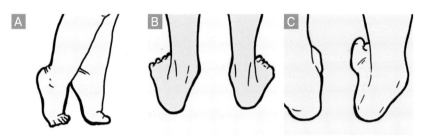

그림 23-1 A. 까치발, B. 외반족, C. 내반족(오른발)

2) 발목보조기 모양이 조금씩 다르던데, 어떻게 다른가요?

아주 다양한 종류의 발목보조기가 있습니다. 가장 흔한 발목 보조기는 고정형 발목보조기 (Solid Ankle Foot Orthosis), 경첩형 발목보조기 (Hinged Ankle Foot Orthosis, 후엽 스프링 발목보조기 (Posterior leaf spring Ankle Foot Orthosis, 지면반발 발목보조기 (Ground Reaction Ankle Foot Orthosis 등 4가지입니다.

(1) 고정형 발목보조기 (그림 23-2)

가장 기본형입니다. 종아리와 발목을 잘 지지하여 발목의 변형을 막아주고 서 있을 때 모양을 잡아줍니다. 수술 후 모양을 잡는다든지, 기립기에 세워놓기 위해서 고정형 발목보조기를 사용합니다. 발목에 경직이 심하면 발목보조기의 밑판도 발가락 끝까지 길게 하고, 종

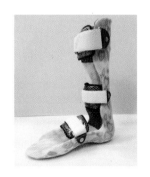

그림 23-2 고정형 발목 보조기
*그림출처: (주)하우메디케어

아리 쪽으로도 보조기가 올라오게 제작합니다.

(2) 경첩형 발목 보조기 (그림 23-3)

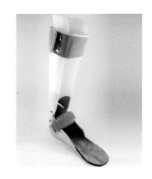

그림 23-3 경첩형 발목 보조기
*그림출처: (주)하우메디케어

발목에 관절 장식을 경첩과 같이 달아 발목 부분이 움직이도록 한 보조기입니다. 이 보조기는 종아리 근육의 경직으로 인해 걸을 때 까치발이 나타나 뒤꿈치가 바닥에 닿지 않을 때 걷는 모양을 좀더 낫게 만들고 경직도 줄이기 위해 사용합니다.

걸을 때 발목 부분이 경첩처럼 잘 움직여야 보행을 도우면서 경직도 완화시키는 효과를 볼 수 있습니다. 고정형과 마찬가지로 발목에 걸리는 경직이 심하면 발목보조기의 밑판도 발가락 끝까지 길게 하고, 종아리 쪽으로도 보조기가 올라오게 제작을 합니다.

(3) 후엽 스프링 발목보조기 (그림 23-4)

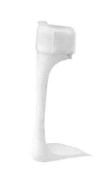

그림 23-4 후엽 스프링 발목 보조기
*그림출처: (주)하우메디케어

이 보조기는 경직이 별로 심하지 않고, 오히려 발목을 들어올리는 힘이 없어 좀 흐물거린다는 느낌이 들 때 사용합니다. 얇고 탄성이 있는 재질로 만들기 때문에 잘 부러지기도 쉽지만, 탄성을 잘 이용하여 걷는 모습과 걸음걸이의 효율을 크게 높여주기도 합니다.

(4) 지면반발 발목보조기 (그림 23-7)

이 보조기는 넙적다리 네갈래근(대퇴사두근, 넙적다리 앞쪽 근육으로 무릎을 펴는 근육, **그림 23-5**)의 힘이 약하거나 웅크리는 모양 (그라우치 보행

그림 23-6)으로 걸을 때 힘줄이 굽혀지지 않고 펴서 걷는 모양을 잡아주기 위해 사용합니다. 하지만 무릎이 굽었다고 무조건 이 보조기를 사용하는 것은 아닙니다. 무릎 관절 근육의 단축이 없이, 넓적다리 네갈래근의 힘이 약할 때 사용하게 됩니다. 다른 보조기들과는 달리 앞이 막혀 있는 모양이고, 신고 벗기가 조금 불편한 편이지만 경우에 따라서 아주 도움이 될 때가 있습니다.

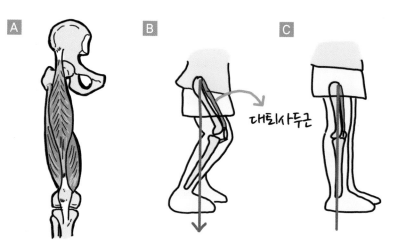

그림 23-5 A. 넙적다리 네갈래근, B. 넙적다리 네갈래 근육에 힘이 약할 때 서있는 모습, C. 정상적으로 근육이 작용할 때 때 서있는 모습

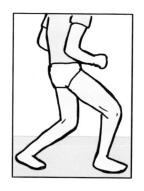

그림 23-6 크라우치(crouch) 보행

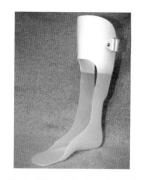

그림 23-7 지면 반발 발목 보조기

*그림출처: (주)하우메디케어

247

3) 발목 보조기와 비슷하게 생겼는데, 목이 짧은 것도 있던데요?

복사상 보조기 (supramalleolar orthosis)
라고 하는 것입니다. 걸을 때 뒤꿈치가 들리
지는 않지만 외반, 또는 내반(그림 23-1 B,
C) 모양만 나올 때 사용합니다. 목이 짧은 보
조기이지만 이 보조기도 다른 발목보조기와
같이 석고로 모양을 떠서 만들어야 합니다.

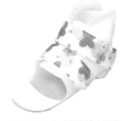

그림 23-8 복사상 보조기
*그림출처: (주)하우메디케어

4) 신발 밑창을 따로 만들어야 하는 경우는 어떤 경우인가요?

원래 뇌성마비에서는 발목 보조기나 복사상 보조기를 사용하지 신발 밑창
을 사용하는 경우는 그리 많지 않습니다. 일반적인 경우와 마찬가지로 평발
인 경우 발의 아치 모양이 나오도록 밑창을 제작합니다. 가끔씩 외반이나 내
반이 경미한 경우 신발 밑창을 제작하기도 합니다. 신발 밑창은 부드러운 재
질로 만들기도 하고(그림 23-9A) 겉에 플라스틱을 씌워 단단하게 지지하도
록 만들기도(UCBL, 그림 23-9B) 합니다.

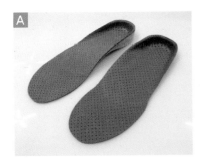
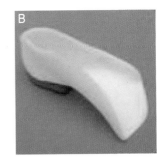

그림 23-9 A. 신발 밑창(insole), B. UCBL   *그림출처: (주)하우메디케어

2. 재활 보조기구

1) 워커(보행기)는 어떤 것을 사용하나요?

워커로는 일반적으로 기본적인 전방워커(그림 23-10)가 널리 사용되지만, 사실 후방워커(그림 23-11)가 대부분의 경우 더 도움이 됩니다. 왜냐하면 후방워커가 선 자세나 보행 시 더 좋은 자세를 만들어주기 때문입니다. 후방 워커를 사용하면, 몸통과 엉덩이 관절을 일직선으로 펴는 데 좋습니다. 하지만 걷는 자세에 특이 사항이 있는 경우나 인지 장애 혹은 시력에 문제가 있는 경우 등 전방워커가 더 나을 수 있기 때문에 담당 의사나 물리치료사와 상의하는 것이 필요합니다.

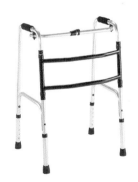

그림 23-10 전방 워커
*그림출처: (주)유진헬스케어

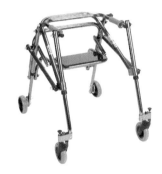

그림 23-11 후방 워커
*그림출처: (주)유진헬스케어

2) 스탠더(기립기)에는 꼭 서야 하나요?

걸을 수 있는 나이가 한참 지났는데도 혼자서 걸을 수 없다면 스탠더를 사용하여 수동적으로라도 꼭 세워야 합니다. 스탠더에 서야만 엉덩이 관절, 무릎관절, 발목관절이 굳거나 변형이 일어나지 않고 심장과 호흡기능도 좋아지기 때문입니다. 또한 나중에 골다공증 같은 대사성 질환의 예방에도 영향을 줍니다. 따라서 걸을 수 없는 뇌성마비 환아의 경우 스탠더에 세워 놓는 것이 중요합니다.

스탠더에는 몸의 앞쪽을 기대어 세우는 전방 스탠더(prone stander, 그림 23-12 A)와 뒤로 기대어 세우는 후방 스탠더(supine stander, 그림 23-12 B)가 있습니다. 몸의 앞쪽을 앞으로 기대어 설 수 있도록 하는 스탠더는 머리를 충분히 가눌 수 있는 환아에게 사용합니다. 10~20도 정도 앞으로 기울이고, 스탠더 앞에 판(tray)을 두어서 거기에서 글씨쓰기, 그리기 등 손을 사용한 활동을 하도록 합니다. 이 제품은 성인용이 없어서, 환아가 12세정도 지난 경우 신체의 성장을 고려하여 다른 종류의 스탠더로 교체하는 것을 고려해야 합니다. 뒤로 기대어 세우는 스탠더는 머리를 가누지 못하는 어린이나 성인이 사용합니다.

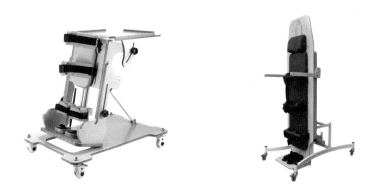

그림 23-12 A. 전방 스탠더(prone stander), B. 후방 스탠더(supine stander)
*그림출처: (주)이지무브

3) 우리 아이에게 자세유지도구를 사용해야 할까요?

자세유지도구는 흔히 이너(inner)라고 부르는 몰딩형(일체형)(그림 23-13)과 신체가 성장함에 따라 어느 정도 크기 조정이 가능한 모듈라형(조합형)(그림 23-14)이 있습니다.

어느 타입의 자세유지도구이건 혼자 걸을 수 있는 환아에게는 자세유지도구를 사용하지 않습니다. 또한 걷지 못하더라고 좋은 자세로 혼자 잘 앉아 있을 수 있는 환아에게도 처방하지 않습니다.

머리와 몸을 가누지 못해 혼자 앉지 못하고, 몸이 비틀어진 자세로 앉거나 척추 측만증이 있는 경우에만 자세유지도구를 사용합니다. 일반적으로 척추 측만증이 심하거나 변형이 심하면 몰딩형을 사용하고 변형이 심하지 않거나 성장의 속도가 빠르면 모듈라형을 사용하는 경향이 있습니다.

자세유지도구를 사용하여 올바른 자세로 앉게 되면 골반, 엉덩이 관절, 척추측만증 등의 발생이 예방되거나 진행을 늦출 수 있습니다. 또한 심한 경직이나 변형이 있는 경우 몸을 잘 잡아주어 팔과 손을 더 잘 사용할 수 있게 되고 통증이나 불편감이 줄어드는 경우도 많습니다.

자세유지도구는 휠체어나 의자에 얹어서 사용하는데(그림 23-15) 환아가 성장함에 따라 새 것으로 바꾸어주거나 조정을 해 주어야 합니다. 최근에 자세유지도구를 건강보험에서 급여화하여 부담이 많이 줄었지만 본인부담금이 있습니다.

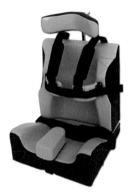

그림 23-13 몰딩형 이너 *그림출처: (주)유진헬스케어

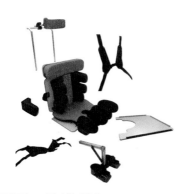
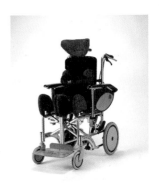

그림 23-14 모듈라형 이너 *그림출처: (주)유진헬스케어

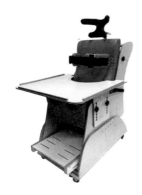
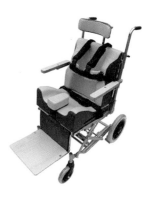

그림 23-15 몰드형 이너를 의자나 휠체어에 장착한 모습 *그림출처: (주)유진헬스케어

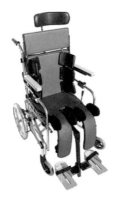

그림 23-16 모듈라형 이너를 휠체어에 장착한 모습 *그림출처: (주)유진헬스케어

4) 휠체어는 어떤 것을 선택해야 하나요?

휠체어를 선택할 때에는 다양한 면을 고려하여야 합니다. 비용, 차 트렁크에 실을 수 있는지 등도 생각해 보아야 하고, 환아의 사이즈에 맞는지, 환아가 휠체어를 밀 수 있을 만큼 바퀴의 크기와 위치가 맞는지도 확인해야 합니다.

휠체어 중에는 좌석 아래판과 등판이 90도를 유지하면서 같이 넘어가는 형태(틸트인스페이스휠체어: tilt in space wheelchair; 그림 23-17)가 있는데, 앉아 있는 자세가 잘 나오지 않는 경우는 이런 형태를 선택합니다.

전동휠체어(그림 23-18)는 보통 만 7~9세에 사용을 시작하는데, 안전하게 운전할 수 있는지부터 잘 살펴보아야 합니다. 조작할 수 있는 손 기능뿐만이 아니라 시력이나 인지 기능도 중요합니다. 그러나 전동휠체어를 너무 빨리 사용하면 수동휠체어를 손으로 밀거나 워커 등으로 걸어보려는 노력을 하지 않는 수가 있어서 처음부터 사용하기보다는, 충분히 보행 연습을 시행한 뒤에 사용하는 것이 좋습니다.

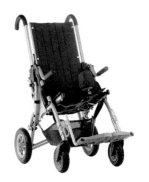

그림 23-17 틸트인스페이스휠체어(tilt in space wheelchair) *그림출처: (주)유진헬스케어

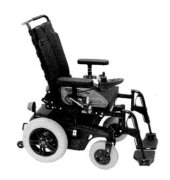

그림 23-18 전동 휠체어 *그림출처: (주)유진헬스케어

$$Q \& A \quad 24 \, 장$$

1. 전문지식이 없이 스트래칭을 해도 되나요?

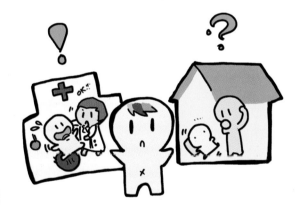

그림 24-1

　경직형 뇌성마비 환아들에서 흔히 일어나는 근육 구축(단축) 변형은 근육의 경직이 근육이 스트레칭 되는 것을 방해하기 때문에 발생합니다. 환아가 자라면서 단순히 뼈만 길어지는 것이 아니라 근육의 길이도 길어지며 성장해야 합니다. 자라나는 환아에게서 근육의 길이 성장은 주기적인 수축과 이완에 의해 이뤄집니다. 하지만 근육의 경직은 근육의 수축만 일으키고 이완은 방해하기 때문에 꾸준한 근육 스트레칭을 통해 근육의 길이 성장을 도모하고 변형을 예방해야 합니다. 그러기 위해서는 물리치료실에서만 스트레칭과 관절운동을 해서는 안 됩니다. 가정에서 일상생활과 함께 주기적이고 지속적인 스트레칭이 이루어져야 합니다. 앞서 [22장 경직—구축과 변형]에 설명한 방법들로 매일 부모와의 스트레칭 운동 시간을 가지는 것과 함께 스트레칭이 될 수 있는 자세로 긴 시간 놀이 활동을 하도록 병행하여 일상에서 근육이 늘어나는 시간을 늘려주어야 합니다(그림 24-1).

2. 수술 후 얼마 동안 재활치료를 하나요?

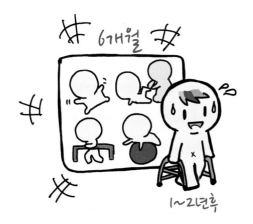

그림 24-2

근육이나 뼈의 변형에 대한 교정 수술 후 재활 치료 기간 및 방법에 대해서는 [29장 수술 받은 부위의 재활은 어떻게 하나요?]에서 설명이 되어 있는 것을 참고하시기 바랍니다.

변형에 대한 교정 수술을 했다는 것은, 수술을 통해 정상적인 정렬을 만들었다는 뜻입니다. 이는 환아가 전혀 경험해 보지 못한 정렬로 서고 걷는 것을 연습해야 한다는 것을 의미하기도 합니다. 따라서 처음에는 자신이 가지고 있던 기능에 못 미칠 수 있습니다.

대근육 운동분류 체계 3단계의 경우, 일반적으로 수술 후 주 3회정도 집중 물리치료를 시행하고, 환아가 수술 전 기능 수준을 달성하거나 넘어서고, 환아의 근력과 기능, 기술 수준에 더 이상의 변화가 없을 때 종료하거나 강도를 낮춥니다. 적어도 수술 후 6개월은 집중 물리치료가 이루어져야 하며, 보통 수술 후 1~2년이 지나야 자신의 기능 수준에 도달할 수 있습니다. 대근육 운동분류 체계 1~2단계의 경우, 재활이 좀 더 수월하게 진행됩니다. 그러므로 수술 후 바로 뇌성마비 환아의 걷기 능력이나 기능 수준에서 변화가 없다고 체념할 것이 아니라, 꾸준한 재활치료를 지속해야 합니다(그림 24-2).

3. 새로 맞춘 발목 보조기가 불편한 것 같아요. 어떻게 해야 하죠?

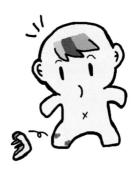

그림 24-3

플라스틱으로 된 발목 보조기는 환아 발의 본을 떠서 제작하게 됩니다. 하지만 아동이 체중을 싣지 않은 상태에서 제작되기 때문에, 서거나 걷기 위해 체중을 실었을 때 보조기가 닿는 부분이 달라져서 실제 착용할 때 불편하거나 통증이 발생할 수도 있습니다. 정상적으로 체중이 실리는 발바닥 부위 이외의 부위에서 피부가 붉어지거나 통증이 발생한다면 보조기의 수정이 필요합니다.

이를 예방하기 위해 보조기를 착용하고 선 뒤 발의 피부 상태를 확인해야 합니다. 어느 특정 부위의 피부가 붉어져 있으면 압력이 그 부분에 몰린 것입니다. 붉어진 피부가 15~20분 이내에 사라지지 않는다면, 과도하게 압력이 집중된 것이므로 보조기의 수정이 필요합니다. 피부의 통증과 발적이 지속된다면 그 부위를 표시하여 담당 물리치료사나 의사와 상의해야 합니다(그림 24-3).

4. 서는 기구를 사용할 때, 얼마의 각도로 얼마나 오랫동안 서있어야 하나요?

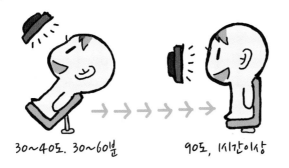

그림 24-4 30~40도. 30~60분   90도, 1시간이상

스스로 서 있지 못하는 뇌성마비 환아를 위해서 경사 침대나, 프론 스탠더(prone stander)와 같은 서는 기구를 많이 사용하게 됩니다. 서는 기구를 사용하는 목적은 서 있는 경험을 주기 위한 것도 있지만, 서 있음으로써 뼈에 체중을 가하여 뼈를 튼튼하게 하려는 목적도 있고, 앉거나 누워 있을 때 신장되지 못하고 단축되어 있는 근육들을 신장시키려는 이유도 있습니다.

일정 시간 이상 기구를 통해 서 있어야 그 효과를 볼 수 있습니다. 환아가 잘 견디고 적응해 있다면 하루에 30분에서 1시간 이상 세우는 것이 좋습니다. 장시간 서 있어서 환아가 지루해 한다면, 서는 기구 앞에 테이블을 놓아서 함께 놀이 활동이나 학습 활동을 하는 것도 좋습니다. 중력에 수직으로 서 있는 것에 대한 경험을 만들어주기 위해서는 90도로 세우는 것이 좋지만 처음 세울 때에는 30~40도의 각도에서 시작하여 점진적으로 각도를 높여주는 게 좋습니다. 환아가 90도의 각도에서 견디지 못한다면, 견딜 수 있는 각도에서 유지해 주시고, 그 후 점진적으로 각도를 높여가는 방법을 쓰십시오(그림 24-4).

5. 우리 아이에게 전방 워커가 좋나요? 후방 워커가 좋나요?

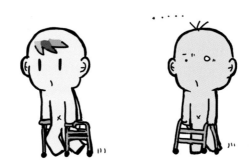

그림 24-5

워커의 종류를 선택할 때는 환아의 운동 발달 상태를 잘 판단해야 합니다. 환아가 몸통 조절이 잘 되지 않고, 몸통 및 다리가 앞으로 구부정한 상태로서 있는다면, 몸통과 다리의 펴짐을 촉진하기 위해 후방 워커가 더 좋습니다.

환아가 몸통을 수직으로 잘 세워서 일직선의 정렬로 잘 서 있지만, 인지 장애가 있거나 시력 장애 등으로 보조가 다소 필요한 경우에는 전방워커를 사용해도 됩니다. 하지만 환아가 앞에 있는 워커에 신체를 너무 과도하게 의지하여 서거나, 워커를 정지시키지 못하고 미끄러진다면, 워커를 사용하는 것을 미루시는 편이 좋습니다(그림 24-5).

수술

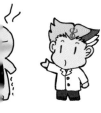

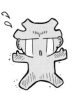
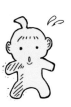

뇌성마비의 수술적 치료, 일단계 다수순 수술

25장

1. 어떤 뇌성마비 환아에게 수술을 해야 하나요? 수술의 목표는 무엇인가요?

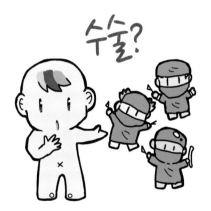

그림 25-1

환아의 상태에 따라 수술 여부가 나뉘며, 수술 목표도 다르게 됩니다. 환아가 보행이 가능하거나, 보행이 가능할 것으로 예상하는 경우, 보행능력을 향상시키기 위해 수술을 시행할 수 있습니다. 수술을 통해 까치발 걸음과 같이 경직으로 인한 증상을 완화하며, 뼈의 변형을 교정하여 보행능력 향상을 도모합니다. 환아가 보행이 가능하지 않은 경우, 치료적 기립을 용이하게 하기 위해 수술을 시행할 수 있습니다. 또한 고관절 탈구(전위)가 생긴 경우 수술적 치료가 필요하며, 이 때 목표는 고관절을 안정시키고, 재탈구가 되지 않도록 하는 것입니다(그림 25-1).

2. 뇌성마비 환아는 언제 수술을 받아야 할까요?

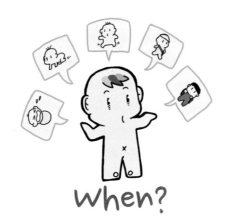

그림 25-2

보행을 향상시키는 수술 (일단계 다수준 수술)의 경우와 고관절 탈구 수술의 경우가 다릅니다. 보행이 가능할 것으로 예상되는 환아의 경우, 보행형태가 완전히 성숙하기 전에는 대부분 약물치료나 물리치료, 보조기와 같은 보존적 치료를 우선 시행합니다. 이후 환아의 병력 청취와 신체검사를 면밀히 시행하여 이상이 생긴 부위나 상태에 맞게 치료계획을 수립합니다.

최근에는 컴퓨터보행분석기를 이용하여 3차원 보행분석을 시행하고 있습니다. 이는 장애를 일으키는 특정 근육을 진단하여 수술의 효과를 높이기 위함입니다. 일반적으로 뇌성마비 환아에게서 정형외과 수술의 시기는 환아의 기능이 90% 이상 형성된 후, 골성장이 이루어져 절골술(뼈를 절제하여 경직

을 완화하는 수술)이 가능할 때 시행됩니다. 이 책의 저자들은 보행기능이
거의 완성되는 시기인 생후 5~7세 환아들에게 수술적 치료를 고려하며, 이
기간 중 환아가 학교 생활에 지장을 받지 않고 부모들이 환아 간호에 많은
시간을 할애할 수 있는 때로 수술 시기를 결정합니다. 사정상 수술 시기가
늦어지는 경우도 있지만, 일부러 수술 시기를 늦출 필요는 없습니다.

고관절 탈구 수술의 경우, 고관절이 탈구되면 가능하면 빨리 시행해 주는
것이 좋습니다. 응급은 아니지만, 탈구되고 나서 1년 이내에 하는 것을 권고
합니다(그림 25-2).

3. 뇌성마비에서 수술을 한다면 어떤 수술이 있나요?

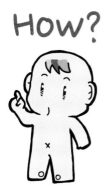

그림 25-3

우선, 신경외과 수술적 치료로서 경직성을 감소시키는 수술이 있습니다.
경직성이 너무 심하면 정형외과적인 수술을 시행해도 효과가 없을 수 있습
니다. 그러므로 소아 신경외과 전문의와 상의한 후, 선택적 척수후근절제술
이라는 수술을 통해 경직성을 줄여주는 수술을 먼저 시행할 수 있습니다. 이
수술은 경직된 근육을 지배하는 척수신경근의 후근을 선택적으로 절제하여
감각자극의 유입을 억제함으로써 운동신경에 대한 자극을 감소시켜 경직을
줄이는 방법으로서〈27장 경직 완화를 위한 신경 수술 참조〉 특히 경직형 양

263

측마비 아동에게 도움이 될 수 있습니다. 또 최근 척수강 내 바클로펜펌프주사기 신의료기술로 적용되기 시작하였으며, 약물치료에 반응이 없는 경직형, 근긴장형 사지마비에서 사용되고 있습니다(그림 25-3).

다음, 정형외과적 수술로는 대표적으로 일단계 다수준 수술과 고관절 재건 수술이 있습니다. 일단계 다수준 수술은 아래에 설명을 하겠습니다. 고관절 재건 수술은 걷지 못하는 대근육운동분류체계 3~5단계 환아에서 주로 시행됩니다. 뇌성마비 환아들은 보통 출생 시에는 전위(탈구)가 없다가 성장을 하면서 여러 가지 원인에 의해 선위가 생기게 됩니다〈26장 고관절의 탈구 참조〉.

4. 일단계 다수준 수술(Single event multilevel surgery)

일단계 다수준 수술은 경직에 의해 생긴 힘줄의 단축, 뼈의 변형, 관절의 구축과 같은 이차적 변형 등이 있을 때 이를 바로 잡아주는 수술입니다. 과거에는 여러 차례에 걸쳐 수술하였습니다. 이로 인해 환아와 보호자는 상당한 시간을 병원에서 보내야 하는 등의 고통을 겪었습니다.

일단계 다수준 수술은 문자 그대로 보행이 성숙된 시점에서 한 번에 모든 수술을 실시하는 치료방법입니다. 주로 경직성 뇌성마비 환아 중 보행이 가능한 대근육운동분류체계 1~3단계 환아의 보행능력을 향상시키는 표준적인 수술방법입니다. 3차원 보행분석을 통하여 이상 부위를 정확하게 파악한 뒤 시행하게 됩니다. 근건 연장술(경직된 근육이나 힘줄을 늘리는 수술), 건 이전술(힘줄의 부착부위를 바꿔 경직을 완화시키는 수술), 감염절골술(뼈를 절제하여 각도를 바꿔 경직을 완화시키는 수술) 등을 조합하여 시행합니다.

대표적으로 일단계 다수준 수술에 포함되는 술식들은 다음과 같습니다.
1) 까치발 (첨족보행) : 까치발을 하는 환아에 대하여 아킬레스 건 연장술, 비복근 연장술 등을 시행합니다.
2) 뻣뻣한 무릎 보행 : 보행시 무릎이 뻣뻣하게 걷는 경우 대퇴 직근 이전술

을 시행하면, 무릎 구부러짐이 부드러워집니다. 무릎이 뻣뻣하면, 잘 걸려 넘어지고, 신발의 앞굽이 쉽게 닳는 것을 볼 수 있습니다.

3) 크라우치 보행 : 무릎을 구부리고 오리걸음처럼 걷는 환아들의 경우 여러가지 술식을 시행하여, 무릎을 펴 줍니다. 원위 슬괵근 유리술, 원위 대퇴 절골술, 슬개건 전진술 등을 시행합니다.

4) 안짱걸음 (내족지보행) : 안짱걸음을 할 경우, 대부분의 원인은 대퇴골이 안으로 틀어져 있기 때문입니다. 대퇴골의 뒤틀림을 잡아 주는 근위 대퇴 감염 절골술 등을 시행하여 똑바로 보행하도록 합니다.

5) 평발 : 뇌성마비에서 평발은 모양뿐만 아니라 보행 능력에도 많은 영향을 줍니다. 종골 연장술, 거주상 유합 등의 방법으로 평발에 대해 수술을 해 줄 수 있습니다.

이외에도, 내전근 유리술, 요근 유리술, 다양한 발에 대한 수술 등 많은 술식이 있습니다. 이 모든 수술을 환아의 상태에 따라 조합하여 시행합니다.

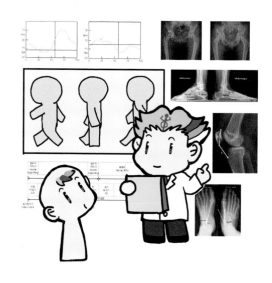

그림 25-4

3차원 보행분석과 같은 진단 기술이 발전하여, 복잡한 환아의 보행패턴을 객관적으로 파악, 안전하게 수술을 시행할 수 있게 되었습니다. 일단계 다수준 수술은 한번에 시행하므로, 수술의 횟수가 줄어들게 됩니다. 결국 전체 병원 입원기간 및 재활 기간이 감소됩니다. 결과적으로, 뇌성마비 환아가 지역사회나 학교에서 생활하고 적응할 수 있는 시간이 길어진 셈입니다. 환아의 가족들도 환아에게 가장 많은 시간을 투자할 수 있을 시기에 수술을 결정할 수 있게 되었습니다(그림 25-4).

고관절 탈구(전위) 26장

1. 고관절이란 무엇인가요?

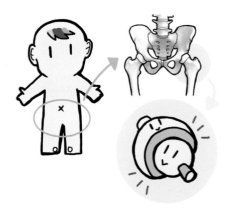

그림 26-1

고관절이란, 쉽게 말해 엉덩이 부위의 관절로 오른쪽과 왼쪽의 골반과 대퇴골(넙다리뼈)이 연결되는 관절을 가리킵니다. 모양을 보시면 절구 또는 소켓(socket) 모양의 골반 골과 공이 또는 볼(ball) 모양의 둥근 대퇴골 머리가 맞물려져 있는 것을 알 수 있습니다. 오른쪽 왼쪽에 각각 하나씩, 총 2개가 있으며, 골반을 통해 전달되는 체중을 지탱하고 걷기와 달리기 같은 디리 운동이 가능하도록 합니다. 두터운 관절막으로 둘러싸여 있으며 볼-소켓 형태로 되어 있어 매우 안정적이면서도 큰 운동 범위를 가진 관절입니다(그림 26-1).

2. 뇌성마비 고관절 전위란 무엇인가요?

뇌성마비 고관절의 전위란 쉽게 말해 볼(ball) 모양의 대퇴골 머리가 소켓 (socket) 모양의 골반의 비구(관절와)라는 부위에서 빠지는 현상입니다. 위에서 설명하였듯이 고관절은 볼-소켓 형태로 매우 안정적인 관절이지만, 뇌성마비 환아에게서는 여러 가지 원인에 의해 전위가 나타납니다. 이때 보이는 전위를 흔히 아탈구와 탈구로 나눌 수 있습니다. 아탈구는 불완전탈구로 대퇴골의 머리와 관절와가 마주 대하는 관절면의 일부가 아직 접촉을 유지하고 있으나 완전하지는 못한 상태입니다. 탈구는 대퇴골의 머리와 관절와가 전혀 접촉을 하지 않는 상태입니다. 흔히 탈구와 아탈구를 합친 고관절 전위를 통칭하여 "고관절 탈구"라고 표현합니다.

뇌성마비 고관절 전위는 출생 시에는 없다가, 환아가 성장하면서 여러 원인들에 의하여 발생하는데, 평균적으로 5세 내지 7세 이후에 발생하게 됩니다. 한편 고관절 전위는 경직형 마비 환아 중 걸을 수 없는 환아에서 많이 발생하는데, 기능이 좋지 않으면 않을수록 전위가 생길 가능성도 높아집니다. 사지 마비에서는 70~90%에 달하는 환아들에게서 고관절 전위가 발생하고 있습니다.

3. 왜 뇌성마비 환아에서 이러한 고관절의 전위가 발생할까요?

그 원인으로는 먼저 고관절 주위의 근력의 불균형, 즉 고관절 주위의 내전근(사지를 몸통으로 가깝게 모으는 근육)과 굴곡근(관절 및 신체부위 간의 각도를 감소시키는 근육)경직성의 증가를 들 수 있습니다. 근력 불균형으로

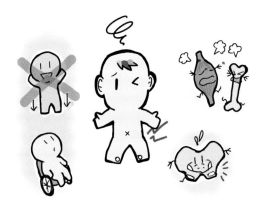

그림 26-2

인해 다리가 꼬이거나 걷기 등 체중 부하를 하는 운동이 지연됨으로써 고관절의 성장이 제대로 되지 않는 것도 원인 중 하나입니다. 뇌성마비 환아에게 고관절 전위가 발생하는 다른 이유는 대퇴골 및 비구의 비정상적인 모양 자체가 전위에 취약하기 때문이기도 합니다(그림 26-2).

4. 고관절 전위는 어떻게 치료할 수 있나요?

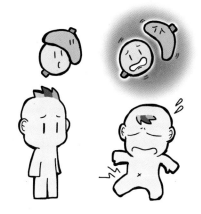

그림 26-3

학자들에 따라 의견이 조금 다를 수 있지만, 일반적으로 태퇴골의 머리가

30% 이상 빠져있는 경우 수술적 치료가 필수적입니다. 한쪽에만 고관절 전위가 있는 경우라도 결국 반대측에도 문제가 발생하게 되므로, 양측을 같이 수술하는 것이 원칙입니다. 고관절의 전위가 발생한 경우 초반에는 괜찮더라도, 결국 심각한 통증을 유발할 수 있기 때문에 원래 제자리로 돌리는 정복을 우선 시행해야합니다. 치료의 목표는 전위로 인한 통증을 해소하고, 원활한 간병을 가능하게 하며 재발을 방지하는 것입니다(그림 26-3).

5. 고관절 전위에 시행되는 수술에는 어떤 것들이 있나요?

우선 연부조직에 대한 수술(연부조직 유리술)을 시행할 수 있습니다. 다리가 꼬이는 원인이 되는 내전근건 유리술을 말합니다. 앞서 말했듯이 내전근의 경직이 고관절 전위의 원인인 경우 이를 연장함으로써 고관절 전위를 예방할 수도 있습니다(그림 26-4). 그러나, 연부조직 수술로는 치료가 완전하지 않은 경우가 대부분이기 때문에 관절을 넣어 주는 정복술과 변형된 뼈를 교정하여 주는 절골술을 같이 시행하게 됩니다. 뼈의 경우에는 대퇴골과 골반골을 동시에 교정하는 경우가 많으며, 이를 대퇴골내반절골술, 비구절골

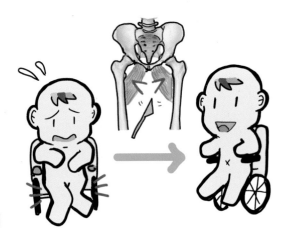

그림 26-4

술이라고 합니다(그림 26-5).

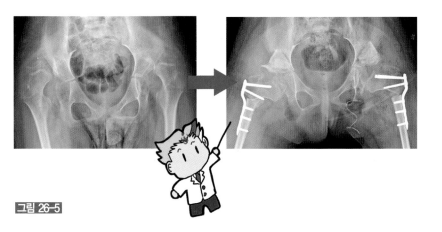

그림 26-5

6. 한쪽만 전위가 있는 경우에도 반대쪽에 수술을 하여야 하나요?

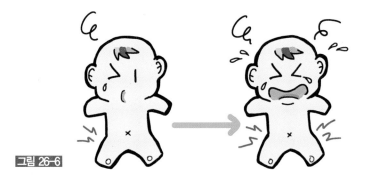

그림 26-6

한쪽의 고관절에 전위가 발생하여 수술을 시행한 뇌성마비 환아는 반대쪽 고관절에도 문제가 발생할 가능성이 매우 높습니다. 그렇기 때문에 한쪽만 전위가 있는 환아에 대하여 전위가 없는 반대쪽 고관절의 예방적 수술이 필요합니다. 고관절 전위가 아직 생기지 않은 반대측 고관절은 불안정성이 있는 관절에 비해 수술이 비교적 간단합니다. 이러한 수술을 통해 향후에 예상

271

되는 문제를 미연에 방지할 수 있습니다.

또한 한쪽만 수술을 하게 되면, 다리 길이에 차이가 나서 비대칭적인 자세를 취하게 됩니다. 이는 골반이 틀어지거나, 척추 측만을 일으키는 원인이 될 수 있습니다(그림 26-6).

경직 완화를 위한 신경 수술 27장

우리 몸의 사지, 즉 양팔과 양 다리는 척수에서 신경을 통하여 움직이게 되는데, 이 척수 신경은 뇌에 있는 신경이 조절합니다(그림 27-1).

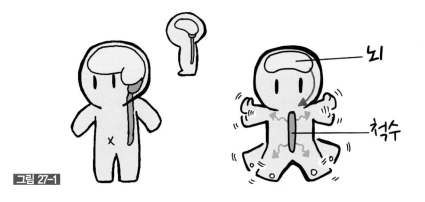

그림 27-1

뇌성마비와 같이 뇌 기능 장애가 있는 경우에는 팔과 다리를 직접 움직이는 척수 신경을 뇌에서 자연스럽게 조절하는 기능이 부족하여 조화로운 움직임이 이루어지지 않습니다.

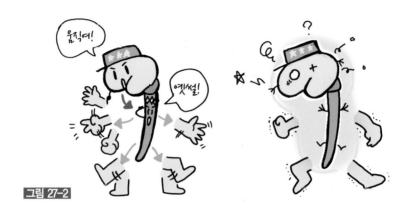

그림 27-2

이러한 부자연스러운 움직임은 기능 장애가 발생하는 뇌의 부위에 따라 여러 가지 형태로 나타납니다. 그 가운데 가장 흔한 경우로는 팔과 다리가 뻣뻣해지는 경직형 (spastic type)과 근육의 긴장도가 균형이 맞지 않는 근 긴장이상형 (dystonic type)이 있습니다.

신경 수술을 통하여 경직이 있거나 근 긴장의 이상을 치료하여 환아의 일상 생활에 도움을 줄 수 있는 치료 방법으로는 선택적 후근 절제술 (selective dorsal rhizotomy)과 경막내 바클로펜 치료 (intrathecal baclofen therapy)가 있습니다. 본 장에서는 이 두 가지 치료법에 대하여 알아보도록 하겠습니다(그림 27-2).

1. 선택적 후근 절제술

1) 치료 원리

뇌성마비 환아는 팔, 다리의 근육과 척수 신경 간의 상호 작용에 의하여 적절한 근육의 긴장을 유지해야 하는데 뇌에서 척수 신경을 조절하지 못하면 근육과 척수 신경의 상호 작용이 비정상적으로 과도하게 됩니다(그림 27-3).

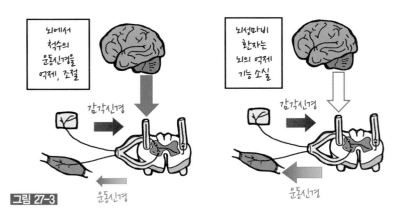

그림 27-3

특히 경직형 마비인 경우 환아는 힘을 주려고 하지 않는데 지속적으로 힘을 주고 있는 듯한 자세를 취하게 되고 그 결과 팔과 손가락, 다리와 발가락이 꼬이는 자세를 취하게 됩니다(그림 27-4).

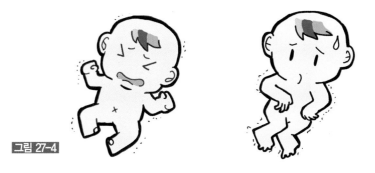

그림 27-4

이런 경우 원인은 뇌의 기능 장애에 있기는 하지만 이 원인을 해결할 수 없기 때문에 대신 척수와 근육의 상호 작용을 줄이기 위하여 다리로 가는 신경 중 감각 신경의 일부를 절제하기도 합니다. 그러면 근육에서 척수로 들어오는 신경 신호가 줄어들어 운동 신경을 통하여 근육에 비정상적으로 힘을 주는 신경 신호도 감소하게 됩니다.

결과적으로 수술 전보다는 다리에 힘을 현격히 덜 줄 수 있게 되어 경직을 줄여주는 효과를 나타냅니다(그림 27-5, 6).

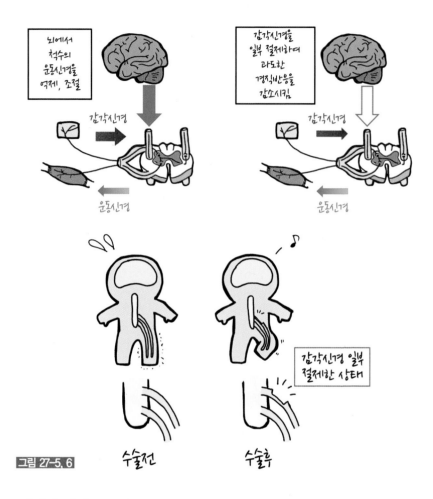

뇌에서
척수의
운동신경을
억제, 조절

감각신경

운동신경

감각신경을
일부 절제하여
과도한
경직반응을
감소시킴

감각신경

운동신경

감각신경 일부
절제한 상태

그림 27-5, 6

수술전　　　　수술후

2) 수술 방법

수술은 전신마취를 하고 엎드린 상태에서 다리 근육의 움직임을 수술 중에 감시할 수 있는 장비를 설치한 상태에서 이루어집니다.

허리 뼈 1번과 2번을 노출하고 뼈의 일부를 제거하면 신경이 보입니다(그림 27-7). 여기에서 다리로 가는 신경 중에 감각신경만을 골라서 하나의 신경 가닥을 8~12개 정도의 가는 신경으로 세밀히 나눈 다음 약한 전기를 흘려서 다리 근육에서 나타나는 반응을 관찰합니다. 이 신경 중에 해당하는 근육 외에 멀리 떨어져 있는 근육이나 반대편 다리 근육까지 영향을 미쳐서 경직에 많은 영향을 주는 감각신경만을 골라서 절제합니다. 이렇게 감각 신경 중에 경직에 많이 영향을 끼치는 것들만을 골라서 제거하기 때문에 '선택적'이라는 용어를 사용하게 됩니다. 보통 70~80% 정도의 감각신경을 절제합니다(그림 27-8).

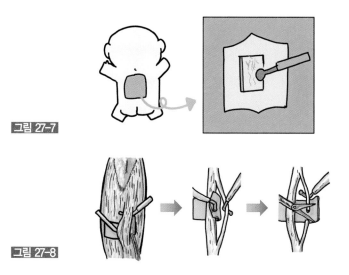

그림 27-7

그림 27-8

3) 치료 대상 환아

선택적 후근 절제술은 특성상 한 번 절제하면 다시 원 상태로 복귀할 수 없습니다. 따라서 근육의 긴장이 일정한 경우, 즉 경직형 마비에서 효과가 있습니다. 수술은 대개 4세 이후의 환아가 대상입니다.

보행이 가능한 환아 중에 경직이 심하지 않으면 간단한 정형외과 수술로 기능이 호전될 수 있기 때문에 신경 수술의 대상은 되지 않지만 경직이 심하여 보행이 불편한 경우 수술로 기능이 향상될 수 있습니다. 보행이 불가능할 정도로 기능이 약한 환아의 경우에는 심한 경직으로 인하여 관절에 합병증이 발생하는 것을 예방하거나 대·소변 관리, 앉는 자세 유지 등의 기능 개선을 위하여 수술 받을 수 있습니다.

4) 수술의 합병증

수술의 일반적인 합병증인 감염, 수술 부위의 출혈, 상처가 잘 아물지 않는 문제 등이 있을 수 있고 수술의 특성상 신경을 절제하게 되므로 수술 후 일주일 정도는 다리가 저린 증상이 있을 수 있지만 이후에는 별다른 불편이 없습니다.

과거에는 지나치게 많은 신경을 절제하는 바람에 소변 기능에 약간의 장애가 생긴 경우가 있었는데 최근에는 신경 감시 장비의 발달과 수술 현미경의 빌딜로 이러한 문제는 거의 발생하지 않습니다.

5) 치료 결과

보행이 가능한 환아는 경직이 감소함에 따라 좀 더 부드러운 자세로 보행을 하게 됩니다. 보행이 불가능한 환아의 경우에는 경직으로 뻣뻣해진 다리가 쉽게 관절의 모양에 따라 구부러져 옷 입히기, 양반다리로 앉기, 앉힌 자세 유지, 배변처리 등이 용이해집니다(그림 27-9).

경직이 심한 환아는 근육에 지속적인 힘을 가하므로 섭취한 영양분이 근력으로 소비되고 그에 따라 성장이 잘 이루어지지 않는 경우도 있습니다. 이런 환아에서는 수술 후 경직이 감소함에 따라 성장 발육이 더 빠른 속도로 이루어지기도 합니다.

경직이 감소하면 관절과 인대에 과도하게 부과되는 힘이 줄어들어 정형외

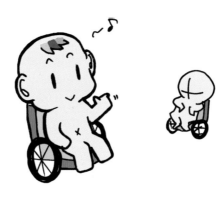

그림 27-9

과적인 수술도 더 적게 할 수 있습니다.

6) 선택적 후근 절제술에 대한 오해들

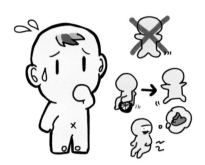

그림 27-10

① 선택적 후근 절제술을 하면 서지 못하지 않을까요?

선택적 후근 절제술은 감각 신경의 일부만을 절제하기 때문에 무감각해지지 않으며 운동 신경은 수술하지 않기 때문에 다리를 못 움직이게 되지 않습니다. 다만 경직이 심한 환아가 경직의 힘으로만 서 있을 수 있을 때 선택적 후근 절제술을 하면 경직이 줄어들어 버티고 서는 힘이 줄어들 수는 있습니다.

② 선택적 후근 절제술을 하면 걷지 못하는 환아가 걸을 수 있나요?

걷는 환아의 보행이 좀 더 자연스럽고 부드러워질 수 있지만 걷지 못할 정도로 환아의 기능 장애가 심하면 수술을 하더라도 걷게 되지는 않습니다.

③ 신경수술을 하면 소변을 못 가리게 된다던데요?

과거에 일부 병원에서 후근 절제술을 과도하게 해서 비롯된 소문이고 소변 신경은 수술하지 않고 보존하기 때문에 문제가 발생하지는 않습니다(그림 27-10).

2. 경막내 바클로펜(Baclofen) 치료

1) 치료 원리

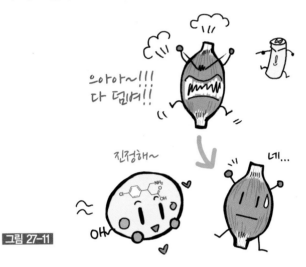

그림 27-11

바클로펜 (baclofen, 상품명 Lioresal)은 신경전달물질의 하나이며, 팔과 다리를 과도하게 움직이는 척수 신경을 억제하는 약물입니다. 먹는 알약도 있지만 신경에 도달하기가 어려워 아주 많은 양을 먹어야 하는데 그러면 약물의 부작용이 심해지는 문제가 생길 수 있습니다. 하지만 주사약처럼 생긴 동일한 약을 허리 경막내로 일정한 양을 주입하면 훨씬 적은 양으로 경직이나 근긴장 이상 현상을 줄일 수 있고 약물 부작용도 잘 나타나지 않습니다 (그림 27-11).

2) 수술 방법

전신마취를 한 상태에서 허리에서 바늘로 경막 내부로 가는 관을 넣고 복부 피부 속으로 약물을 서서히 주입시킬 수 있는 장치 (약물펌프)를 삽입하면 됩니다(그림 27-12).

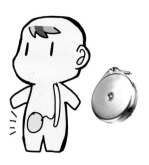

그림 27-12

3) 치료 대상 환아

선택적 후근 절제술은 주로 경직형 뇌성마비 환아에게 도움을 줄 수 있는 치료 방법인 데 비하여 경막내바클로펜치료는 경직형뿐 아니라 근긴장 이상형에서도 적용 가능합니다. 또한 뇌성 마비 외에 외상에 의한 뇌 또는 척수 손상 환아나 다발성 경화증, 일부 경직성 마비를 보이는 유전성 질환에서도 적용이 가능한 치료 방법입니다.

치료 대상 환아로 선정이 되면 치료 전에 소량의 바클로펜 약물을 경막내로 주입하여 경직이 감소하는 정도와 부작용이 발생하는지 여부를 시험해보는 선별검사를 받게 됩니다. 선별 검사에서 약물 효과가 확실히 나타난 환아를 대상으로 수술을 하게 됩니다.

4) 수술 후 관리

약물이 주입되는 양은 수술 후 몸 밖에서 리모컨을 통하여 원격조정하게 되고 환아의 활동 정도와 경직의 정도에 따라 적절한 상태로 조절하게 됩니다.

바클로펜 약물은 일정 기간이 지나면 약물 펌프에 재충전해주어야 합니다. 환아에 따라 주입되는 약물의 양이 다르므로 재충전 기간이 다를 수 있으나 약물의 안정성 때문에 최대 6개월에는 한 번 교환하여야 합니다.

약물 펌프는 내부에 배터리가 있어 회전을 하게 되는데 이 배터리가 4~7년 정도 사용할 수 있습니다. 이 기간이 지나면 펌프를 새 것으로 교환하여야 합니다(그림 27-13).

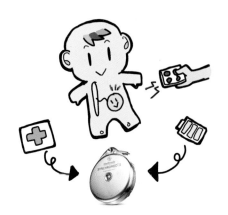

그림 27-13

5) 치료의 합병증

약물 펌프나 관이 이물질이기 때문에 감염의 위험성이 있고 관이 꺾이거나 부러지거나 원래 위치에서 빠져 나오는 문제가 발생할 수 있습니다. 또한 약물이 너무 많이 주입되거나 너무 적은 양이 주입되는 현상이 생길 수 있습니다.

6) 치료의 결과

경직이 감소함에 따라 보행, 전반적인 기능, 자기 관리, 자세 잡기가 좋아지고 대개의 환아가 편안함을 느낍니다. 다리 경직은 물론 약물 주입 속도를 조절하면 팔이 경직도 줄어들 수 있습니다.

7) 경막내바클로펜 치료의 문제점

경막내바클로펜 치료의 가장 큰 걸림돌은 비용 문제입니다. 초기 비용이 약 1,500만 원 정도였으나 2014년 7월부터 보험급여가 이루어져 환아보호자의 부담이 50%로 줄어들었습니다.

주입용 바클로펜 약물을 우리나라에서 수입 판매하는 업체가 없어서 보호자가 직접 한국 희귀의약품 센터에 약물 수입을 신청하고 수령하여야 합니

다. 물론 이 과정에서 병원의 도움은 받지만 비용은 모두 환아보호자가 부담
하여야 합니다(그림 27-14).

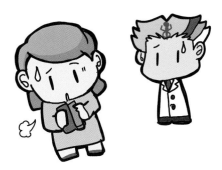

그림 27-14

수술 직후 관리 28장

1. 수술 후 통증 관리는 어떻게 하나요?

수술 범위와 환아의 특성에 따라 수술 후 통증이 다르게 나타납니다. 절골술 등 뼈를 교정하는 수술을 시행한 경우가 근육, 인대 연장술만을 시행한 경우보다 더욱 통증을 느끼게 됩니다. 저자들은 통증 자가 조절장치(patient controlled analgesia, 일명: 무통주사)를 많이 시행합니다. 대부분의 통증은 수술 당일이 가장 심하고, 그 이후 점점 줄어들어 수술 후 2~3일 뒤 많이 조절되게 됩니다.

2. 수술 후 소변이 안 나오면 어떻게 하나요?

수술 시간이 길어질수록 소변줄(foley's catheter)을 시행하게 됩니다. 소변줄은 보통 수술 후 12~36시간 정도 지난 뒤에 뽑게 됩니다. 수술 범위가 커질수록 조금 더 오래 착용할 수 있습니다. 소변줄을 뽑고 나면 방광에 소변이 적당히 차게 될 정도로 물을 마시고 4~6시간 후에 다시 소변을 봅니다. 이러한 훈련을 몇 번 반복하면 대부분은 정상적으로 소변을 볼 수 있게됩니다.

이러한 방법으로 진행하여도 방광 기능이 돌아오지 않는 경우가 있습니다. 이 같은 경우에는 다시 일시적으로 소변줄을 끼울 수 있습니다. 이와 더불어 비뇨기과와 상의하여 다른 문제가 없는지 점검하게 됩니다. 종종 뇌성마비 환아들이 방광 기능 장애가 같이 있는 경우가 있습니다.

3. 밥은 언제 먹나요?

전신마취로 장기능이 바로 돌아오지 않기 때문에 금식을 유지해야 합니다. 수술 후 6~12시간에 장기능이 회복되었는지 정상 장소리를 확인 받고 방귀가 나왔다면, 미음이나 죽과 같은 유동식부터 처방이 됩니다. 위루를 가지고 있는 경우도 마찬가지입니다.

4. 흉터는 어떻게 할 수 있나요?

저자들은 최소한의 바늘자국으로 봉합을 시행하며, 봉합 후 피부 장력을 완화하기 위해 부착지를 붙이는 등, 수술 상처를 최소화하기 위해 노력합니다. 하지만 최선을 다해 봉합을 하더라도 체질(켈로이드 체질 등)에 따라 흉터가 커지는 경우가 있습니다. 이와 같은 경우 피부상처가 완전히 봉합되는 수술 후 2~3주 뒤부터 피부과와의 협진을 통하여 흉터를 최소화하게 됩니다.

5. 수술후 석고에 대해 궁금합니다.

1) 수술 후 석고 고정 기간은 어떻게 되나요?

일반적으로 근육 연장술과 같은 근육에 관한 수술은 석고 고정 기간이 3~4주 정도 됩니다. 절골술 등 뼈에 관한 수술을 한 경우에는 4~6 주 고정을 하게 됩니다. 대퇴골 절골술은 4주, 발의 절골술은 6주, 골반 절골술은 6주 고정합니다. 석고 고정을 제거한 후에 본격적인 재활이 시작됩니다. 수술 후 새활은 29장에서 다루기로 하고 우선 석고 고정에 대하여 알아보기로 하겠습니다.

2) 석고 고정 후 자세는 어떻게 해야 하나요?

석고 고정기간 동안에는 치료가 잘 되도록 잘 고정하는 것과 적절한 자세 취하기, 자세 변경하기가 중요합니다. 대부분 수술 후 고정 기간 동안은 집에서 지내게 되기 때문에 부모가 이에 대해 알고 있어야 합니다.

일반적으로 엉덩이 관절 주변을 수술하더라도 고수상 석고는 하지 않습니

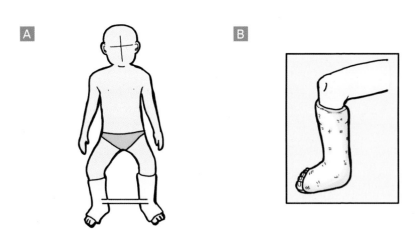

그림 28-1 A. 단하지 석고 붕대를 외전부목으로 고정한 상태 그림, B. 발목 관절 단하지 석고 붕대 고정

다. 근위 대퇴골만 수술한 경우는 석고붕대가 필요 없습니다. 다만 골반 절골술을 한 경우는 단하지 석고 붕대에 외전부목으로 고정하게 됩니다(그림 28-1). 슬괵근 연장술을 한 경우는 무릎보조기를 하며, 아킬레스건 신장술, 종골 연장술 등 발이나 발목관절 부위를 수술한 경우에는 단하지 석고붕대로 고정하게 됩니다(그림 28-1 B).

이와 같은 단하지 석고 붕대와 외전 부목으로 고정한 경우 바로 누운 한 가지 자세만 취하고 있는 경우가 많아 지속적인 압력이 가해지는 경우 욕창이 발생할 수 있습니다. 그러므로 부모님들이 낮 동안에는 바로누운 자세, 엎드린 자세, 옆으로 누운 자세로 자세변경을 해주어야 합니다(그림 28-2,3,4,5). 원칙적으로는 낮 동안은 2시간마다, 밤에는 6~8시간 마다 자세를 바꾸어 줍니다.

엉치뼈의 경우, 기저귀 등에 가려 있기 때문에 최소한 하루에 한번은 직접 눈으로 문제가 없는지 관찰하는 것이 중요합니다. 엉덩이 부분에는 구멍이 뚫려 있는 방석을 이용하거나, 에어 매트리스를 이용하면 좋습니다(그림 28-6).

석고붕대 고정이 무릎 아래에서 끝나기 때문에, 무릎을 오래 구부리고 있으면 경계 부분에 욕창이 발생할 수 있습니다. 석고 고정 경계부위의 피부에 발적이나 상처가 없는지 하루에 한번 이상 확인하여 주십시오.

발뒤꿈치에 욕창이 생기지 않도록 발목 아래 쿠션이나 롤 모양으로 만든 타월 등을 대어 압력이 분산되도록 합니다. 쿠션은 바로 발뒤꿈치에 닿지 않도록 하여 주시고, 발목 위쪽에 대서 발뒤꿈치의 압력이 직접적으로 가지 않도록 하여 주십시오(그림 28-7).

발뒤꿈치의 경우, 석고붕대에 가려 있어서 욕창이 생겼는지 모를 수가 있습니다. 조금이라도 환아가 불편해 하면 열어서 확인해 보아야 하니, 의료진에게 빨리 알려 주십시오.

석고 밖으로 나와 있는 발가락의 붓기를 확인해서, 너무 붓기가 많거나, 통증을 호소하면 석고를 풀어줄 필요가 있을 수 있으니, 이 경우도 의료진에게 빨리 알려 주십시오.

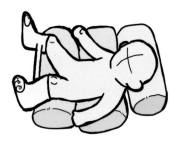

그림 28-2 **바로 누운 자세의 예.** 바로 누운 자세의 예에서는 발목 위부터 다리 부분 아래에 쿠션이나 타월을 받쳐주어, 발 뒤꿈치에 압력이 집중되지 않도록 합니다.

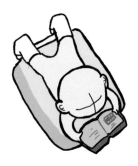

그림 28-3 **단하지 석고 붕대와 외전 부목으로 고정시 엎드린 자세의 예.** 엎드린 자세에서는 침대 매트리스나 쿠션을 이용해 발목이 그 아래로 떨어져 발가락에 압력이 실리지 않도록 해줍니다. 필요하다면, 배 부분이나 가슴 아래에도 쿠션이나 타월을 이용해 받쳐 줍니다.

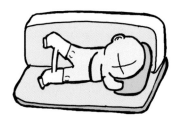

그림 28-4 **고정 시 옆으로 누운 자세의 예.** 옆으로 누운 자세에서 머리는 어깨 높이만큼을 받쳐줄 수 있도록 베개를 베도록 해줍니다. 몸통과 다리는 뒤쪽에서 지지되도록 해줍니다.

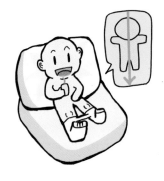

그림 28-5 **앉은 자세의 예.** 지지된 앉기는 수술 후 3일째부터 시행합니다. 지지된 앉기에서는 몸통과 골반이 일직선으로 중립위치에 있게 하는 것이 중요합니다.

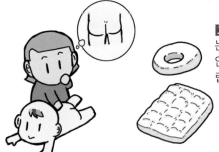

그림 28-6 엉덩이 부분에는 구멍이 뚫려 있는 방석 및 에어 매트리스를 사용하는 게 좋습니다.

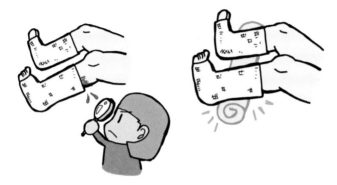

그림 28-7   석고 붕대 근처 상처 및 발뒤꿈치 욕창을 예방하는 자세

6. 수술 후 조심해야할 자세는 어떠한 것들이 있을까요?

엉덩이 관절 수술로 탈구를 치료한 경우에는, 확보된 관절 가동 범위를 유지하기 위해 엉덩이 관절 벌림을 유지해야 합니다. 이것을 외전이라고 합니다(그림 28-8).

무릎 뒤의 연부조직을 수술한 경우에는, 휴식시 근육의 길이가 연장된 길

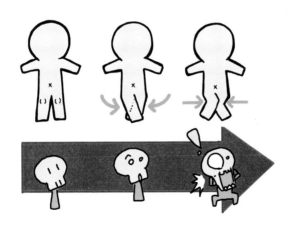

그림 28-8   탈구 수술이후 내전을 금지하고 외전을 유지하는 그림

이로 유지되도록, 무릎 관절 아래에 베개 같은 지지물을 두지 말고 무릎이 펴진 상태에 놓이도록 합니다(그림 28-9). 뇌성마비 환아의 허벅지 뒤쪽 근육의 신장을 위해 다리를 펴고 앉는 것이 권장됩니다.

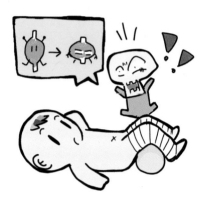

그림 28-9 무릎 관절 연부조직 수술시 하지 말아야할 자세

7. 입원 기간은 어떻게 되나요?

근육이나 힘줄만 늘리는 수술을 한 경우에는 수술 후 2~3일정도 후 통증만 조절되면 퇴원하실 수 있습니다. 절골술과 같이 뼈를 교정한 수술을 한 경우에는 수술 범위에 따라 5~7일 후에 퇴원하실 수 있습니다. 하지만 통증의 정도는 개인마다 다르고 수술 범위와 환아의 컨디션에 따라 입원기간이 좀 더 길어질 수 있습니다. 그러므로 환아의 상태를 면밀하게 점검하고 주치의와 상의한 후에 퇴원시기를 결정하는 것이 좋습니다.

수술 받은 부위의 재활 29 장

실제로 수술 후 물리치료실에 방문하여 물리치료를 받는 시기는 석고붕대를 풀고 나서부터 시작됩니다. 일반적으로 집중적인 재활 기간을 세 시기로 구분하는데, 수술 후 6주(1기), 수술 후 12~24주(2기), 그리고 수술 후 약 12개월까지(3기)로 나눕니다. 원하는 기능적 운동에 다시 도달하게 되는 시기는 12개월 이후인 경우가 대부분입니다.

1. 수술 후 물리치료 1기(수술 후 6주)

고관절 재건술 같은 절골술을 시행한 경우 수술 후 6주에 석고붕대를 제거하게 됩니다. 아킬레스건 연장술과 같은 연부조직만을 수술한 경우 수술 후 4주에 석고붕대를 제거하고 물리치료를 시행하게 됩니다.

첫 시기에는 관절 가동 범위와 근력을 회복하고, 초기 체중부하와 이동 훈련을 하게 됩니다. 이때 부모도 자세 취하기와 운동방법, 그리고 주의점 등에 대해 알아야 합니다.

1) 적절한 자세 취하기

엉덩이 관절 수술의 경우에는, 확보된 관절 가동 범위를 유지하기 위해 엉덩이 관절 벌림을 유지해야 합니다. 그리고 엉덩이 관절 모음과 안쪽 돌림, 굽힘이 합쳐진 동작은 피해야 합니다(그림 29-1).

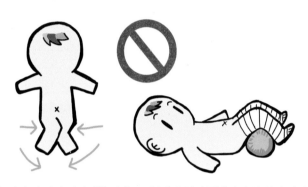

그림 29-1 수술시 하지 말아야할 자세. A. 엉덩이 관절 주변 수술시 하지 말아야할 자세: 엉덩이 관절 모음+안쪽 돌림+굽힘, B. 무릎 관절 연부조직 수술시 하지 말아야할 자세

무릎의 연부조직을 수술한 경우에는, 무릎 관절 아래에 베개 같은 지지물을 두지 말고 무릎을 편 상태로 놓도록 하는 게 좋습니다. 뇌성마비 환아는 허벅지 뒤쪽 근육의 신장을 위해 다리를 펴고 앉는 게 좋습니다.

발목이나 발 부위를 수술한 경우에는 발목 보조기에 의해 적절한 자세를 유지하게 됩니다(그림 29-2). 간혹 보조기가 신발 신기에 거추장스럽고 환아가 싫어한다고 하여 채우지 않는 경우가 있는데, 보조기의 목적은 관절보호와 변형의 재발 방지에 있으므로, 담당 의사가 보조기를 제거하자고 말하기 전까지는 서기와 걷기를 할 때에 반드시 착용해야 합니다. 이 보조기는 수술 후 2~3개월 동안은 씻을 때와 발목 관절 운동할 때를 제외하고는 24시간 착용하게 됩니다.

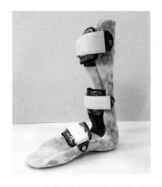
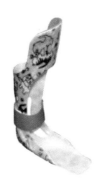

그림 29-2 수술 후 착용하게되는 발목 보조기. *그림출처: (주)하우메디케어

2) 발목 보조기 관리

1. 보조기는 항상 긴 양말을 신고 착용하여 마찰을 감소시키고 땀을 흡수시킬 수 있게 합니다.
2. 보조기를 착용하여 서기를 하고 난 후, 발의 피부 상태를 확인합니다. 어느 특정 부위의 피부가 붉으면 압력이 그 부분에 몰린 것입니다. 이 붉게 변한 부위가 15분 이내에 사라지지 않는다면, 과도하게 압력이 집중된 것이므로 보조기의 수정이 필요합니다. 통증과 발적이 지속된다면 담당 물리치료사나 의사와 상의해야 합니다.
3. 보조기를 신는 발은 항상 깨끗해야 합니다. 물과 비누로 잘 씻어주고, 잘 건조해 주세요. 과도하게 로션이나 오일을 발라주는 것은 오히려 좋지 않습니다.
4. 환아가 발에 땀이 많다면, 1~2시간마다 보조기를 풀러 발을 건조시킨 후 다시 신겨주세요.
5. 보조기는 발목을 90도로 고정하기 때문에 굽이 너무 높은 신발은 좋지 않습니다. 무릎 관절에 무리가 갑니다.
6. 보조기를 착용할 때, 환아의 무릎 관절을 구부리고 착용하면 좀 더 수월

하게 착용할 수 있습니다.

3) 관절가동 회복 운동

다리의 각 관절별 운동을 통해 정상적인 관절 가동 범위를 회복합니다. 한 달 이상 기브스 고정 기간이 있었던 경우 고정된 반대 범위의 관절 운동 시 통증이 있을 수 있습니다. 이는 고정기간 동안 사용하지 않은 범위만큼의 비사용 구축이 진행되었기 때문입니다. 작은 범위에서 점진적으로 범위를 증가시켜 정상 가동 범위까지 되도록 여러 날에 걸쳐 회복 운동을 시행합니다.

그리고 사용하지 않아서 생긴 구축뿐만 아니라, 수술과 치료에 대한 두려움과 새로운 자세에 적응하지 못해서 경직을 이완시키지 못하는 경우도 종종 있습니다. 그러므로 관절운동은 천천히 시행하는 것이 좋습니다. 특히 과거에 거의 서 있어 본 경험이 없는 사지마비 뇌성마비 환아에겐 골다공증이 있는 경우가 많아서, 골절의 위험이 높습니다. 이를 염두에 두고 조심스럽게 시행해야 합니다.

각 관절의 운동은 [22장 경직-구축과 변형, 1절 집에서 할 수 있는 운동은 무엇이 있나요?] 부분을 참조하시기 바랍니다.

발목 관절 부위를 수술한 뒤에는 주의할 점이 있습니다.

대표적으로 아킬레스건 연장술을 시행한 뒤 4주에 석고고정을 제거하게 됩니다. 하지만 아킬레스건이 과도하게 연장될 수 있어 수술 후 3개월까지는 보조기를 착용하시고 걷는 연습을 시행해야 합니다. 발목관절 운동을 시작할 때에는 정상범위인 20도 이상 발을 올리는 것이 아니라 0도로 유지되어야 합니다.

수술을 시행한 의사와 상의하여 수술 후 3개월이 지난 시점에서 0도 이상의 운동이나 스트레칭을 시행해야 합니다(그림 29-3).

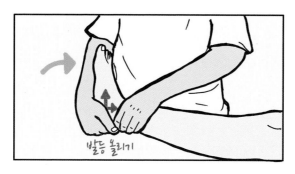

발등 올리기

그림 29-3 수술 직후 발목 관절 운동 시 주의 점- 발등 올리기는 0도를 유지합니다.

4) 근력 강화 운동

근 연장술로 근 길이가 늘어난 것과 장기간 석고로 고정하여 사용하지 않은 이유 때문에, 근력은 감소하게 됩니다. 더군다나 뇌성마비 환아들은 서기 위해 사용되어야 하는 근육들이 효율적으로 사용되지 못해 원래 약한 상태에 있기도 합니다.

초기에는 관절의 움직임 없이 근육에 힘만 주는 운동(제길이 수축운동)이나 부모가 관절 운동을 보조하며 움직여 주는 능동보조 운동으로 시작하여, 스스로 자기 신체 지절을 움직이는 능동 운동으로 진행합니다. 이후에는 모래 주머니나 고무밴드 등을 통한 저항 운동으로 진행시킬 수 있습니다.

근력향상을 위해 제공되는 저항의 무게는 환아가 쉬지 않고 한번에 10번 들어 올릴 수 있는 무게의 80% 정도가 적합합니다. 저항의 무게 결정이 어려울 때는 담당 물리치료사에게 문의하면 좋습니다. 운동은 8~12번 하는 것을 1세트로 하여 3세트를 시행합니다. 저항 운동의 각 세트 사이에는 1~2분 정도의 휴식시간을 가집니다. 운동의 효과를 봐서 서서히 무게를 증가시킬

295

수 있습니다. 운동 전후에는 스트레칭 운동을 해줍니다.

다음으로 집에서 시행할 수 있는 스트레칭을 설명하겠습니다.

(1) 관절의 움직임 없이 근육에 힘만 주는 운동(제길이 수축 운동)

이 운동들은 관절의 움직임이 없이 시행되기 때문에 석고 고정 상태에서도 가능하며, 기브스 고정 상태와 기브스를 제거한 초기에도 시행될 수 있습니다.

① 대퇴사두근 제길이 수축 운동

누운 자세에서 허벅지의 앞부분 근육에 힘을 주게 합니다. 6초간 유지한 후 힘을 빼게 합니다. 이 동작이 1회입니다. 한 세트에 8회이상 시행하도록 하시고 하루에 3세트이상 시행합니다(그림 29-4A).

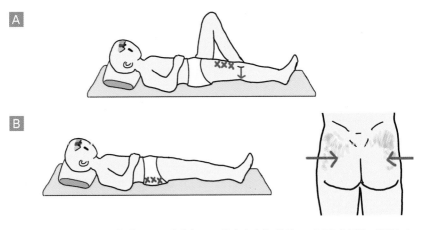

그림 29-4 제길이 수축 운동 A. 대퇴사두근 제길이 수축 운동, B. 엉덩이 근육 제길이 수축 운동

② 엉덩이 근육 제길이 수축 운동

양쪽 엉덩이 근육을 가운데로 함께 모아 수축하여 6초 유지하였다가 이완합니다. 이 동작이 1회입니다. 한 세트에 8회 이상 시행하도록 하시고 하루에 3세트 시행합니다(그림 29-4B).

(2) 능동보조 운동 / 능동 운동

다음 설명들은 하지 근육 운동에 대한 것입니다. 같은 부위의 근육 운동에 대해 쉬운 운동부터 좀 더 어려운 운동 순서로 나열하였습니다. 환아의 근력에 따라 운동을 선택하여 시행합니다.

① 엉덩이 근육 운동

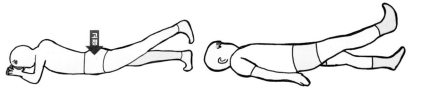

그림 29-5 A. 엎드려서 한쪽 다리 들기 운동, B. 다리 들어올리기 운동

i) 엎드려서 한쪽 다리 들기

엎드린 자세에서 보호자가 골반을 고정하고 환아의 다리를 뒤로 들어올리게 합니다. 들어올린 후 6초간 유지합니다. 이 동작이 1회이며 한 세트에 8회 이상 시행합니다. 하루에 3세트 이상 시행하는 것이 좋습니다(그림 29-5A).

ii) 다리 들어올리기

바로누운 자세에서 보호자가 환아의 골반을 고정한 후 다리를 천천히 들어올리게 합니다. 들어올린 후 6초간 유지합니다. 이 동작이 1회이며 한 세트에 8회 이상 시행합니다. 하루에 3세트 이상 시행하도록 합니다. 다리들어 올리기가 쉽게 된다면 모레주머니를 찬 뒤 시행하여 목표치를 높혀갑니다 (그림 29-5B).

iii) 다리 벌림 근육 운동

다음 설명들은 다리 벌림 근육 운동의 쉬운 방법부터 어려운 방법까지 나타낸 것입니다.

가. 다리 벌림 근육 운동(바로 누운 자세)

환아는 바로 누운 자세로 눕습니다. 부모는 골반이 움직이지 않도록 한 손으로 고정합니다. 부모의 다른 손은 환아의 발목 아래를 잡고 환아에게 다리를 벌리게 지시합니다. 다리를 최대한 벌리게한 후 6초간 벌린 자세를 유지합니다. 이 동작이 1회입니다. 한 세트에 8회이상 반복하고 하루에 3세트 이상 시행합니다(그림 29-6A).

나. 다리 벌림 근육 운동(선 자세)

환아는 어깨 너비로 다리를 벌리고 섭니다. 환아는 벌리려는 다리의 반대쪽 손으로 벽이나 책상 등을 짚습니다. 몸통은 바로 세운 채로 유지하고 엉덩이 옆에 힘을 주어 다리를 옆으로 벌립니다. 6초 동안 유지한 후 천천히 다리를 내립니다. 8회 반복합니다. 이것을 3세트 시행합니다(그림 29-6B).

다. 옆으로 누운자세에서의 다리벌림 운동 (그림 29-6C)

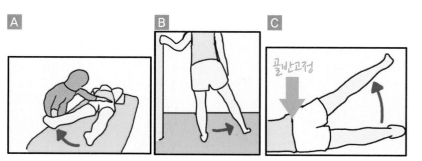

그림 29-6 A. 바로 누운 자세에서의 다리 벌림 근육 운동, B. 선 자세에서의 다리 벌림 근육 운동, C. 옆으로 누운 자세에서의 다리 벌림 운동

② 무릎 근육 운동

i) 무릎 폄 근육 운동

　가.무릎 폄 근육 운동(앉은 자세)

　의자에 골반을 뒤로 완전히 밀착하여 앉습니다. 발목을 위로 올리면서 무릎을 서서히 폅니다. 무릎을 편 상태에서 6초간 유지한 후 천천히 다리를 내립니다. 이 동작이 1회이며 한 세트에 8회 이상 반복합니다. 하루에 3세트 이상 시행합니다(그림 29-7A).

　나. 무릎 폄 근육 운동(선 자세)

　벽에 등과 엉덩이를 붙이고, 양발은 어깨너비로 벌리고 섭니다. 벽에 등을 붙인 채 천천히 다리를 굽혀 90도로 앉은 자세가 되게 합니다. 6초 정도 자세를 유지하고 원위치로 돌아갑니다(그림 29-7B).

ii) 무릎 굽힘 근육 운동

　다음 설명들은 무릎 굽힘 근육 운동의 쉬운 방법부터 어려운 방법까지 나타낸 것입니다.

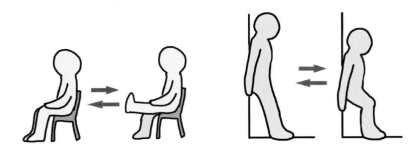

그림 29-7 A. 앉은 자세에서의 무릎 폄 근육 운동, B. 선 자세에서의 무릎 폄 근육 운동

가. 무릎 굽히기 운동(바로누운자세)

편안하게 바로 누운 자세로 눕습니다. 한쪽 다리의 뒤꿈치를 몸 쪽으로 당겨 무릎이 구부러지게 합니다. 구부린 상태에서 6초 정도 자세를 유지하고 다시 원위치로 돌아옵니다. 8회 반복합니다. 이것을 3세트 시행합니다. 무릎을 구부릴 때 허벅지가 밖이나 안으로 돌아가지 않고 일직선으로 올라가게 합니다. 바닥의 마찰을 줄이기 위해 다리와 발 아래 수건을 펼쳐놓고 시행해도 됩니다(그림 29-8A).

나. 무릎 굽히기 운동(엎드려 누운 자세)

엎드려 누운 자세를 취합니다. 한쪽 무릎을 구부려 발을 들두록 지시합니다. 6초 정도 자세를 유지한 후 천천히 내립니다. 8회 반복합니다. 이것을 3세트 시행합니다. 발을 들 때 다리가 안쪽이나 바깥쪽으로 돌아가지 않고 일직선으로 올라가도록 지시합니다. 잘 수행하면 모래주머니를 발목에 채워 시행합니다(그림 29-8B).

다. 무릎 굽히기 운동(선 자세)

환아는 양다리를 어깨너비로 벌리고 섭니다. 양손은 벽을 짚어 지지합니다. 한쪽 무릎을 구부려 뒤로 발을 들어올립니다. 6초 정도 자세를 유지한 후 천천히 내립니다. 8회 반복합니다. 이것을 3세트 시행합니다. 잘 수행한다면 발목에 모래주머니를 채워서 합니다(그림 29-8C).

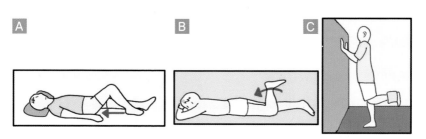

그림 29-8 A. 바로 누운 자세에서의 무릎 굽히기 운동, B. 엎드려 누운 자세에서의 무릎 굽히기 운동, C. 선 자세에서의 무릎 굽히기 운동

③ 체중부하와 기능적인 활동을 통한 근력 강화 운동

분리되고 선택적인 근육 운동이 되지 않는, 기능수준이 낮은 뇌성마비 환아는 자신의 체중부하와 기능적 활동을 통해 근력을 강화시킵니다. 예를 들어, 앉았다 일어서기를 통해 허벅지 앞쪽 근육을 강화시킬 수 있습니다. 균형 능력이 좋지 않거나 근력이 약하다면 팔로 끌어당기며 일어서는 것을 보조하게 합니다(그림 29-10A).

스스로 일어서는 것이 가능한 환아는 양팔을 팔짱 끼도록 하여 보상작용이 일어나지 않게 한 후 발이 닿는 테이블이나 의자에서 앉았다 일어서기를 하도록 합니다. 이것을 잘 수행한다면 허리에 모래주머니를 채워서 저항을 제공해도 됩니다(그림 29-10B).

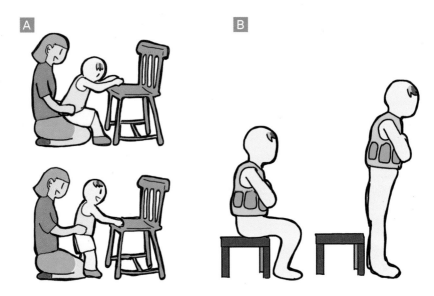

그림 29-10 A. 끌어당겨 일어서기를 통한 다리 근육 강화 운동, B. 앉았다 일어서기를 통한 다리 근육 강화 운동

4) 체중부하 훈련(서는 연습)

뼈 조직을 수술한 경우에는 체중부하 훈련 전에 뼈가 잘 붙었는지 수술한 의사에게 확인을 받아야 합니다. 발 부위를 수술했을 경우에는 초기 2,3개월 정도는 발목-발-보조기를 적용하여 체중부하 훈련을 합니다.

대부분의 뇌성마비 환아들은 수술 전에는 다리와 몸통이 구부러져 서 있는 경우가 많습니다(그림 29-11 A). 즉, 몸을 바로 세워 본 경험이 적은 것입니다. 하지만 수술을 통해 구축과 변형을 교정하여 바로 설 수 있는 정렬을 만들었으므로, 이를 유지하며 일직선으로 서는 연습을 해야합니다. 옆에서 봤을 때 몸통과 엉덩이, 무릎이 잘 펴진 상태로 있어야 합니다(그림 29-11 B).

수술 후 뇌성마비 환아는 자신이 경험해보지 않은 정렬로 서는 연습을 해야 합니다. 그러나 서기 위한 근력도 약하고, 스스로 조절하는 것에도 어려움이

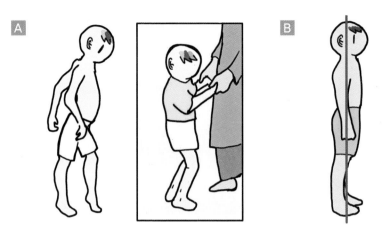

그림 29-11 뇌성마비 환아와 정상아동의 선 자세 비교 A. 경직형 양하지마비 뇌성마비의 선자세, B. 정상아동의 선 자세

있습니다. 일직선으로 잘 서있다 하더라도, 갑작스럽게 무릎이 구부러지면서 주저앉거나 넘어질 위험이 있으므로 부모는 잘 지켜보고 있어야 합니다.

심한 뇌성마비 환아의 경우, 바로 선 자세 경험이 적기 때문에 기능에 따라 경사침대나 전방스탠더(prone stander), 평행봉을 사용해 서는 연습을 시작

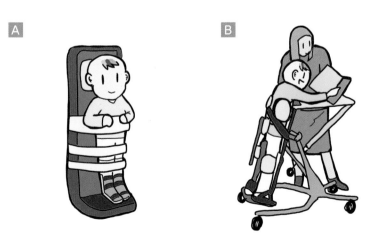

그림 29-12 스탠더를 통한 체중 부하 연습 A. 후방 스탠더 B. 전방 스탠더

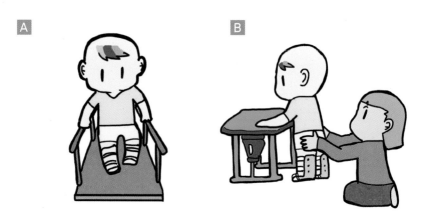

그림 29-13 체중부하 연습 A. 평행봉을 이용한 서기 훈련 B. 테이블을 이용한 서기 훈련

합니다(그림 29-12 B). 가정에서 연습할 경우에는 환아의 허리와 가슴 사이의 높이가 될 수 있는 식탁, 책상 등을 이용하여 서는 연습을 합니다. 서 있는 동안, 다리는 어깨 너비에서 엉덩이 관절과 무릎 관절이 펴진 상태가 유지되어야 합니다(그림 29-13).

바로 누운 자세에서 시작되는 경사침대(후방 스탠더)는 머리가 뒤에서 받쳐지기 때문에 머리 조절이 잘 되지 않는 환아에게서 유용합니다(그림 29-12).

5) 보행훈련

보행 훈련은 평행봉에서 직립 자세가 잘 유지되고, 앞뒤좌우로 체중을 이동하는 동안 엉덩이 관절과 무릎관절의 펴짐, 엉덩이 관절의 어깨너비 벌림을 잘 유지할 수 있을 때 시작합니다.

수술 전에 자유롭게 걸었던 뇌성마비 환아일지라도, 최상의 자세 정렬과 조절을 위해 초기에는 평행봉과 워커를 이용해 보행 훈련을 시작합니다(그림 29-14).

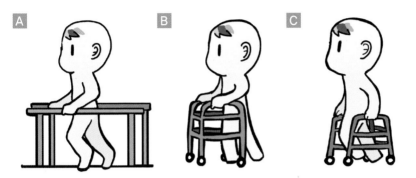

그림 29-14 A. 평행봉 B. 전방워커 C. 후방워커를 이용한 보행 훈련

　향상된 보행 자세를 장려하는 것이 중요합니다. 즉, 서 있을 때 무릎 관절은 잘 펴져 있어야 하고, 발을 내딛을 때 엉덩이 관절은 잘 구부려져야 하며, 바닥에서 발을 뗄 때 발이 끌리지 않고 발등이 잘 들리는지, 발을 딛을 때 발뒤꿈치로 딛는지를 확인하고 이를 장려해야 합니다.

　그리고 많은 뇌성마비 환아가 앞으로 걸어 나갈 때, 다리보다 몸통만 앞으로 전진시키며 걷는 경향이 있습니다. 머리와 몸통은 골반과 다리 위에 얹어져 그대로 이동된다고 생각하고, 체중이동은 골반이 전진하여 나간다고 주지시켜 주어야 합니다. 이렇게 해야만 나쁜 보행 습관으로 발전하는 것을 예방할 수 있습니다.

　구부정한 자세가 많았던 뇌성마비 환아의 경우에는 일직선으로 펴는 자세를 촉진하고, 엉덩이 관절 펴는 것을 촉진하기 위해 후방워커를 사용하기도 합니다(그림 29-14C).

2. 수술 후 물리치료 2기(수술 후 12~24주)

　수술 후 12주 정도가 되면, 완전한 관절 범위 회복과 수술 전의 근력 회복에 도달하기 때문에, 진전된 체중부하와 보행 훈련을 할 수 있습니다.

근육을 늘려주고 힘을 키워주는 간단한 운동과 스트레칭을 배워봅시다.

1) 쉽게 할 수 있는 스트레칭 및 운동

(1) 아킬레스건 스트레칭

아킬레스건 연장술을 시행한 환아는 꾸준한 스트레칭이 중요합니다. 우선 양발을 책상이나 벽에 지지합니다. 스트레칭하려는 다리를 뒤로 두 걸음 정도 뺀 뒤 상체를 앞으로 밀며 반대편 다리를 굽힙니다. 이때 스트레칭하는 다리의 무릎을 최대한 펴고 발뒤꿈치를 바닥에 밀착해야 합니다. 처음에 시행하는 경우 동작이 어려우니 보호자가 무릎을 펴주고 발뒤꿈치를 잡아줍니다. 아킬레스건이 최대로 늘어나게 한 뒤 10초를 버팁니다. 천천히 다시 서 있는 자세로 돌아오면 1회 스트레칭이 끝납니다. 한 세트에 한 다리씩 8회 이상 시행하며 하루에 3세트 이상 시행합니다(그림 29-15).

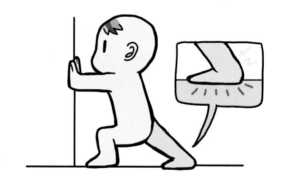

그림 29-15

(2) 슬괵근(햄스트링) 스트레칭

원위 슬괵근 연장술을 시행한 경우에는 슬괵근 스트레칭을 꾸준히 시행합니다. 바닥에 무릎을 펴서 앉습니다. 이 상태에서 양팔을 앞으로 나란히 하여 양발을 향해 상체를 앞으로 향합니다. 환아 보호자가 무릎을 펴게 하여 등 뒤에서 천천히 밀어주면 훨씬 효과적입니다(그림 29-16).

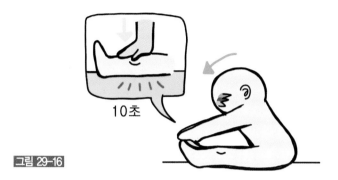

10초

그림 29-16

2) 발목 관절 운동

뇌성마비 환아는 발등을 올리는 근육이 약하고 장딴지 근육의 경직이 있는 경우가 많아 걸을 때 발 앞부분이 끌리거나, 까치발로 걷는 경우가 많습니다. 그래서 장딴지 근육을 늘이는 수술을 한 후에는 발등 올리는 근육을 강화시켜야 합니다. 또한 발을 내리는 장딴지 근육에 일반적으로 경직이 있지만, 근육을 늘였기 때문에 약해져 있기 쉽습니다. 정상적인 장딴지 근육은 우리 신체 무게를 들어 올릴 만큼 강력한 근육이지만 뇌성마비 환아의 장딴지 근육은 그렇지 못합니다. 장딴지 근육은 서고 걷는 데 매우 중요한 근육이므로 근력 강화를 해야 합니다.

(1) 발등 올리기와 발 내리기 운동

환아는 다리를 펴고 앉거나 눕습니다. 발등을 몸 쪽으로 올려 6초 동안 유지합니다. 그 다음에는 발을 아래쪽으로 내려 6초 동안 유지합니다. 이것을 각각 8회 반복합니다. 3세트 시행합니다(그림 29-17).

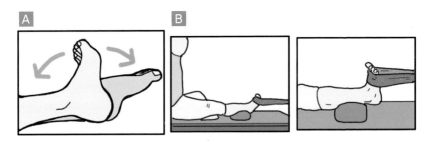

그림 29-17 A. 발등 올리기와 발 내리기 운동, B. 고무 밴드를 이용한 발등 올리기 운동

(2) 발등 올리기 (고무밴드를 이용한 저항)

환아는 다리를 펴고 앉거나 눕습니다. 발목 운동이 원활하도록 발목 아래 롤 모양으로 만 수건을 놓거나 작은 쿠션을 놓습니다. 발등 쪽에 운동용 고무 밴드를 겁니다. 발등을 몸쪽으로 올려서 당깁니다. 6초 동안 유지합니다. 이것을 8회 반복합니다. 3세트 시행합니다(그림 29-17B).

(3) 발 내리기(벽을 이용한 저항)-장딴지 근육 운동

발바닥이 벽에 닿도록 다리를 펴고 앉거나 눕습니다. 발바닥 앞쪽으로 벽을 밉니다. 6초 동안 유지합니다. 이것을 8회 반복합니다. 3세트 시행합니다 (그림 29-18A).

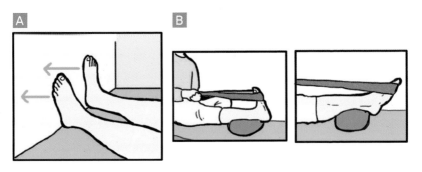

그림 29-18 A. 벽을 이용한 발 내리기 운동, B. 고무밴드를 이용한 발내리기 운동, C. 서서 발뒤꿈치 들기 운동

(4) 발 내리기(고무밴드를 이용한 저항)

환아는 다리를 펴고 앉거나 눕습니다. 발목 운동이 원활하도록 발목 아래 롤 모양으로 만 수건을 놓거나 작은 쿠션을 놓습니다. 발바닥 앞 쪽에 운동용 고무 밴드를 겁니다. 발을 아래로 내립니다. 6초 동안 유지합니다. 이것을 8회 반복합니다. 3세트 시행합니다(그림 29-18B).

(5) 서서 뒤꿈치 들기 운동

벽이나 책상, 의자에 손을 대고 어깨너비로 다리를 벌리고 섭니다. 뒤꿈치를 들어올려 6초 동안 버팁니다. 8회 반복합니다. 이것을 3세트 시행합니다. 환아가 이를 잘 수행한다면 모래주머니를 허리에 채우고 시행해도 됩니다.

근력운동은 모래주머니나 운동용 고무밴드를 이용한 저항운동과 더불어, 수영이나 고정 자전거를 이용해 할 수 있습니다. 이를 통해 수술 후 3개월에는 수술 전 근력에 도달할 수 있는 경우가 많습니다.

만약 가능하다면, 환아의 상태에 따라 보행 훈련은 워커, 목발(Lofstrand crutch)이나 지팡이, 나아가서는 독립 보행으로 진행합니다(그림 29-19). 이 시기에는 수술한 의사의 판단에 따라 발목 관절 수술시 착용했던 발목-발-보조기 착용의 지속여부를 결정하게 됩니다. 새로운 보행 패턴을 훈련하

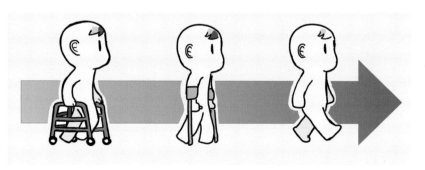

그림 29-19 보행 훈련의 진행 (워커 → 목발 → 독립 보행)

기 위해 수중치료도 도움이 됩니다.

그리고 보행 속도와 지구력 향상을 위한 계단 오르내리기나 트레드밀 훈련도 할 수 있습니다(그림 29-20).

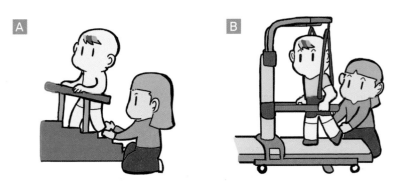

그림 29-20 A. 계단오르내리기, B. 트레드밀 훈련

3. 수술 후 물리치료 3기(수술 후 약 12개월)

마지막 시기인 수술 후 12개월째에는 목표한 기능적 운동과 보행에 도달하는 시기입니다. 이 시기에는 수술 상태를 유지하기 위해 스트레칭과 근력운동이 지속되어야 합니다. 그리고 좀 더 기능적인 활동들을 물리치료에 포함시켜 좀 더 나은 기능향상을 도모합니다.

근력 운동과 기능 활동이 포함된 몇 가지 훈련 방법을 소개하겠습니다. 이 운동들은 몸통과 하지를 기립 상태로 유지할 수 있는 뇌성마비 환아에게 적용하는 것이 좋을 것입니다. 하지만 더 기능이 나쁜 뇌성마비 환아일지라도, 경험적인 측면에서 부모의 도움과 함께 시행해도 좋습니다.

1) 다리 밀기 운동(한쪽 다리 밀기/양쪽 다리 밀기)

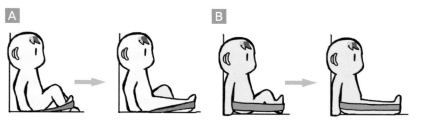

그림 29-21 A. 한쪽다리 밀기 운동: 고무밴드를 엉덩이 밑에 깔고 앉아서, 한쪽 다리 밀기 운동을 시행, B. 고무밴드를 허리에 두르고 양쪽 다리 밀기 운동을 시행

❋ **운동용 고무 밴드**
: 긴 운동용 고무 밴드를 반으로 접어 양쪽 밴드 끝을 엉덩이 밑에 두어 깔고 앉아 고정을 하거나, 고정용 벨트를 이용해 골반에 걸칩니다. 길이는 환아가 다리를 구부렸을 때 느슨하지 않은 정도가 좋습니다.
: 한쪽 다리 밀기할 때는 한쪽 발만 고무 밴드에 겁니다(그림 29-21A).
: 양쪽 다리 밀기할 때는 양쪽 발 모두, 고무 밴드에 겁니다(그림 29-21B).
❋ **1회 반복의 정의**: 다리를 폈다 구부리는 것
❋ **시작자세**
: 등은 벽에 기대어 앉습니다.
: 무릎 관절과 엉덩이 관절이 구부러진 상태가 시작자세입니다.
: 손은 바닥을 짚습니다.
: 다리는 어깨 너비로 벌리고 양쪽 발바닥이 미는 밴드 바닥에 닿게 합니다.
: 양쪽 발가락은 살짝 바깥쪽을 향하게 합니다.
❋ **지시방법** : "발바닥으로 고무 밴드를 천천히 밀어요. 무릎을 완전히 펴지 말고 살짝 구부린 상태를 유지해요. 그 다음 다시 구부려요."
❋ **전략**
: 끝 자세이 무릎을 편 상태(완전히 편 상태는 아닌 살짝 구부린 상태를 유

지합니다)로 1초를 유지하게 합니다.

: 8회 반복합니다.

❊ **호흡** : 미는 동안 호흡은 내뱉고, 돌아오는 동작에서 들이 마십니다.

❊ **더 어렵게 하려면:** 고무 밴드의 저항이 더 높은 것을 선택하거나, 고무 밴드를 여러 겹 겹칩니다.

❊ **적용이 되지 못하는 경우**

: 만약 환아가 다리 구축이 있거나 단단한 보조기를 착용했을 경우, 발뒤꿈치가 닿지 않아 적용이 불가능합니다.

2) 앉았다 일어서기 운동

❊ **1회 반복의 정의:** 일어났다가 다시 앉는 것

❊ **시작자세**

: 의자에 앉은 자세

: 손- 가능하다면 팔짱을 끼고 시작합니다.

 (도움이 필요한 환아의 경우 앞에서 손을 잡아주셔도 됩니다.)

: 몸통- 바르게 폅니다.

: 엉덩이 관절 - 90도 구부러지게 앉습니다. 의자와 허벅지가 평행을 이루게 앉습니다.

: 무릎 관절 - 105도 정도 구부러지게 유지합니다. 일어서는 기전을 좀 더 효율적으로 할 수 있는 방법입니다.

: 발 - 가능한 한 바닥과 평행을 이루도록 합니다.

❊ **보호자의 위치**

: 보호자는 환아의 정면이나 옆에 위치하며, 혹시 균형을 잃어버릴 경우 도와주어야 합니다.

❊ **지시** : "천천히 일어나고, 천천히 앉아요."

  (만약 가능하다면, "가능한 한 팔을 이용하지 말아요.")

❀ **전략**

  : 몸을 앞으로 구부리면 엉덩이 관절이 구부러지고, 어깨 관절과 무릎 관절
   선상에 다가갈 정도로 숙이면 일어나기가 쉬워집니다.

  : 일어서고, 일어난 자세를 1초간 유지하고 다시 자리에 앉습니다.

  : 이것을 8회 반복합니다.

❀ **더 어렵게 하려면,**

  : 모래주머니를 몸에 채우거나, 더 낮은 의자나 바닥에서 일어서는 동작을
   합니다(그림 29-22A).

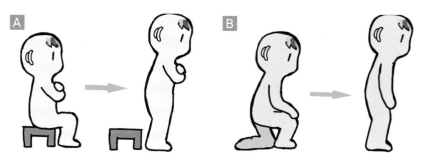

그림 29-22 앉았다 일어서기 운동

3) 반 무릎 자세에서 일어서기(예: 오른쪽 다리)

❀ **1회 반복의 정의**: 일어서고 난 후 다시 제자리로 오는 것

❀ **시작자세**

  : (훈련하는 쪽이 오른쪽이라면) 왼쪽은 무릎서기 자세를 취하고 바닥에
   닿게 합니다.

  손은 허리 또는 무릎 위에 위치하거나 부모의 도움을 받을 수도 있습니다.

  몸은 곧게 펴거나 약간 전방을 향하게 합니다.

  왼쪽 엉덩이 관절은 20도 정도 자연스럽게 구부러질 것이고, 오른쪽 엉덩
  이 관절은 70~90도 구부러집니다.

바닥에 닿아있는 왼쪽 무릎은 90~130도 구부러지고 오른쪽 무릎은 70~90도 구부러집니다.

왼쪽 발은 바닥에, 오른쪽 발은 가능한 한 발바닥 전체가 바닥에 붙게 위치시킵니다.

❀ **부모의 위치**

부모는 환아의 정면에 위치하고 아이가 균형을 잃을 수도 있으므로 도울 준비를 합니다.

❀ **지시**

: "천천히 일어나서 선 자세를 유지하고, 다시 천천히 왼쪽 무릎을 굽혀 무릎서는 자세로 만들어요(만약 가능하다면, "되도록 손은 사용하지 말고.")"

❀ **전략**

: 일어선 후 1초 정도 선 자세를 유지합니다. 그 후 다시 반 무릎 자세로 돌아 갑니다.

: 총 8회 반복합니다.

❀ **속도** – 일어서고, 다시 돌아오는 동작을 각각 2~3초 정도의 속도로 연습합니다(그림 29–22B).

4) 옆 방향 혹은 앞 방향으로 계단 오르기(예: 왼쪽 다리)

❀ 한쪽 다리씩 하는 운동입니다.

❀ 1회 반복의 정의: 계단을 밟고 올라갔다고 내려오는 것

❀ **시작 자세**

: 계단을 옆 또는 앞에 10cm 거리를 두고 섭니다.

: 손 – 손은 가슴 쪽에 겹쳐놓거나 몸 옆에 붙입니다. 옆에 부모의 손을 잡아 도움을 받을 수도 있습니다.

: 몸– 몸은 곧게 폅니다.

: 엉덩이 – 자연스럽게 위치

: 훈련하는 다리 - 무릎과 엉덩이 관절을 구부려 계단 위에 위치시킵니다.

: 반대쪽 다리 - 엉덩이 관절과 무릎 관절은 곧게 펴고, 가능한 한 발 뒤꿈치가 바닥에 닿게 위치시킵니다.

❋ 적용 계단 높이

: 대근육운동분류체계 1,2단계 환아 - 40 ~ 20 cm,

: 대근육운동분류체계 3단계 환아: 20 ~ 10 cm

: 결정이 어려우면, 담당 물리치료사와 상의하십시오.

❋ 부모의 위치

부모는 환아의 정면에 위치하고 환아가 균형을 잃을 수 있으므로 도울 준비를 합니다.

❋ 지시 - "계단에 올라갔다가 버틴 후 천천히 내려오세요."

　　　　(만약 가능하다면, "가능한 한 손을 사용하지 마세요.")

❋ 전략

: 계단 오르기- 한쪽 다리를 올린 다음, 다른 쪽 다리도 함께 올라와 1초 정도 선 자세를 유지합니다.

계단 내려오기 - 훈련하는 다리의 반대편 다리가 먼저 내려옵니다.

: 8회 반복합니다(그림 29-23).

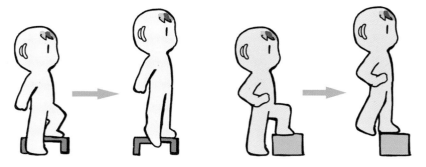

그림 29-23 반 무릎 자세에서 일어서기 운동

　여기에 설명한 운동들은 다양한 수술 방법에 따른 개별적인 운동들보다는 전반적으로 뇌성마비 환아가 서는 능력과 걷는 능력 향상을 위해 꾸준히 해도 좋은 운동들입니다. 뇌성마비 환아의 타입과 기능 수준에 따라 가능한 치료 방법이 다르므로 담당 의사 및 물리치료사와 상의하여 환아의 상태와 각 시기에 맞게 물리치료를 진행하시기 바랍니다.

수술후후유증 30장

1. 뇌성마비 환아의 수술 후 합병증 발생 가능성은 얼마나 되나요?

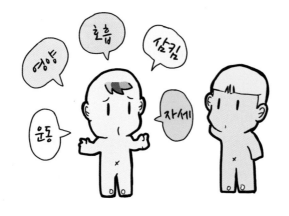

그림 30-1

　뇌성마비 환아의 수술 후 합병증은 환아의 전반적인 기능상태에 영향을 받습니다. 뇌성마비는 다양한 정형외과 수술이 필요한 만성질환입니다. 뇌성마비 환아의 전신 상태는 경한 편마비부터 심한 사지마비까지 다양하며, 뇌성마비가 없는 다른 환아만큼 좋지 못한 경우가 많습니다. 대근육운동 분류체계 1~2단계의 비교적 좋은 기능을 보이는 환아들조차도 최대산소소비량이 정상인의 85% 수준을 보입니다. 수술 후 환아의 합병증 발생은 수술 전 환아의 영양상태, 전신상태, 운동능력 등에 큰 영향을 받습니다(그림 30-1).

2. 수술에 따른 일반적 합병증에는 어떤 것들이 있나요?

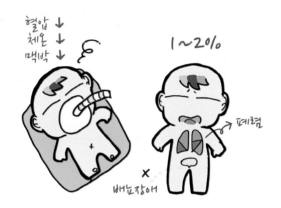

그림 30-2

수술에 따른 합병증은 크게 수술 중 및 수술 후 합병증으로 나뉩니다. 수술 중 합병증으로는 저체온증, 저혈압, 서맥(심장박동수가 느려지는 현상) 등이 있습니다. 수술 중 후유증은 전반적인 기능상태가 좋지 않거나(대근육 운동 분류체계 4~5단계), 수술 당시의 나이가 많을수록 잘 발생하는 경향을 보입니다. 그러나 대개 일시적인 현상들로 수술 중 면밀히 모니터링을 하고 있으므로 문제를 일으키는 경우는 거의 없습니다.

수술 후 합병증의 경우, 합병증으로 인하여 입원기간이 증가하는 경우를 주요 합병증, 그렇지 않은 경우를 경한 합병증으로 분류할 수 있습니다. 주요 합병증은 수술 환아 100명 중 1~2명 정도에서 발생하는 것으로 알려져 있으며, 폐렴이 가장 흔한 주요 합병증입니다. 경한 합병증으로는 배뇨장애가 가장 흔하며, 피부질환, 변비 등의 위장관 질환이 그 뒤를 잇고 있습니다. 이와 같은 경한 합병증은 수술 후 1~2일 안에 대부분 회복됩니다. 수술 후 합병증 역시 환아의 전반적인 기능상태가 발생에 영향을 미칩니다. 특히 수술 전 폐렴에 걸린 적이 있는 환아에서 주요 합병증 발병률이 증가하였습니다(그림 30-2).

이상을 종합하여 볼 때 수술 전 환아의 기능상태(대근육운동 분류체계 중의 단계)가 수술 중, 또는 수술 후 합병증 발생에 크게 영향을 미치는 것을 알 수 있습니다. 대근육운동 분류체계 4~5단계의 환아들 중 특히 수술 전 위조루술이나 기관절개술을 시행한 경우 수술 후 합병증 발생률이 5배 이상 증가합니다. 그밖에도 중증도가 높은 환아들이 수술 후 사망에 이르는 경우도 드물게 보고되고 있습니다. 수술을 시행하지 않은 환아도 중증도가 높으면 기대수명이 정상인과 차이를 보입니다. 이동할 수 없는 환아에게 위조루술을 시행한 경우 5년 동안 사망할 확률이 50%에 달한다는 보고도 있어 전신 기능이 좋지 않은 뇌성마비 환아는 각별한 주의가 필요합니다(그림 30-3).

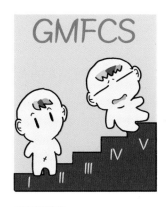
그림 30-3

3. 수술부위에 따른 합병증에는 어떤 것들이 있나요?

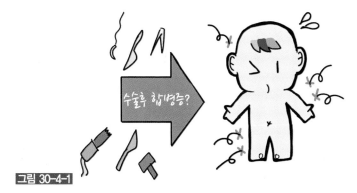
그림 30-4-1

1) '일단계 다수준 수술'의 경우

(1) 대퇴 감염 절골술

대퇴골 전염각의 교정(안짱걸음 교정)에서 너무 많이 교정되어 바깥 걸음(외족지 보행)이 발생할 수 있습니다. 대퇴골 감염 절골술 후 골절과 내고정 실패 등이 발생할 수 있으며, 지연유합이나 불유합은 흔치 않습니다. 드물게 이소성 골형성(근육 등 정상적으로 존재하지 않아야 하는 곳에 골조직이 생기는 현상)이 발생합니다. 수술 시 삽입한 금속판의 돌출로 인하여 이물감이 발생할 수 있습니다. 대개 대퇴골 감염 절골술 시행 후 골유합을 얻고 1년 정도 경과한 시점에서 금속판 제거술을 시행합니다. 대퇴골 전염각의 교정은 나이가 들면서 약간씩 재발하는 경우도 있습니다.

(2) 아킬레스건 연장술

첨족(까치발)에 대한 수술을 받은 환아에게서 합병증은 드뭅니다. 하지만 상대적으로 높은 빈도로 나타나는 합병증은 첨족(까치발)의 재발입니다. 문헌에 따라 다르지만 대략 15~35%의 빈도로 나타난다고 보고되고 있으며, 특히 어린 나이에 시행하는 경우 발생빈도가 높습니다.

아킬레스건을 과도하게 연장하면, 종골보행을 보일 수 있습니다. 종골보행이란 일어섰을 때 발목관절의 과도한 족배굴곡이 나타나는 경우를 지칭합니다. 과교정을 한 경우가 저교정(첨족이 남아있는 경우)보다 결과가 좋지 않습니다. 아킬레스건 연장술 후 종골보행은 해부학적 이환부위에 따라 다른 발생률을 보이며, 경직성 편마비 환아보다 경직성 양측마비의 환아에서 많이 발생합니다.

(3) 슬괵근 연장술

슬괵근 연장술의 합병증으로는 슬괵근 약화에 따른 고관절 전방경사의 증가가 있습니다. 슬괵근은 슬관절 굴곡근이자 고관절 신전근으로, 슬괵근의 약화가 있는 경우 고관절 신전이 부족하여 골반의 전방경사가 발생합니다. 그러나 원위 슬괵근 연장술은 일단계 다수준 수술의 하나로 만족할 만한 결과를 얻었다는 연구가 많습니다. 연구들에 따르면 내측 슬괵근만 연장하였을 때 고관절 전방경사의 증가가 나타나지 않았고 경직성 양측마비 환아에서 원위 슬괵근 연장술을 시행했을 경우 무릎 운동을 향상시켰으며, 대퇴직근 이전술과 함께 시행하였을 때는 골반경사를 증가시키지 않았습니다.

슬괵근 연장술의 다른 합병증으로는 골신경 마비가 있습니다. 드물지만 심한 굴곡구축(무릎이 펴지지 않는 현상)이 있는 환아에서 슬괵근을 연장한 후 좌골신경의 과도한 신연으로 마비가 발생하는 기전입니다. 과도한 변형이 있는 경우 좌골신경 손상을 예방하기 위해 점진적 교정을 하는 것이 도움이 됩니다(그림 30-4-2).

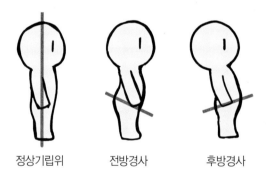

그림 30-4-2　　정상기립위　　　전방경사　　　후방경사

(4) 내전근 연장술

다리가 안쪽으로 꼬이는 증상을 치료하는 고관절 내전근 연장술은 수술 후 성장하면서 10~37%의 확률로 재발될 수 있다는 보고가 있습니다. 또한 다리가 외측으로 벌어지는 외전구축이 발생할 수 있으며, 이는 폐쇄신경의 전방분지 손상이 원인으로 작용할 수 있습니다.

(5) 요근 근내 연장술

고관절 굴곡구축이 있는 경우 시행하는 장요근 절단술은 고관절 굴곡력을 지나치게 약화시켜 보행에 영향을 줄 수 있습니다. 이를 피하기 위해 장요근 전체를 절단하지 않고 요근 근내 연장술을 시행하고 있습니다.

2) '고관절 재건술'의 경우

고관절 재건술을 시행한 경우에도 고관절 탈구가 재발되는 양상을 보일 수 있습니다. 특히 전신기능이 좋지 않은 대근육운동 분류체계 4~5단계 환아에게서 이런 현상이 두드러집니다. 과거에는 대근육운동 분류체계 4단계 환아는 연간 약 2%, 대근육운동 분류체계 5단계 환아는 연간 약 3.5%에서 탈구가 진행되었습니다. 이에 따라 수술 역시 탈구의 재발을 방지하는 방향으로 발달해왔습니다. 탈구 재발을 방지하기 위해 수술 후에도 정기적인 외래 방문과 각별한 주의가 필요합니다(그림 30-5).

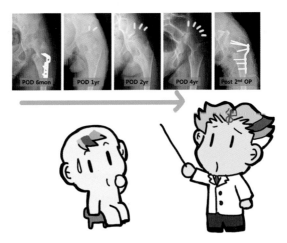

그림 30-5 * POD(Post OP day) : 수술후, mon:개월, yr:년, OP:수술

Q & A **31**^장

1. 수술하고 나면, 나중에 재수술을 한다는데요?

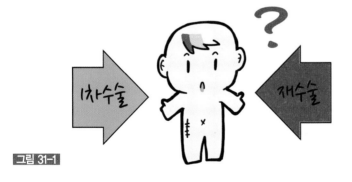

그림 31-1

    수술은 크게 일단계 다수준 수술와 고관절 재건 수술로 나눌 수 있습니다. 일단계 다수준 수술의 경우 부작용으로 까치발의 재발이 가장 많은데, 문헌에 따라 15~30%의 빈도로 나타난다고 보고하고 있습니다. 수술을 시행한 모든 부위를 재수술하지 않으며, 증상이 심하게 재발된 경우에만 재수술을 고려합니다. 재발 방지를 위해서는 보조기 착용과 함께 재활운동을 충실하게 시행해야 하며, 꾸준한 스트레칭 운동이 필요합니다. 증상이 재발된 경우에도 재활치료, 보톡스 주사 치료와 같은 보존적 치료를 우선 시행할 수 있으므로 지속적인 외래 방문이 필요합니다.

고관절 재건 수술의 경우에는 대근육 운동 분류 체계가 4~5단계로 높은 환아일수록 재발의 가능성도 높습니다. 그렇기 때문에 수술도 발달성 고관절 탈구와는 다르게 재발을 방지하는 방향으로 목표를 잡아야 합니다.

또한, 뇌성마비 고관절 전위는 재발의 가능성을 가지고 있습니다. 따라서 고관절 재선술을 시행한 경우, 일회성 수술로 치료되는 것이 아니라, 주기적인 단순 방사선 검사를 시행해야 하며, 세심한 관리가 필요합니다. 수술에 있어서는 혹시 생길지 모를 재발을 방지하는 것이 무엇보다 중요합니다. 반드시 소아 정형외과 전문의와 상의 후 지속적인 추적 관찰을 시행해야 합니다(그림 31-1).

2. 삽입된 금속은 언제 제거하나요?

수술 시 삽입한 금속판의 돌출로 인하여 이물감이 발생할 수 있습니다. 또한 시간이 지나면서 금속판 주위 뼈가 약해져서 골절이 쉽게 발생할 수도 있습니다. 일부 제거하지 않는 의사들도 있지만, 저자들은 적절한 시기에 제거하는 것을 권합니다. 저자들은 보통 대퇴골 감염 절골술 시행 후 골유합을 얻고 1년 정도 경과한 시점에서 금속판 제거술을 시행합니다.

3. 수술 후 많이 아픈가요?

수술 직후에는 아이가 통증을 느끼게 됩니다. 특히 뼈를 교정하는 수술 등을 한 후엔 통증을 더욱 느끼게 됩니다. 통증이 심한 경우 담당 주치의과 상의하여 통증관리를 해야 합니다. 하지만 수술 후 3~4일 후에는 대부분의 통증이 호전되어 퇴원을 고려하게 됩니다. 수술 후 4~6주에는 다시 입원하여 석고부목을 제거하면서 재활치료를 하게 되는데, 이때 근육, 힘줄 등이 다시 늘어나 통증을 느낄 수 있으므로 재활의학과 전문의와 상담 후 적절한 재활 운동과 통증조절을 해야 합니다(그림 31-2).

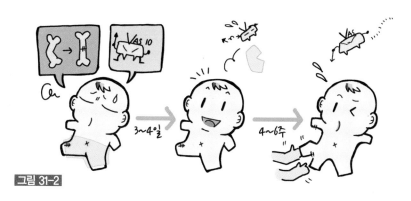

그림 31-2

4. 수술은 어릴때 할수록 좋나요? 늦을수록 좋은가요? 언제가 제 일 적기인가요?

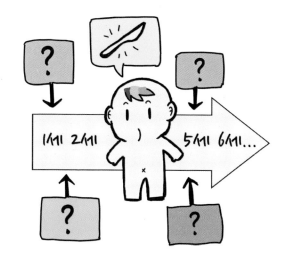

그림 31-3

고관절 탈구 같은 상태가 발견된다면 수술을 조기에 시행해야 합니다. 왜 나하면 고관절이 빠진 상태로 두면 뼈의 모양이 변하게 되어 결국에는 관절이 모두 망가지기 때문입니다. 이러한 특수 상황을 제외하면 일반적인 뇌성마비 수술의 시기는 아이의 기능이 90% 이상 형성된 후, 골성장이 이루어져 절골술이 가능할 때 시행하게 됩니다. 이에 저자들은 보행기능이 거의 완성되는 시기인 생후 5~7세 환아들에게 수술적 치료를 고려합니다. 다만 너무 늦게 수술을 할 경우 좋은 결과를 얻기 힘들기 때문에 적절한 수술 시기를 소아 정형외과 전문의와 상의해야 합니다. 또한 대략의 시기가 결정되면 환아가 학교 생활에 지장을 받지 않고 부모들이 환아 간호에 많은 시간을 할애할 수 있는 때로 수술 시기를 결정합니다(그림 31-3).

5. 수술할 때 성장판은 괜찮을까요?

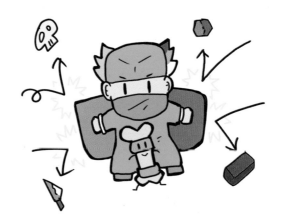

그림 31-4

뼈를 교정하는 수술을 하는 경우에도 성장판을 건드리지 않고 시행하기 때문에 수술 자체가 아이의 성장을 방해하지 않습니다. 하지만 뇌성마비 수술과 관계없이 환아의 경우 뼈와 근육의 변형 등으로 뼈의 성장이 정상적이지 않을 수 있습니다(그림 31-4).

6. 수술하면 정상아이처럼 걸을 수 있나요?

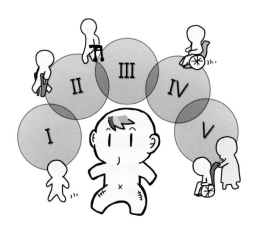

그림 31-5

　환아의 대근육 운동 분류체계에 따라 다릅니다. 1단계 환아의 경우 보통 만족도가 높으며 정상인에 가깝게 걸을 수도 있습니다. 하지만 2~3단계의 경우 일부 부자연스러운 모습이 관찰되고, 혹 보조기를 사용해야 할 수도 있습니다. 4~5단계의 경우 독립보행이 힘든 환아이기 때문에 고관절 전위로 인한 통증을 예방하고 치료적 기립(치료를 위해 일부러 서게 하는 것)으로 건강하게 하고, 간병과 휠체어 이동을 원활하게 하는 것이 현실적인 치료 목표입니다(그림 31-5).

7. 깁스를 한 곳에 문제가 생겨 아파할 때 간단한 처치법을 알고
싶어요.

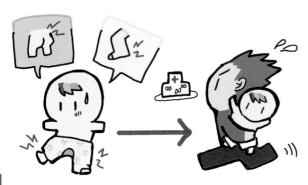

그림 31-6

우선 아이의 살과 깁스, 혹은 석고 부목과의 경계부위를 항상 관찰해야합
니다. 살의 색이 빨개지거나 붓는 경우 빨리 솜을 대주고 병원에 오시는 것
이 가장 안전합니다. 또한 석고부목고정을 한 경우 엉덩이의 꼬리뼈 부위나
발뒤꿈치 부위가 아프다고 한다면 석고를 제거해야 하는 응급상황이므로 빨
리 병원에 와서 확인을 하여야 합니다(그림 31-6).

8. 수술 후 수중 운동을 해도 되나요?

수중운동은 권장되는 운동입니다. 다만 수술 직후에는 피부가 아물지 않
았기 때문에 이 시기에 물에 들어가서는 안됩니다. 수술 상처가 회복되고 석
고붕대를 제거한 후에는 수중운동은 재활을 위해 적극적으로 권장합니다.

9. 수술후 보조기를 차고 축구해도 되나요? 자전거는 타도 돼요?

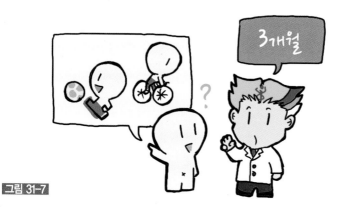

그림 31-7

　환아의 기능과 수술의 경중도에 따라 다르지만, 수술 후 3개월 정도 지나서 근육이 회복되면 축구, 자전거 타기 등 환아가 가능한 운동은 대부분 권장합니다(그림 31-7).

10. 수술하고 처음 걸을 때 발 뒤꿈치가 아프거나 피부가 벗겨지는
　　이유는?

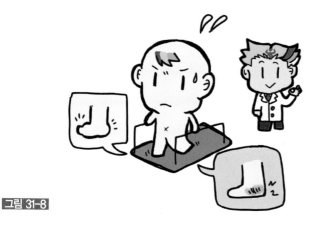

그림 31-8

하지부위 수술을 시행한 직후에는 수술로 인하여 발 부위가 붓게 됩니다. 이는 수술로 인한 손상에 몸이 반응하는 현상입니다. 이를 부종이라고 하는데 이 상태에서 갑자기 걷게 되면 피부가 쉽게 벗겨집니다. 하지만 벗겨진 피부는 2주 정도 치료 받으면 좋아질 수 있으므로 크게 걱정하실 필요는 없습니다. 그러므로 수술 후 수술을 시행한 소아 정형외과 전문의에게 운동을 지시 받게 되면, 피부가 벗겨지더라도 운동을 충실하게 시행해야 좋은 결과를 얻을 수 있습니다(그림 31-8).

복지

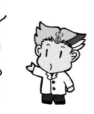

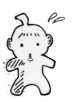

어떤 기관을 이용할 수 있나요? 32 장

1. 장애인종합복지관

뇌성마비 환아들이 일반적으로 많이 이용하는 치료기관으로는 장애인종합복지관, 병원의 재활치료실, 조기교육실, 인지 언어 치료실 등이 있습니다.

전국 200여 곳에 위치한 장애인종합복지관은 의료재활, 교육재활, 사회심리재활, 장애아동 발달바우처사업, 직업재활, 재가복지, 주간보호, 보조기구 센터, 문화 및 여가 관련 사업을 진행하고 있습니다.

시도별 장애인종합복지관의 위치와 정보는 보건복지부 홈페이지 http://mohw.go.kr 에서 확인할 수 있습니다(그림 32-1).

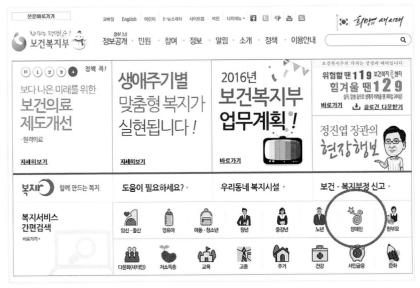

그림 32-1

2. 뇌성마비 복지관

뇌성마비 복지관에서는 뇌성마비 환아에서 성인에 이르기까지 치료, 교육, 상담을 통해 전인적인 재활을 돕는 서비스를 제공하고 있습니다.

장애아동을 위한 의료적 서비스, 물리치료, 작업치료, 상담, 부모교육 등 뇌성마비 환아를 양육하는 데 필요한 전반적인 서비스와 교육, 자주모임 정보 등을 제공받을 수 있습니다(그림 32-2).

서울시립뇌성마비복지관	www.srccp.or.kr	02-932-4412
강서뇌성마비복지관	www.grccp.or.kr	02-2662-3491~4
대구광역시 상록뇌성마비복지관	www.slrehab.or.kr	053-382-0960~2
부산 뇌병변복지관	www.busancp.or.kr	051-333-3888

그림 32-2

3. 뇌성마비 환아 부모 모임 (그림 32-3)

한국뇌성마비복지회	www.kscp.net	02-932-4292, 02-933-9498
한국뇌성마비정보센터	www.cp4you.net	

그림 32-3

4. 보조기구센터

보조기구센터에서는 뇌성마비 환아를 위한 재활보조기구 임대, 맞춤형 재활보조기구 제작, 기존 재활보조기구의 개조 등의 사업을 하고 있습니다. 뇌성마비 환아는 상담 평가를 거쳐 선정된 보조기구를 시험사용해 볼 수 있습니다.

각 보조기구센터별로 절차에 의해 지원사업을 펼치고 있으며, 지원품목으로는 이동보조기구, 일상생활보조기구, 작업 및 학습보조기구, 자세보조기구, 시청각 보조기구 등이 있습니다.

각 시도 별로 사업 내용이 조금씩 다를 수 있으므로 거주지에서 가까운 보조기구센터에 문의하여 상담 후 안내를 받을 수 있습니다(그림 32-4).

중앙 보조기구센터 http://knat.go.kr	서울특별시 강북구 삼각산로 58 국립재활원 재활연구소	1670-5529
인천광역시 보조기구센터 http://icatc.or.kr	인천광역시 계양구 계양산로 35번길 12-37 인천광역시 보조기구센터	032-546-2345
경기도 북부 보조기구센터 http://atrac.or.kr	경기도 의정부 충의로 73 밀레니엄프라자 302호	070-7114-0371~3, 0319
경기도 재활공학서비스연구지원센터 http://atrac.or.kr	경기도 수원시 권선구 탑동 903 경기종합노동복지회관 별관 3F	031-295-7363~4
대전광역시 보조기구센터 http://www.yeswecan.or.kr	대전광역시 중구 문화로 266 대전충청권역의료재활센터 지하 1층	042-388-2981~2
대구광역시 보조기구센터 http://datc.daegu.ac.kr	대구광역시 남구 성당로50길 33 대구대학교 1층	053-650-8340~1, 8343

부산광역시 보조기구센터 http://www.btatc.or.kr	부산 연제구 중앙대로 1150번길 15 부 산광역시장애인종합복지관	051-790-6192~5, 6190
광주광역시 보조기구센터 http://rtc.chosun.ac.kr	광주광역시 북구 하서로 590 호남권역 재활병원 L층	062-613-9365~6
충청북도 보조기구센터 www.cbat.or.kr	충청북도 청주시 흥덕구 1순환로 438번 길 39-17 충북재활원 3층	070-7209-3260~2, 3140~1
경상남도 보조기구센터 http://gnatc.or.kr	경상남도 창원시 의창구 봉곡로 97번길 85	055-270-7576~8
제주장애인 보조공학서비스 지원센터 http://www.jatc.co.kr	제주시 월평동 420-1	064-726-9669
서울시 보조공학서비스센터 (강동)	강동구 고덕로 201	02-440-5891
서울시 보조공학서비스센터 (강서)	서울시 강서구 방화대로 45길	02-2662-3495
서울시 보조공학서비스센터 (노원)	서울시 노원구 덕릉로 70가길 96	070-4347-9023
전라북도 보조기구센터	전라북도 전주시 완산구 천잠로 303	063-220-3000

그림 32-4

5. 장애아동 어린이집

　장애아동의 어린이집 신청방법은 일반 아동과 같습니다. 장애아동은 거주지 가까운 어린이집에 일반아동과 같은 절차로 보낼 수 있습니다. 또한 특수교육을 전공한 선생님이 지도하는 곳에 보내고 싶다면 입소대기를 신청할 수 있습니다. 장애아동 통합시설 및 전문시설에는 특수교육을 전공한 선생님이 1:3으로 배치되어 아이들을 보육하고 있습니다.

　장애아동 어린이집 신청은 인터넷으로 대기 신청을 한 후 순서가 되면 이용할 수 있습니다. 대기 신청은 〈http://www.childcare.go.kr에 접속 ⇨ 어린이집 입소대기 신청 ⇨ 시도 설정 ⇨ 특성란에 장애아통합을 클릭〉 순으로

하면 됩니다. 일반적으로 대기기간이 2년 이상인 경우가 많으므로 아동을 보
육시설에 보낼 계획이라면 미리 알아보시고 신청을 하시는 것이 좋습니다(그
림 32-5).

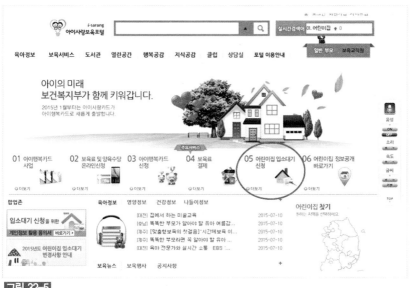

그림 32-5

복지제도를 알고 싶어요 **33** 장

1. 장애등록

1) 장애등록은 언제부터 할 수 있나요?

뇌성마비, 뇌졸중, 뇌손상 등과 기타 뇌병변이 있는 경우는 발병, 또는 외상 후 6개월 이상 지속적으로 치료한 후에 장애진단을 받아야 하며, 최초 판정일로부터 2년 후에 재판정을 받아야 합니다.

2) 장애등록 절차를 알고 싶어요

(읍,면,동 주민센터) 장애진단 의뢰서 발급 ⇨ (의료기관) 장애진단서, 검사결과, 진료기록지등 발급 ⇨ (읍, 면, 동 주민센터) 구비서류 제출 ⇨ 장애등급심사 ⇨ 장애등급 결정통보 ⇨ 장애인등록

❋ 기타문의 : 주소지 읍,면,동사무소 장애인복지담당자 및 관할 국민연금공단지사

❋ 외국인 및 재외동포 장애인 등급심사에 관해서는 국민연금공단 외국인 전문안내창구로 문의

3) 장애등록을 하면 어떤 혜택이 있나요?

장애연금 및 수당, 교육비 및 의료비, 활동보조, 재활서비스 등을 지원받을 수 있습니다.

장애등급에 따라 차량구입시 세제혜택, 고궁 · 박물관 · 공공체육시설 등 입장료 감면, 통신료 감면, 고속도로 통행료 감면, 전기요금 · 도시가스요금 할인 등을 받으실 수 있습니다.

4) 장애등록은 한 번 하면 다시 받을 수는 없나요?

6세 미만에 장애 등급을 받은 경우에는 6세 이후 판정을 다시 받아야 합니다. 또한 장애 등급에 대해 다시 재심사를 받고자 하는 경우 이의신청을 통해 재심사를 받을 수 있습니다.

2. 희귀난치성 질환자 의료비 지원

1) 지원대상

희귀난치성 질환자 의료비 지원 사업은 지속적인 치료가 필요하여 의료비 부담이 많은 희귀 · 난치성 질환자에게 의료비를 지원하는 것을 목적으로 하고 있습니다. "희귀난치성질환자 의료비지원사업" 대상질환(134종)에 해당하고 "희귀난치성질환자 산정특례"에 등록한 건강보험가입자이면 신청이 가능합니다. 단, 환자가구와 부양의무자가구의 소득 및 재산이 지원 기준을 만족하는 경우에 한합니다(그림 33-1).

	환자 가구	부양의무자 가구
소득	최저생계비의 300% 미만 (4인가구 5,004,987원 미만)	최저생계비의 500% 미만 (4인가구 8,341,645원)
재산	최고재산액의 300% 미만 (4인가구 2억 8천만원 미만, 대도시)	최고재산액의 500% 미만 (3억 7천만원 미만, 대도시)

그림 33-1

2) 지원내용

지원 항목으로는 의료비, 보장구 구입비, 간병비, 호흡보조기 대여료, 기침유발기 대여료, 특수식이 구입비 등이 있습니다.

3) 신청방법 및 문의처

의료비 지원을 신청하는 환자의 주민등록지 관할 보건소

※ 보다 자세한 내용은 보건복지부 홈페이지 혹은 헬프라인(http://helpline.nih.go.kr)을 참고하세요.

3. 장애검사비 지원

1) 지원대상

장애인연금, 활동지원 및 중증장애아동수당 신청 및 의무재판정 등으로 재진단을 받아야 하는 기초생활수급자 및 차상위계층 장애인

2) 지원내용 (그림 33-2)

구분	지원내용
기초생활수급자	5만원 초과 검사비용 일부지급(최대 10만원)
차상위계층	10만원 초과 검사비용 일부지급 (최대 10만원)
기타 지원이 필요하다고 판단되는 자	소득기준에 관계없이 일부지급(최대 10만원)

그림 33-2

3) 신청방법 및 문의

거주지 주민센터 신청

340

4. 장애인 보장구 구입 지원

1) 지원대상

건강보험(의료급여) 대상자 중 등록장애인

2) 지원내용 (그림 33-3)

구분	지원내용
건강보험대상자	장애인의 활동을 도와주는 기구 구입비용의 80% 지급 (품목별 기준액 범위 내)
의료급여수급권자	장애인의 활동을 도와주는 기구 구입비용 전액 (2종을 85%만 지급하고 나머지 15%는 장애인의료비에서 지원)

*지원품목 : 전동휠체어, 전동스쿠터, 자세보조용구, 목발, 의지 보조기, 맞춤용 교정용 신발 등

그림 33-3

3) 신청방법 및 문의

❀ 건강보험 대상자 : 국민건강보험공단 문의 후 신청 (1577-1000)

❀ 의료급여 수급권자: 시군구 장애인담당부서 문의 후 신청

뇌성마비 환아는 다양한 재활보조기구가 필요합니다. 하지만 가정에서 사용하는 소소한 재활용품에서부터 휠체어, 자세유지보장구에 이르기까지 많은 물품들을 일일이 구입하기에는 많은 비용이 필요하고, 또 환아가 성장함에 따라 사용기간이 제한되기 때문에 재활보장구 임대해 쓰면 가계부담을 줄일 수 있습니다.

자세보조용구를 보험을 적용받아 구입하고자 한다면, 먼저 병원에서 보장구 처방전을 발급받아 공단에 신청, 적합승인을 받습니다. 보장구를 구입하고 병원에서 검수확인을 받아 공단에 제출, 비용을 청구하면 됩니다.

❀ 자세한 사항은 중앙장애아동-발달장애인지원센터(http://www.broso.or.kr)를 참고하세요.

5. 장애아 보육료 지원

어린이집을 이용하는 만12세 이하의 장애아동은 보육료를 지원 받을 수 있습니다.

만5세 미만의 장애진단서 제출자이거나 발달지체를 보이는 특수교육대상자 진단평가결과 통지서 제출자(만3~만8세)는 가구소득수준과는 무관하게 신청이 가능합니다.

✽ 지원금액 : 394,000원, 장애아 누리과정 414,000원

✽ 신청방법 : 주소지의 읍면동 주민센터나 복지로 사이트(www.bokjiro.go.kr)에서 온라인 신청이 가능합니다.

6. 장애아동 양육수당

보육료나 유아학비 또는 종일제 아이돌봄 서비스를 지원받지 않는 만0-5세 가정양육 아동으로 소득과 무관하게 양육수당을 지급합니다.

✽ 지원금액 : 0~35개월까지 월 20만원 / 36~84개월까지 월 10만원 지급

7. 장애아 가족 양육비지원

장애아 가족 양육비지원 사업은, 장애아동가족의 돌봄부담을 줄이고 보호자의 정상적인 사회활동을 돕기 위해 돌모미를 파견해 일시적인 돌봄서비스를 제공하거나, 장애아동 가족 대상의 상담 · 모임 등의 휴식지원프로그램을 제공하는 사업입니다. 지원대상은 만18세 미만 중증장애아동과 함께 거주하는 전국가구평균소득 100% 이하의 가정이며, 지원시간은 한 가정당 연 480시간 범위 내입니다.

❋ 신청장소는 주소지의 읍면동 주민센터이며, 연중 신청이 가능하나 1~2월 에 집중해 신청을 받고 있습니다.(*참고: 전국가구평균소득: 3인가구 4,281,000원 / 4인가구 4,836,000원)

8. 사회서비스전자바우처

장애아동의 인지 · 의사소통 · 적응행동 · 감각운동 등의 기능향상과 행동 발달을 위한 적절한 발달재활서비스지원 및 정보를 제공하기 위한 제도로서 수요자의 필요에 따라 이용할 수 있도록 되어 있습니다.

❋ 신청방법 : 인터넷 홈페이지 http://www.socialservice.or.kr 에서 회원 가입 후 주소지에서 이용할 수 있는 서비스 업체를 선택하여 신청합니다.

1) 장애인 활동지원 서비스

만6세 이상부터 만65세 미만의 1~3급 장애인이 대상이며 장애유형에 관 계없이 대상자의 활동정도와 소득에 따라 신체활동, 가사활동, 사회활동의 비용을 차등 지급하고 있습니다.

(2015년 기준 시간당 8,810원, 〈2014.12.29 보건복지부 보도자료〉)

2) 발달재활서비스

성장기의 정신적 · 감각적 장애아동의 인지, 의사소통, 적응행동 감각 · 운 동 등의 기능향상과 행동발달을 위한 적절한 발달재활 서비스를 지원합니 다. 언어 · 청능(聽能), 미술 · 음악, 행동 · 놀이 · 심리, 감각 · 운동 등 발달 재활 서비스는 제공하지만(장애아동 및 부모의 수요에 따라 사업실시 기관 이 다양한 서비스 개발 가능) 물리치료, 작업치료 등 의료기관에서 행해지는 의료비는 지원이 되지 않습니다.

만18세 미만의 장애아동 중 전국가구평균소득 150% 이하(소득별 차등지원)의 소득기준에 해당하면 신청할 수 있습니다. 혜택으로는 월 16~22만원 내에서 포인트를 제공합니다.

제공기관별 서비스단가는 보건복지부(www.mw.go.kr), 중앙장애아동발달장애인지원센터(www.broso.or.kr), 사회서비스 전자바우처(www.socialservice.or.kr) 등에서 확인할 수 있습니다.

3) 발달장애인부모심리상담서비스

과중한 돌봄 부담을 가지고 있는 발달상애인 부모에게 집중적인 심리 · 정서적 상담 서비스를 제공하여 우울감 등 부정적 심리상태를 완화시켜 궁극적으로 발달장애인 가족의 기능 향상을 도모하는 서비스입니다.

서비스 대상은 성인을 포함한 발달장애인 자녀를 둔 부모로서 전국가구 평균소득 100% 이하 가정입니다. 서비스 이용자의 심리 · 정서 수준을 검사하고, 그 결과 우울증이 의심 되는 등 전문적인 심리 상담이 필요하다고 판단되는 경우 서비스를 이용 할 수 있습니다.

신청은 주소지 읍 · 면 · 동 주민센터이며 심리 · 정서 검사 등을 통해 위험군으로 의심이 되는 경우에는 병원이나 관할 정신보건센터 등에서 관련 치료서비스를 적절히 받을 수 있도록 연계하고 있습니다.

9. 활동보조인제도

장애인 활동지원사업은 혼자서 일상생활과 사회생활을 하기 어려운 장애인의 자립생활을 지원하고 가족의 부담을 줄이기 위해 시행되는 제도로서 만6세 이상부터 만65세 미만의 1~2급 장애인이 서비스 대상입니다.

❀ 서비스 내용
- 신체활동지원 : 개인위생관리 및 목욕, 구강관리, 세면도움, 배설도움, 옷 갈아입히기, 신체기능유지 및 증진, 식사도움, 실내이동

- 가사활동지원 : 청소 및 주변정리, 장보기, 식사준비 및 뒷정리
- 사회활동지원: 등하교 및 출퇴근 지원, 외출시 동행 산책, 물품구매, 종교
  활동, 복지시설이용 귀가시 부축등
- 기타 : 방문목욕 및 방문간호
※ 신청자격 및 방법: 기초수급자, 차상위, 소득 전국평균 150% 이하까지 주
  소지 읍·면·동 주민센터, 연금공단 전국지사(온라인신청도 가능)에서
  신청

10. 기타 장애관련 정보 사이트

- 보건복지부 (http://www.mw.go.kr)
- 복지로 (http://www.bokjiro.go.kr)
- 사회서비스전자바우처 (http://www.socialservice.or.kr)
- 중앙 장애아동–발달장애인 지원센터 (http://www.broso.or.kr)
- 희귀난치성 질환 정보 : 헬프라인 (http://helpline.nih.go.kr)

Q & A 34 장

1. 장애인 차량 관련 정보를 알고 싶습니다.

1~6급 장애를 가진 아동을 양육하는 부모님은, 기존 차량을 LPG연료용으로 개조할 수는 없지만, LPG연료 사용이 가능한 차량 1대는 구입할 수 있습니다. 1~3급 등록 장애인은 차량을 구입할 때 취득세를 감면 받을 수 있습니다. 대상 차량은 2,000cc이하, 7~10인승 이하인 승용차입니다. 자동차를 등록할 때 도시철도채권이 면제되며, 차량 이용 시 복지카드를 제시하여 주차요금을 감면 받을 수 있습니다.

2. 보장구 구입 절차는 어떻게 되나요?

장애아동에게는 발달 단계별로 다양한 보장구가 필요합니다. 모든 보장구를 구입하기 보다는 아동에게 꼭 필요한 보장구를 대여하거나 건강보험이 적용되는 보장구를 구입하여 사용하는 것이 좋습니다. 자세한 절차는 33장을 참조하시기 바랍니다. 장애인 보장구 구입비 지원은 건강보험관리공단 홈페이지 http://www.nhis.or.kr 에서 보장구 검색을 통해 알아 볼 수 있습니다.

3. 보장구를 건강보험을 적용 받아 구입한 뒤 내구연한 내에 재적용을 받을 수 있나요?

담당 전문의가 훼손, 마모 또는 아동의 성장이나 신체변형 등으로 인해 계속적인 장착이 부적절하다고 판단하여 처방전을 발행한 경우에는 내구연한 (3년) 이내에도 건강보험급여 적용을 받을 수 있습니다.

4. 스탠더를 지원 받고 싶습니다. 어디에 문의해야 할까요?

국민기초생활수급 대상자 및 차상위 대상자 중 1~2급의 지체 · 뇌병변 · 심장장애인 · 시각장애인이라면 장애인보조기구 교부사업에 신청하여 기립 보조기인 스탠더를 지원 받을 수 있습니다. 장애인 보조기구 콜센터에 문의하여 해당여부를 확인 받은 후 장애인 보조기구센터, 혹은 주민센터로 신청하시면 됩니다. 그 외에도 콜센터에서는 보조기구 종류, 구입처, 금액, 서비스센터, 공적급여 신청방법, 지원 금액 등을 상세히 알려드립니다.

자세한 지원 내용은 국립재활원 중앙보조기구센터 http://www.knat. go.kr/ (☎ 1670-5529) 〈2015 장애인 보조기구교부 품목정보 안내서〉를 참조하실 수 있습니다.

5. 수술과 재활치료로 자주 입원하게 되는데 의료비 지원을 받을 수 있나요?

　뇌성마비 환아들은 수술과 재활치료, 질병으로 인한 합병증 등으로 병원을 이용해야 하는 경우가 많습니다. 의료비 지원에 대한 문의는 치료받고 있는 병원의 의료사회사업실을 통하여 상세하게 상담을 받으실 수 있습니다. 33장에 소개되어 있는 '기타 외부 재단'을 통해서도 지원 관련 상담을 받으실 수 있습니다.

7 부

심리적 지지

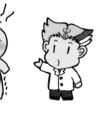

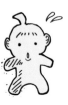

이제는 제가 지치고 힘들어요   35 장

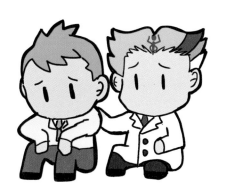

그림 35-1

   한 가정에 뇌성마비를 가진 아이가 있다면, 가족들은 아이의 병을 받아들이기까지 수많은 감정변화를 겪고 다양한 과제에 맞닥뜨리게 됩니다. 부모가 흔히 경험하는 감정은 충격과 무력감, 수치심, 당황스러움, 좌절감, 자살에 대한 충동 등 주로 고통스러운 감정들입니다. 이러한 감정들에 너무 강하게 휩싸일 경우 심지어 자신들이 무엇을 느끼고 있는지조차 모르게 되기도 합니다. 평소 아이를 사랑스럽게 바라보다가도 심한 분노나 죄의식, 슬픔에 빠지면 아이를 거부하고 싶게 될 수도 있습니다. 자녀의 신체적 어려움 때문에 부모는 자세 잡아주기, 식사 도와주기 등 아이의 일상생활을 꼼꼼하게 보살펴줘야 할 수도 있습니다. 그럴 경우 부모는 쉽게 피로해지고, 자유가 제한되고, 치료 및 교육 비용을 지출하는 데 부담을 느끼게 될 수 있으며, 자녀를 둘러싸고 긴장과 갈등을 겪기도 합니다. 더불어 자녀에 대한 주위 사람들의 태도에 일일히 대응해야 하는 등 매순간 당면하는 낯설고 새로운 과제에 막막함을 느끼기도 합니다.

이처럼 가족, 특히 부모기 경험히는 모든 감정은 지극히 정상적인 반응입니다. 이러한 감정에 직면한 당사자는 매우 힘들 수밖에 없기 때문에 뇌성마비 환아에게 적응하기까지는 많은 시간이 필요합니다. 시간이 지나면서 조금씩 마음을 추스르게 될 것입니다. 뇌성마비 환아의 한계를 받아들이면서도 잠재력을 발휘할 수 있도록 가족들이 포용하고 협조함으로써 가족은 더욱 화목해지고 가족 구성원 모두가 균형을 유지하며 만족스러운 관계를 유지해 갈 수 있게 됩니다.

그럼 지금부터 뇌성마비 환아를 키우는 가정에서 부모와 형제, 뇌성마비 환아는 어떤 감정을 경험하게 되고, 어떻게 대처해나가야 하는지 알아볼까요(그림 35-1)?

1. 처음 아이가 뇌성마비 진단을 받으면 부모는 어떤 마음인가요?

아이가 머리를 가누지 못하거나 몸이 뻣뻣해지고 주먹을 꽉 쥐고 있는 모습을 보고 불안한 마음으로 찾아간 병원에서 '뇌성마비'라는 진단을 들을 때 부모는 심리적 충격에 휩싸이게 됩니다. 충격 속에서 아무 생각을 하지 못하고 마치 남의 일인 것처럼 느껴지기도 하고, 꿈이기를 간절히 바라며 아이의 교육이나 부모 자신의 삶에 대해서도 바르게 이해하지 못하는 수가 있습니다. 이처럼 장애아의 출생은 대부분의 가정에서 감당하기 어려운 경험

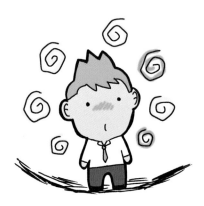

그림 35-2

으로, 부모는 부정적인 감정을 갖게 되며 장애를 수용하고 올바르게 인식하기까지 상당한 시간이 걸립니다.

부모가 초기에 보이는 또 다른 반응은 부정하는 것입니다. 아이의 발달이 조금 느릴 뿐이고 근긴장은 곧 없어질 것이라고 생각합니다. 의사가 잘못 진단할 수도 있다는 생각에 아이를 데리고 여러 병원을 전전하기도 합니다. 부모는 자신의 아이가 일생동안 장애를 가지고 살 것이라는 사실을 믿을 수가 없습니다(그림 35-2).

2. 충격과 부정의 감정이 지나면 부모는 어떻게 되나요?

충격과 부정이 사라지고 부모는 깊은 슬픔에 빠지게 됩니다. 아이가 장애 없이 태어났을 수도 있었을 가능성 때문에 더욱 슬퍼지고, 그 아이와 함께 겪어야 할 자신의 인생을 생각하면 또한 슬퍼집니다. 아이의 장애로 인하여 우리 가족이 다시는 행복해질 수 없을 것이라는 불안감에 더 슬퍼하게 됩니다. 이런 슬픔들과 동시에 죄책감도 생깁니다. 비록 부모 자신의 잘못이 아니라 우연한 사고이지만, 임신기간 중에 다양한 사건이나 병원의 선택, 출산 중에 혹시라도 했을 잘못된 판단이나 행동을 곱씹으며, 아이가 뇌성마비인

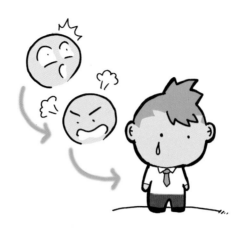

그림 35-3

것이 자신 때문일지도 모른다는 자책감이 듭니다.

임신과 출산 과정에 다녔던 병원과 의사에 대해서 화가 나기도 합니다. 건강하게 태어났어야 할 내 아이에게 적절한 의료적 도움이 있었는지 의심이 생기고 하루에도 몇 번씩 분노를 느낍니다. 심지어 뇌성마비 환아를 낳게 한 운명에게도 화가 납니다. 아이가 장애가 있다는 그 사실 자체에 분노가 생기기도 합니다. 이와 같은 분노의 감정이 반복되면서 뇌성마비 환아 때문에 가정생활이나 미래의 계획이 어긋났다는 것에 대해서 분개하게 됩니다. 아이를 돌봐야 하는 의무감에 억눌리고 아무도 도와주는 사람이 없는 것에 대해 분개하고, 건강한 아이를 키우는 다른 부모에게도 화가 납니다. 뇌성마비가 아이의 책임이 아님에도 불구하고 아이에게 화가 나기도 합니다.

특히 가정 내에서 자녀의 주양육자가 되는 어머니는 출산에서부터 양육까지의 전 과정 동안 지속적인 스트레스 상황에 놓이게 됩니다. 이는 부적응 양상으로 발전되어 우울증이 나타나거나 양육에의 자신감이 저하되고, 사회적인 고립감과 외로움을 느끼며, 일상생활 속에서 자신의 자유와 삶이 박탈되고 있다는 심한 억압감과 좌절감에 빠지고 뇌성마비 아이에 대한 분노나 증오가 유발되는 심각한 상태에 이르기도 합니다(그림 35-3).

3. 부정적 감정을 추스르기 위해서 어떻게 해야 할까요?

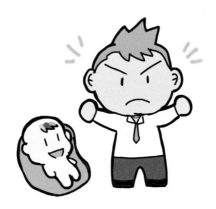

    부모들이 감정을 극복하며 적응하는 과정을 Briston(1984)은 장애의 초기 인식단계, 충격에의 대처단계, 장애의 인식단계, 완성과 해결단계의 4단계로 구분하였습니다. 각 단계마다 부모는 형태가 다른 스트레스에 직면하게 되며 감정을 추스르고 적응할 시간이 필요합니다. 현재 부모가 느끼는 감정은 지극히 정상적이므로 충분히 아픈 감정을 느끼고 이해하는 시간을 가져야 합니다. 그러다보면 부정적인 감정에만 머무르는 것이 아이와 자신에게 도움이 될 수 없고 상황을 바꿀 수도 없음을 인지하게 됩니다. 부모가 느끼는 감정은 매우 고통스러운 경험이지만, 이러한 감정 자체가 아이에 대한 사랑과 관심의 표현이며 아이가 세상을 살아가도록 돕는 추진력이 됩니다. 슬픔과 분노의 감정을 건설적이고 긍정적 마음으로 바꾸어 가는 노력을 통해 부모는 분노의 감정에 사용하던 에너지를 아이를 돕는 데 사용할 수 있게 될 것입니다. 또한 힘든 감정 상태에 빠져 있을 때는 이러한 상태가 영원히 지속될 것 같지만 신기하게도 시간이 지나면서 힘든 감정이 정리되고 적응해 가는 자신을 발견하게 됩니다.

    그러나 뇌성마비 환아와 함께 적응해서 살아가는 것이 저절로 이루어지지는 않습니다. 때로는 초인적인 인내심이 필요하고 부정적 감정에 벗어나기 위해서 현실을 그대로 인식하고 긍정적인 생각으로 바꾸려는 부단한 노력이 필요합니다. 뇌성마비 환아를 돌보는 데 한계를 느끼기도 하지만, 많은 뇌성마비 환아의 부모들이 잘 헤쳐 나가고 있으며 일상의 소소한 즐거움을 느끼며 행복하게 살아가고 있습니다. 아이의 뇌성마비가 내 인생의 모든 것을 뒤흔들어 놓는 것같이 생각되지만 그것은 삶의 일부분이고 또 다른 많은 삶이 공존하고 있음을 알게 되었기 때문입니다(그림 35-4).

4. 부부사이에 일어나는 갈등은 무엇인가요?

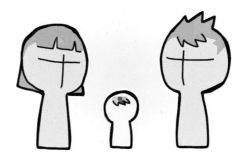

그림 35-5

장애아동의 가족이 비장애 아동의 가족보다 이혼율이 높다는 연구결과도 있으나 반대로 그렇지 않다는 견해도 있고, 오히려 일부 부부는 아이가 장애 진단을 받고 난 후 관계가 더 좋아졌다는 보고도 있습니다(서울장애인종합복지관, 2006). 뇌성마비 자녀의 출생으로 인해 부부 간에 새로운 문제가 발생한다기 보다는 기존에 잠재해 있던 부부 간의 문제가 장애 자녀의 양육으로 인해 더 악화되는 경향이 있습니다. 또한 부부관계에 있어 보다 근원적인 문제들이 있는데도 자녀의 장애에 초점을 둠으로써 그 문제들이 회피되고 있을 수도 있습니다. 특히 아버지의 경우 아이가 뇌성마비라고 진단받은 것에 대해 어머니보다는 덜 감정적으로 반응하고, 오히려 아이의 사회적 지위나 직업적인 성공 등 장기적인 걱정거리에 더 관심을 가지게 됩니다. 그래서 뇌성마비가 있는 아이를 어머니가 전적으로 양육하고 아버지는 가정 경제를 맡아서 하고 있는 경우를 종종 봅니다. 그런데 그럴 경우 부모 모두가 오히려 더 지칠 뿐만 아니라 가정에 큰 어려움이 올 수도 있습니다. 어머니는 아이의 요구에 더 적극적으로 개입하게 되면서 자칫 과잉보호로 심신이 지쳐 가고 아버지는 아이의 양육과 장애에서 멀어지다보니 그 어려움을 이해하기가 점점 어려워집니다. 아버지는 아이와 함께 보내는 시간이 힘들고 시간이 갈수록 아이와 함께 하는 것을 더 어려워하게 됩니다. 어머니는 아이에 관한 고민이나 미래에 대해 가장 가까이서 상의하고 대화할 수 있는 남편과의 소통이 어려워지면서 각자는 고립감에 빠지고, 서로의 존재감이 상실되고 심한 경우 가정도 흔들릴 수 있습니다. 어머니의 육체적, 정신적 억압과 좌절감이 남편과의 갈등 문제로 전이되어 잦은 싸움과 서로에 대한 불만족, 성관계의 소원, 별거, 이혼과 같은 극단적인 현상으로 나타나기도 합니다. 혹시라도 이혼을 선택하게 되더라도 자녀가 감정적으로 상처받지 않도록 보호해야 합니다. 자녀에게 왜 함께 살 수 없는지 가능한 간결한 말로 설명하고, 아이가 부모의 이혼이 자신 때문이라는 느낌을 받지 않도록 하는 것이 중요합니다(그림 35–5).

5. 부부가 함께 노력해야 할 점은 무엇인가요?

뇌성마비 자녀를 키우는 부부가 많은 어려움에 직면하게 되었을 때 서로 마음을 터놓은 대화를 지속해 간다면 힘든 과정을 이겨내고 더욱 성장해갈 수 있을 것입니다. 부부가 서로 죄의식 없이 솔직하게 서로가 느끼고 있는 감정을 이야기하고, 이를 받아들이는 자세가 필요합니다. 서로가 가진 감정에 대해서 옳고 그름을 따지기보다 감정 그 자체로 공감해 주어야 합니다.

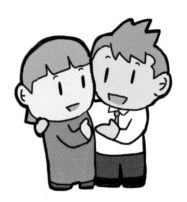

죄책감과 분노, 슬픔과 좌절, 미움 등 현재 부부가 겪고 있는 감정은 매우 정상적으로 일어날 수 있지만, 부부가 항상 같은 감정 상태에 머무르지는 않습니다. 부부는 자녀의 보호나 치료에 대한 의견이 불일치하기도 합니다. 보통 어머니가 자녀에게 빠르게 적응하게 되지만 이것이 부부갈등의 원인이 되기도 합니다. 아내가 자녀의 재활을 희망적으로 생각하며 많은 병원을 알아볼 때, 남편은 슬픔에 잠겨 비관적인 생각에 휩싸여 있을 수 있습니다. 이런 경우에는 자녀의 진단과 치료 시간에 부부가 함께 동행하는 시간을 자주 만들고, 전문가 혹은 같은 뇌성마비 자녀를 키우는 다른 부모와 만나는 시간을 가지는 것이 도움이 됩니다. 또한 뇌성마비와 관련된 서적을 읽으면서 자녀에 대한 객관적인 이해를 하고 자녀를 받아들이는 시간을 부부가 가지는 것도 도움이 될 것입니다. 이러한 노력은 부부가 솔직하게 대화할 수 있고 서로의 감정을 공유하게 해 줍니다(그림 35-6).

6. 조부모와 친척은 어떻게 대해야 하나요?

조부모를 비롯한 주위로부터의 이해와 지지도 부부갈등이 잘 해결된 연후에야 가능해지리라 봅니다. 자녀의 장애에 잘 적응하지 못하는 아버지도 있지만 잘 대처하고 적응하는 아버지도 있듯이, 아이의 뇌성마비를 조부모나 친척이 알게 되면 부모가 경험한 것처럼 충격을 받거나 슬퍼하거나 분노하는 등의 다양한 반응을 보일 수 있습니다. 어떤 분들은 장애를 수용하지 못하고 부정하거나 부모를 무시하여 가족관계가 단절이 되기도 합니다. 그러나 조부모나 친척은 한발 물러서서 볼 수 있는 위치에 있기 때문에 장애에 대해서 더 수용적일 수 있습니다. 반대로 조부모가 아이를 과잉보호하거나 버릇없게 만들어 아이의 정상적인 사회성 발달을 오히려 저해하기도 합니다. 부모를 비롯하여 조부모와 친척도 모두 시간이 필요한 것입니다. 부모와 마찬가지로 필요했듯이 뇌성마비에 대한 지식과 다양한 정보, 함께하는 시간을 주어야 합니다.

7. 뇌성마비 환아를 키우면서 느끼는 친구 등 인간관계에서의 어려움은 어떻게 해야 하나요?

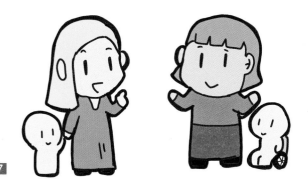

그림 35-7

　뇌성마비를 가진 아이를 기르다보면 결혼 전에 친했던 친구들과 어느 순간 멀어져 있고 이해받지 못하고 혼자가 된 듯 외로운 시간이 많아집니다. 친구들이 어떻게 처신해야 할지 몰라 불편해 하는 것이 느껴지기도 합니다. 또는 자신과 아이를 동정하는 것처럼 보여서 불쾌하기도 하고, 무슨 말을 해야 할지 몰라 서먹해집니다. 친구사이가 멀어지고 마음의 문을 닫고 혼자만의 세계에서 지내는 시간이 많아집니다. 그러나 이러한 시기에 친구는 더욱 소중한 존재입니다. 자신의 처지를 한탄하며 고립되어 있기 보다는 친구에게 먼저 다가가서 관계를 새롭게 만들어 가시기 바랍니다.

한편으로는 아이가 다니는 병원이나 치료실 혹은 학교에서 비슷한 처지에 있는 사람들을 새롭게 만나기도 합니다. 서로의 입장을 공감해주다보면 친밀감을 느끼고 의지하게 됩니다. 결혼 전에 알던 친구뿐만 아니라 아이로 인하여 새롭게 만나는 사람들도 매우 소중하고 힘이 되어줄 수 있는 친구가 될 수 있습니다. 같은 아픔을 가진 부모들이 모여 서로의 아픔을 어루만지고 각종 정보도 교환하며 아이들의 권리를 찾아주기 위해 한목소리를 내는 장애인부모회나 한국뇌성마비복지회 등의 자조집단도 기능하고 있습니다(그림 35-7).

8. 사람들의 시선에 속상하고 화가 나는데, 어떻게 대처해야 하나요?

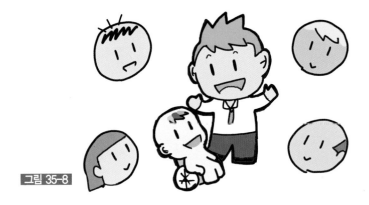

그림 35-8

아이와 함께 다니다 보면 주위 사람들이 호기심 어린 시선으로 쳐다보는 것을 느끼게 됩니다. 다리가 불편한 아이를 업고 있으면 나이드신 분들은 사정도 모르면서 '왜 다 큰 아이를 업고 다니느냐? 요즘 젊은 엄마는 애를 너무 과보호한다'고 말하기도 하지요. 다른 사람의 시선이나 간섭, 무조건적인 적대감이나 경계를 마주할 때마다 당황스럽고 때로는 짜증이 나기도 하고 심지어 이유 없이 화가 치밀어 오를 때도 종종 있을 것입니다. 만나는 사람에게 일일이 설명하거나 이해를 구할 수도 없고요. 우리 사회가 보다 성숙해져서 나와 다름을 일상적으로 받아들이는 배려심 깊은 사회가 하루 속히 오면 좋겠습니다. 우리아이가 그런 사회를 만들어 가는 데 조금이나마 도움이 될 거라는 생각을 가지고 부모님 자신부터 서로 다름을 인정하고 받아들이는 열린 마음을 가지려는 노력이 필요할 것입니다. 장애가 부끄러운 일이 아니며 우리 아이가 이 땅에서 당당히 살아갈 권리가 있다는 것을 부모님 자신이 먼저 깨닫고 실천해야 하지 않을까요? 부모가 편안한 마음으로 뇌성마비 자녀와 함께하는 모습을 보인다면 지켜보는 사람들도 편안하게 대할 것이고 호기심 어린 시선이나 무례한 태도도 줄어들 것입니다. 의외로 사람들이 도움을 주고 싶어 하거나 이해하려는 마음도 크다는 것을 알게 될 것입니다(그림 35-8).

9. 뇌성마비 진단을 받고 나면 어떻게 해야 하나요?

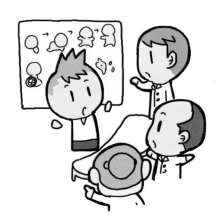

그림 35-9

아마 대부분의 부모가 아이가 어느 정도 치료를 받고 나면 고쳐질 것이라고 기대할 것입니다. 그러나 계속되는 치료에도 불구하고 뇌성마비는 쉽게 사라지지 않고 오히려 아이의 발달은 다른 아이들과 다른 양상을 보입니다. 아이가 어릴 때는 걷기와 말하기만 하면 모든 문제가 해결될 것처럼 생각되지만, 중요한 것은 아이의 경직이 평생 지속될 수도 있음을 생각해야 한다는 사실입니다. 따라서 의사와 치료사 등 전문가들과, 장애아를 둔 선배 부모들과 충분히 상의해서 아이의 상황에 맞는 목표와 계획을 세우는 것이 좋습니다.

아이에 대한 안나까움과 조급함 때문에 여기저기 병원이나 복지관, 사설 치료 기관을 찾아다니며 온갖 치료를 다 받게 하고 싶어질 수 있습니다. 비장애아의 부모도 아이에게 좋다는 것은 다 해주고 싶은 마음인데 하물며 장애가 있는 아이에게는 오죽 마음이 쓰이겠습니까? 그러나 뇌성마비 환아를 양육하는 일은 건강한 보통 아이를 키우는 일보다 더 길고 험한 여정이 될 것입니다. 현실적으로 아이에게만 모든 것을 맞추어갈 수도 없을 뿐더러 그래서도 안 되겠지요.

아이에게 꼭 필요한 치료가 무엇인지 숙고해 보아야합니다. 치료는 뇌성마비를 낫게 해주는 만병통치약이라기보다 잠재능력을 향상시키고 사회적 통합능력을 키우는 장기적 교육의 일부입니다. 여러분의 가정이 인적, 물적으로 감당할 수 있는 한계 내에서 아이의 능력에 맞춰 계획을 세우는 것이 좋습니다. 아이에게도 성취감을 키워주기 위해서는 현실적으로 가능하면서 잠재력에 도달할 수 있는 목표를 세우는 것이 꼭 필요합니다. 아이가 성취할 수 있는 목표를 세울 때 아이는 격려 받을 수 있고 성취동기가 유지될 수 있을 것입니다. 다시 한번 말씀드리지만, 그러기 위해서는 여러 전문가들과 재활 기관 그리고 뇌성마비 환아를 키워본 선배 부모들과의 지속적인 상담이 필요합니다(그림 35-9).

10. 뇌성마비를 받아들이기 위해서 무엇을 해야 할까요?

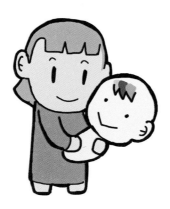

그림 35-10

　자녀의 장애를 빨리 받아들이는 부모는 대부분 조부모와 친척들, 형제자매와 함께 아이의 장애에 대해서 솔직하고 숨김없이 이야기하였으며, 조부모의 도움을 받거나 종교 활동을 통해서 위로를 받기도 하였습니다. 병원이나 치료실에서 만나는 다른 부모와 함께 힘든 감정을 나누고, 뇌성마비에 대한 이해를 넓혀가면서 자신과 아이에 대해서 보다 객관적으로 바라보기 시작하면서 점차 절망적 감정에서 벗어나는 모습을 볼 수 있습니다. 그리고 느린 속도지만 아이가 조금씩 발달해 가는 모습을 보면서 웃음을 되찾고, 아이의 미소 짓는 얼굴을 보고 아이와 눈맞춤을 하면서 사랑스러운 마음이 더욱 커져감을 느끼게 됩니다.

　부모는 아이를 임신하는 순간부터 아이와 함께 해왔기 때문에, 아이에 대해서 그 누구보다 더 잘 알고 있습니다. 아이가 무엇을 좋아하는지, 언제 자고 싶은지, 원하는 것을 어떻게 표현하는지 느낌으로 알 수 있습니다. 뇌성마비가 있는 상태가 아니라 아이 자체를 보게 되면서 많은 문제들이 사라질 수 있음 역시 알게 됩니다. 아이가 변한 것이 아니라 뇌성마비를 아이의 한 부분으로 받아들이는 부모의 시각이 변했기 때문입니다.

　물이 반쯤 든 컵을 보며 "물이 반밖에 없네"라고 생각하는 사람과 "물이

반이나 남았네"라고 생각하는 사람의 마음에 일어나는 감정은 매우 달라질 것입니다. 물이 반밖에 없다는 생각은 원망과 피해의식, 부당함, 좌절감을 느끼게 하지만 물이 반이나 남았다는 생각은 기쁨과 감사함, 희망을 느끼게 해줄 것입니다. 자녀에 대한 생각을 부정적인 면에 초점을 두게 된다면 부정적인 감정이 따라오게 되며, 긍정적인 면에 초점을 둔다면 긍정적인 감정이 자연스럽게 일어나게 됩니다. 생각 바꾸기를 통해 부모 자신도 무의식으로 떠오르는 생각에 자동적으로 반응하기 보다는 자신의 생각을 자신이 선택할 수 있다는 것을 경험하게 될 것입니다(그림 35-10).

11. 아이 양육과 치료를 위해서 직장을 그만두어야 할까요?

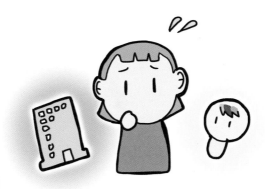

그림 35-11

중요하고 힘든 결정을 앞두고 고민이 많이 될 것입니다. 아이에게 집중적으로 치료해야할 시기도 있고 엄마의 보살핌이 무엇보다도 필요한 아이와 어머니 자신의 직업을 병행하기가 너무나 힘든 것도 현실이기 때문입니다. 여기에는 정답은 없겠지만 이런 해법은 어떨까요?

치료와 교육 모두 결코 녹록한 일이 아니며 어머니의 판단이 매우 중요하기 때문에 각종 치료기관도 알아보고 특수교사나 다른 어머니들과의 유대

관계를 형성해 놓으면 좋을 듯합니다. 특히 중요한 시기, 예를 들면 처음 치료 기관을 선정하고 아이가 적응해야 하는 기간이나 초등 저학년 시기에는 휴직도 필요하다고 봅니다. 요즘 일반 아동들에게도 어머니들의 역할이 크다고 하는데 장애 아동들에게는 두말할 필요가 없겠지요. 또 복직 후에는 교육기관, 남편 등 가족과의 긴밀한 협조가 무엇보다 중요할 것입니다. 꼭 직장을 포기해야 할 필요는 없겠지만 혹시 불가피하게 직장을 포기하겠다는 결정을 하셨더라도 용기를 잃지 마시길 바랍니다. 기회는 언제든지 다시 찾아오지 않을까요(그림 35-11).

12. 아이에게 부모는 어떤 존재인가요?

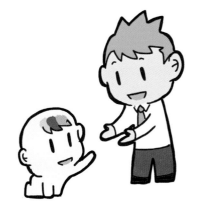

그림 35-12

아이에게 있어 부모는 아주 중요한 사람입니다. 영아기의 아기도 보고 듣고, 냄새 맡고, 맛을 보고, 느낄 수 있습니다. 이러한 능력을 통해서 아기는 태어나 얼마 되지 않아서도 부모에게 반응을 보입니다. 아기는 부모를 통해 자신을 안정시키고 위로를 받기도 하며, 얼굴 표정으로 자신의 느낌을 표현하고 눈맞춤을 합니다. 울음이나 투덜거림, 우물거림, 혼자 중얼거림, 낑낑거림 등은 아기가 자신의 마음 상태나 기분을 부모에게 알려주려는 시도입니다. 이때 부모가 아기의 신호에 반응을 보이면 아기는 부모를 의지할 수 있다는 것을 배우게 됩니다. 부모의 적절한 반응으로 아기가 부모를 더 많이 신뢰하게 되고 안전함을 느끼면서 성장해갑니다. 아이는 부모로부터 돌봄을 받고, 부모의 사랑과 존중을 필요로 하는 존재입니다. 애착은 아이가 부모나 혹은 다른 중요한 양육자와 가깝게 느끼고 오래 동안 지속되는 감정적인 관계를 말합니다. 아이가 배고프거나 위험에 처해있을 때 애착관계에 있는 양육자는 아이를 안전하게 보호해줍니다. 모든 사람은 배고픔이나 잠자기 등 애착과 관련된 본성적인 욕구를 가지고 있습니다. 부모가 자녀를 바라볼 때 얼굴에 미소가 지어지거나 마음이 따뜻해지는 경험이 있다면, 이것이 부모의 아주 특별한 애착에 대한 표현입니다. 부모와 아이의 애착이 잘 형성된다면 나중에 아이가 스스로 부모가 아닌 다른 사람들과도 건강한 관계를 맺을 수 있도록 해주는 기초가 될 것입니다. 부모와 확실한 애착관계를 형성한 아이는 자신이 세계를 탐구할 수 있도록 어머니와 아버지가 용기를 준다는 것을 알게 됩니다. 또 언제라도 부모에게 보호받을 수 있음을 확신하기 때문에 장난감이나 다른 사람, 새로운 상황에 대한 관심과 흥미를 가지고 탐구하며 모험을 시도할 수 있습니다. 이렇게 새로운 것을 발견하고 탐색하는 과정을 통해 더 자발적이 되며 자신감을 가지게 됩니다. 뇌성마비를 가진 자녀가 또래의 다른 아이처럼 빠르게 자라지 않는 것에 대해서 좌절해서 자녀의 성장과 발달을 도와주는 기본적인 애착관계조차도 어렵게 만들 수 있습니다. 뇌성마비 환아들이 발달이 늦다하더라도 항상 그런 것은 아닙니다. 부모는 아이들의 신체적 감정적 성장을 도와주는 일차적 역할을 소홀히 해서는 안 됩니다(그림 35-12).

13. 발달단계에 따른 뇌성마비 환아의 감정은 어떻게 달라지나요?

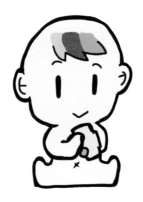

그림 35-13

영유아기의 아기들은 손가락과 발가락을 사용하는 놀이를 하면서 신체의 움직임과 촉감을 경험하며 자신의 신체를 알아가게 됩니다. 또한 점차 자신의 신체가 다른 사람과 다르다는 것을 인식합니다. 첫 돌이 지나면서 아기는 기어 다니기, 장난감 잡기, 밀기와 같은 움직임을 통해 자신의 신체에 대한 인식을 확장해 갑니다. 비록 아이가 제한된 운동적인 발달을 하더라도 아이의 발달에 대해 부모가 적절한 반응을 하게 되면 아기는 자신에 대한 가치를 아주 긍정적으로 느끼게 됩니다.

2~3세의 유아는 자발적으로 환경을 탐색하기 시작하고 부모는 유아의 안전을 위해 경계선을 긋기 시작합니다. 유아는 걷거나 두 개의 단어를 연결하여 이야기하고 대소변 가리기를 시작하면서 제한된 한계 내에서 스스로 할 수 있는 활동을 하며 자립심을 가집니다. 이때 부모는 아이의 호기심을 지지해주어 흥미로운 것을 탐색하고 시도해 볼 수 있도록 해주는 것이 자녀의 성장을 위해서 꼭 필요합니다.

그러나 뇌성마비 환아가 있는 가정에서는 아동의 안전을 위해 과잉보호를 하여 아이들이 자립심을 기르지 못하게 되기도 합니다. 일반적으로 유아의 욕구를 만족시키는 것이 중요하지만, 아이도 점차 규칙을 배우고 자신의 욕구를 채우는 것을 잠시 기다릴 수 있어야 합니다.

4~6세의 아동은 언어능력과 감정조절, 사회성을 형성해 가는 등 기본적인 능력을 갖추게 되고, 주도성과 성취감을 가지게 됩니다. 또한 이 시기의 환아는 자신의 행동이 미치는 영향에 대해서 알게 되고 도덕성이 발달하기 시작합니다.

초등입학에 입학하면서 아동은 어른의 개입이 없이 또래들과 더 많이 접촉하게 되고 사회적 능력을 키워가게 됩니다. 또래들과는 동등한 관계로 만나고 갈등을 해결하기 위해 노력하게 됩니다. 비교하고 경쟁하는 과정에서 점차 자신의 재능과 능력을 현실적으로 평가하게 되면서 실망하거나 동기를 상실할 수 있는 위험성도 가지고 있습니다.

아동들은 발달과정에서 성공과 실패를 경험하며 자신의 힘과 한계를 알고 받아들이는 법을 배워야 합니다. 다른 친구들은 할 수 있는데 자신은 할 수 없음에 좌절하기도 합니다. 이러한 과정을 부모가 지켜보는 것이 힘들어 대신해 주고 싶은 마음이 생기지만, 아이가 실패를 경험하지 못하게 되면 스스로를 이해하지 못하게 되고 결국 혼자서는 아무것도 할 수 없게 됩니다(그림 35-13).

14. 아이에게 뇌성마비에 대해서 알려주어야 하나요?

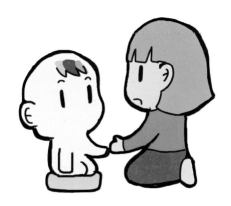

그림 35-14

부모가 뇌성마비 아이를 대하는 자세와 말과 행동은 아이가 자신을 이해하고 받아들이는 데 매우 중요한 영향을 미치게 됩니다. 부모는 아이의 발달 속도에 따라 아이가 이해할 수 있는 다양한 방법으로 아이에게 뇌성마비에 대한 정보를 알려주고 부모의 감정이나 기대에 대해서도 진솔하게 이야기하는 것이 좋습니다. 아이는 자신이 다른 친구와 다르다는 것을 걱정하게 되지만, 자신의 장애를 받아들이고 자신의 단점뿐만 아니라 긍정적인 면도 인식하게 됩니다. 이를 위해서 먼저 선행되어야 할 것은 부모가 자녀의 뇌성마비를 받아들이면서 가족의 사랑을 자녀에게 표현하는 것입니다.

아이가 가진 다양한 욕구 중에 가장 중요한 것은 가족에게 사랑과 인정, 신뢰를 받는 것입니다. 이는 아이가 스스로 자신을 사랑할 수 있게 하고 사랑을 표현할 수 있는 능력을 발달시키기 위해 매우 중요합니다. 영유아의 시기에는 아이를 보살피는 행동으로 사랑이 표현되는데, 부모의 보살핌을 경험한 아이들은 자신들이 가치가 있음을 확신하게 되어 실패도 잘 극복하게 됩니다.

그러나 아이가 스스로 할 수 있는 일이 생기면 너무 많은 보살핌은 오히려 아이의 성장을 방해할 수 있습니다. 아이는 성장해가면서 스스로 주위를 탐구하고 스스로 경험해보기를 원합니다. 이런 과정에서 부모는 아이의 도전과 아이의 능력에 대해 신뢰와 인정을 해준다면, 아이는 자신의 장애를 받아들이고 스스로에게 긍정적인 태도를 가지게 될 것입니다(그림 35-14).

15. 아이 버릇이 나빠져만 갑니다. 어떻게 훈육해야 할까요?

뇌성마비 환아를 치료한다는 명분으로 아이에게 판단하거나 선택할 기회조차 주지 않고 부모가 모든 것을 결정하고 판단해버리는 것은 아닌지 생각해보기 바랍니다. 치료 시간에 맞추기 위해 옷도 입혀주고 신발도 신겨주고 이동도 모두 자가용으로 한다면 무엇을 위해 치료를 하는 것인지 알 수 없습

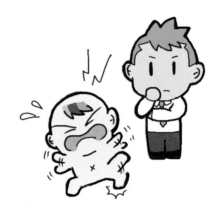

그림 35-15

니다. 아이가 혼자 옷을 입고 신발을 신고 스스로 먹을 수 있도록 기회를 주어야 합니다. 자신이 원하는 것을 표현하고 선택하게 한다면 아이는 독립성을 기르게 되고 사회에서 사람들과 더불어 살아가기 위해 필요한 것을 배워가게 됩니다.

　뇌성마비 환아의 부모는 아이를 훈육하는 것을 두려워하기도 합니다. 아이가 나쁜 행동을 할 때 부모의 가르침을 잘 이해하지 못한다고 생각하거나 안타까운 마음에 지나치게 허용적이 되기도 합니다. 아이가 나쁜 행동을 하면 질책이나 비난보다 자녀의 잘못된 행동에 대해 구체적으로 말해주는 것이 좋습니다. 또한 자녀를 올바르게 교육하기 위해서는 훈육의 방법으로 인정과 격려의 말을 더 많이 해주는 것이 필요합니다. 자녀는 인정과 관심을 받고 자신이 사랑스러운 존재로 받아들여지고 있음을 스스로 느낄 수 있어야 합니다. 비록 당장에 잘되지는 않더라도 부모가 자녀를 격려해주면 자녀는 부모가 자신의 능력을 신뢰하고 있다고 느끼게 됩니다(그림 35-15).

16. 아이가 자신의 문제를 해결하도록 돕는 방법이 있나요?

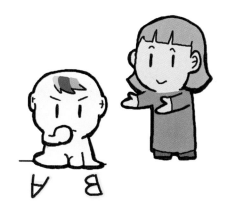

그림 35-16

　부모가 아이의 문제를 모두 해결해 줄 수는 없습니다. 대신 부모는 아이들이 문제해결방법을 스스로 생각할 수 있도록 기회를 주고 아이의 문제해결 과정에 도움을 주는 방식으로 함께할 수 있어야 합니다. 이러한 부모의 자세는 아이들이 자기 가치감과 독립성을 발달하도록 만들어줍니다. 성공과 실패를 경험하며 자신의 한계에 대해서도 받아들이는 법도 배워야 합니다. 뇌성마비 환아의 부모는 자녀가 한계를 느끼고 좌절하는 것을 지켜보는 것이 힘들어 과잉보호하려는 경향이 있습니다. 부모의 과잉보호는 아이를 소심하고 위축되게 하여 새로운 것을 시도하지 않게 만듭니다. 자녀가 혼자 옷을 입고 먹을 수 있으며 자신이 원하는 것을 선택할 수 있게 해야 합니다. 아이에게 선택할 기회를 주게 되면, 선택하는 행동이 자녀의 내적 힘을 길러주고, 자녀의 의사결정능력을 향상시키고 잠재된 선택의 힘이 키워져 자아 의지는 더욱 강화됩니다. 자녀가 스스로 무엇인가를 선택하고 실행할 때마다 자신에 대한 자부심이나 자신감이 쌓여갑니다.

　자녀에게 선택의 기회를 줄 때는 막연한 선택보다 두 가지 정도 해결책을 제시하고 선택을 하게 하는 것이 더 효과적입니다. 아이가 문제 상황에 직면하여 문제해결을 어려워한다면 부모가 두 가지 해결책을 제시하고 아이로 하여금 선택하게 하면 좋습니다. 해결가능성을 찾는 과정에 아이가 참여하게 함으로써 자신의 의견이 중요하다는 것을 경험하게 됩니다. 선택의 범위가 너무 넓을 경우에 어린 자녀는 혼란을 느끼며 의사 결정에 어려움을 겪게 됩니다. 이처럼 제한된 범위 안에서 아이에게 선택권을 주게 되면, 자녀가 자신의 행동에 책임질 수 있는 사람으로 자라게 됩니다(그림 35-16).

17. 아이와의 갈등은 어떻게 해결해야 하나요?

많은 부모들이 가정에서 경계선을 긋고, 아이들과 약속을 하거나 규칙을 정하는 것을 어렵게 느끼고 있습니다. 아이들과 자주 약속을 하고 규칙을 정하지만 이를 일관성 있게 지켜나가는 것이 쉽지 않기 때문입니다. 또한 아이에게 약속이나 규칙을 지키도록 하는 과정에서 아이는 저항하게 되고 피치 못할 싸움이나 갈등을 겪게 됩니다. 이러한 갈등에서 부모가 어느 정도 엄격하게 해야 하는지 혹은 허용적이여야 하는지 판단하는 것이 쉽지 않습니다. 때론 약속이나 규칙을 정하는 과정에서 아이의 욕구와 부모의 욕구가 서로 부딪치기도 하고 스트레스를 경험하여 아이와의 갈등을 피하고 싶은 마음이 생기기도 합니다.

이러한 어려움에도 불구하고 가정에서 약속과 규칙을 정하고 이를 일관성 있게 지켜나가는 것은 매우 중요합니다. 왜냐하면 가정에서 약속과 규칙을 정하고 지켜나가는 과정을 통해 아이는 사회적 능력을 발달시키고, 가정에서는 공동의 삶이 존재할 수 있기 때문입니다. 아이에게 있어 규칙을 정해주거나 경계선을 그어주는 것은 오히려 보호받을 수 있는 활동공간을 제공하고 행동의 기준을 알려주며 지지받는 느낌을 줍니다. 경계선은 부모 자신의 가치와 욕구를 위한 보호공간도 제공합니다. 아이는 부모가 스스로를 배려하고, 부모 자신의 욕구를 존중하는 것을 보면서 자기 존중과 다른 사람에 대한 존중을 경험하게 됩니다.

아이는 경계범위 내에서 안전하게 움직일 수 있고, 옳고 그름을 구별할 수 있게 됩니다. 따라서 경계는 무조건 '안돼'와 같은 금지와는 다르게 받아들여야 합니다. 타당한 이유를 가지고 만들어진 경계선과 규칙을 통해서 자녀는 욕구불만이나 좌절을 견뎌낼 수 있고 쾌락과 즐김을 지연시킬 수 있으며, 때론 그것을 포기해야 한다는 것을 배우기도 합니다. 이러한 과정을 통해 아이들은 사회적 환경에 더 잘 적응할 수 있고, 삶에서 부딪치는 욕구불만이나 좌절을 잘 이겨낼 수 있습니다.

18. 뇌성마비 환아에게 좋은 부모란 어떤 사람일까요?

부모는 자녀를 돌보는 양육자일 뿐만 아니라 자녀의 교육을 책임지는 교육자의 역할도 해야 하기 때문에, 자신이 잘하고 있는지 불안해지곤 합니다. 좋은 부모여야 한다는 압박감도 상당히 느끼게 됩니다. 그럼에도 불구하고 성인인 부모는 자녀에 대한 전반적인 책임감을 받아들여야 할 것입니다. 부모가 자녀에 대해 전반적인 책임을 진다는 것은 자녀와 감정적으로 연결되어 있고, 부모 자신이 살아온 삶의 경험을 토대로 형성한 가치와 확신을 가지고 자녀와 관련된 다양한 결정에 관여하게 된다는 뜻입니다. 예를 들어, 부모가 자녀의 놀이시간이나 여가시간에 함께하고 자녀의 관심사를 인정하고 지지하고 촉진한다면, 자녀가 잘 성장하기 위한 기본 조건을 만들어 주게 됩니다. 또한 자녀의 나이가 들어감에 따라 사회적인 변화에 적응할 수 있도록 배려해 주고 뇌성마비 환아를 있는 그대로 수용해주게 되면, 자녀는 자신의 정체성을 확고하게 형성해 나갈 수 있습니다. 부모의 사랑과 인정과 신뢰는 뇌성마비 환아가 더 어려운 목표를 성취하도록 하여 긍정적인 자기 가치관을 발전시켜 나가게 합니다.

19. 형제자매가 가정에서 가지는 어려움은 무엇인가요?

뇌성마비를 가진 아이가 태어났다는 것에 당황하고 또 그 당혹감을 채 진정 시키지도 못한 상태에서 여기저기 치료기관에 다니느라 엄마의 손길이 제대로 미치지 못하게 되는 부분이 바로 장애아동의 형제자매를 키우면서 부딪치는 가장 큰 문제겠지요. 보통의 경우 부모는 뇌성마비를 갖고 태어난 아이에 대해 안쓰러움과 죄책감, 책임감 등을 강하게 느끼는 반면 상대적으로 형제자매들을 대힐 때는 부모를 이해해 주길 바라고 징애가 없으니 알아서 잘 해주길 기대하게 됩니다.

보통 어머니들은 치료기관을 두루 돌아다니고 파김치가 되어 돌아와서는 형제자매가 숙제했는지, 학원은 잘 다녀왔는지 등을 물어보는 것만으로도 힘겨워합니다. 그것조차 알아서 안 했다면 아주 나쁜 아이 취급을 하면서 따뜻한 말 한마디 해줄 여유도 없죠. 부모가 뇌성마비를 가진 동생을 치료하기 위해 항상 외출중이어서 유치원에서 돌아온 누나는 함께 이야기를 나눌 사람이 없어 인형과 하루 있던 일과를 이야기했다는 형제자매도 있었습니다. 그러는 동안 아이는 사춘기를 맞고 엄마와의 관계는 점점 서먹해지고 컴퓨터에 빠져 들기도 합니다. 그러면서 부모와 비장애 형제자매와의 관계는 더 악화되고 어느새 학교에서도 힘든 아이가 되어 있습니다. 형제자매도 부모의 사랑이 절대적으로 필요한 아이들인데 말이지요.

뇌성마비 환아도 작은 성취에 대해서 칭찬받고 사랑받아야 하지만 형제자매도 부모의 관심을 받고싶어 합니다. 부모는 뇌성마비 환아와 형제자매에게 균형을 잘 유지하여 어느 한 아이도 소외되지 않도록 주의가 필요합니다. 뇌성마비 환아가 신체적으로 할 수 있는 일이 제한되어 있더라도 뇌성마비 환아만 빼고 형제자매에게만 심부름을 시키거나 뇌성마비 형제를 돌보도록 강요하는 것에 대해서 형제자매는 매우 부당하게 느낄 것입니다. 뇌성마비 환아가 할 수 있는 작은 일을 찾아서 집안일에 참여를 시키고 자유와 독립성이 제한되지 않는 범위에서 서로에게 도움을 줄 수 있는 방법을 함께 찾아보도록 하는 게 좋습니다.

20. 형제자매가 친구들에게 가지는 어려움은 무엇인가요?

비장애 형제자매의 친구들이 가끔씩 장애인들을 놀리곤 하는데, 같은 학교나 동네에서 그 놀림의 대상이 자신의 장애형제가 되기도 합니다. 친구들이 장애인을 놀릴 때 비장애 형제는 어떤 일을 할 수 있을까요? 친구에게 동조하지 말아야 합니다. 동조를 하게 되면 나중에 죄책감을 갖게 될 것입니다. 만일 친구들이 장애인 형제를 보고 놀린다면, 친구들 때문에 심기가 불편하고, 슬프고, 화가 난다는 사실을 그들에게 알려주어야 합니다.

비장애 형제들은 가끔씩 새로운 친구를 집으로 데리고 올 때 어떻게 해야 할지 물어보곤 합니다. 비장애 형제들은 친구들이 장애 형제를 어떻게 생각할지 걱정합니다. 이러한 걱정을 해결할 수 있는 가장 좋은 방법은 친구가 방문하기 전에 미리 친구들에게 뇌성마비에 대해서 설명해주는 것입니다. 이렇게 함으로써 친구들이 장애 형제자매를 만났을 때 편안함을 느끼게 해줄 수 있습니다. 친구들에게 형제자매가 지니고 있는 장점에 대해 이야기해주면 더욱 좋겠지요.

형제자매들 중에는 자신의 형제자매가 장애인이든 비장애인이든 상관없이 친구들이 찾아왔을 때 주위에서 어슬렁거리는 것 자체를 문제 삼는 아이들도 있습니다. 친구들이 집에 방문했을 때, 장애 형제자매가 주위에서 어슬렁거리는 것이 싫다면 형제자매와 부모님께 조용히 해줄 것을 부탁하는 편이 좋습니다. 이렇게 부탁하는 것은 형제자매들을 소외시키기 위한 게 아니라, 단지 몇 시간 동안만이라도 친구들과 함께 있고 싶다는 소망을 표현한 것일 뿐입니다. 만일 형제자매가 쉽게 승낙하거나 이해해주지 않는다면, 친구들이 가고 난 후에 형제자매와 시간을 함께 하겠다고 약속하고, 그 약속은 꼭 지켜주는 것이 좋습니다.

부모는 형제자매들이 집에 친구를 데려오기 싫어하거나, 장애가 있는 동생 또는 언니 오빠를 싫어하는 것은 당연한 일로 받아들여 주어야 할 것입니다. 어른도 사회적인 시선을 의식하고 그것을 자연스럽게 받아들이는 일이 쉽지 않은데 하물며 아직 어린 형제자매들이 그런 상황을 받아들이기 힘들어 하는 것은 지극히 당연한 일입니다. 그러니 의식적으로라도 더 비장애 형제자매에게 신경을 써야 하고, 교육, 여가, 부모님의 사랑 등을 균등하게 분할하도록 노력해야 합니다. 가정의 모든 스케줄이 뇌성마비를 가진 환아를 중심으로 놀아가지 않도록 하는 것도 중요합니다.

간혹 장애아동의 형제자매들도 치료가 필요하다는 진단을 받는 경우를 종종 봅니다. 또 복지관에서 형제자매를 위한 프로그램이 운영되고 있는 것도 그런 부분과 무관하지 않다고 생각합니다. 일부러 짐을 지우지 않아도 성장하면서 그 부담을 단 한 순간도 놓을 수 없을 것입니다. 그러니까 부모들이 감당할 수 있는 지금 시기나마 아이들을 가급적 그런 부담에서 해방시켜 줄 필요가 있습니다. 오히려 각자 다른 공간에서 보내는 시간을 만들어줘야 하지 않을까 합니다.

21. 형제자매의 정서적 어려움은 무엇인가요?

가족관계에서 형제자매의 관계는 가장 길고 영속적인 관계입니다. 만성병이나 장애를 가진 아동의 형제자매가 되어 그들을 돌보아야 하는 형제자매들은 적개심과 분노, 반항심과 함께 그런 감정을 갖는 것에 대한 죄책감도 지니게 됩니다. 장애아동의 형제자매에게 미칠 수 있는 부정적 감정은 다음과 같습니다. 장애가 혹시 자신들에게도 발견되지 않을까, 장래에 자신들도 장애 아이를 낳지는 않을까 두려워합니다. 그리고 자신이 다른 가족 구성원으로부터 고립되었다고 느끼거나 친구들에게 소외감을 느끼거나 거부당하며, 자기 가족이 겪는 일이 다른 가족들과 공유될 수 없다고 생각해 외로움을 느낍니다. 때론 장애 아동에게 함부로 대하는 친구들을 보거나, 무시되거나 인정받지 못한다고 느낄 때 분노의 감정이 생길 수 있습니다. 그래서 형제자매들은 가족 상황 안에서 일이 공정하게 처리되지 않고 부모가 아이에게 상이한 기대를 가지는 것에 대해 분개하기도 하고, 자신의 친구에게 장애 형제를 소개할 때 당혹스러운 감정을 가지기도 합니다. 형제들은 자신의 역할과 '부모의 대리인'으로서의 역할에 대해 혼란스러워 합니다. 때론 장애 아동이 받는 관심에 대해 질투를 느끼기도 하고, 장애 형제를 보호해야 한다는 압박감을 느끼기도 합니다. 그리고 자신의 분노와 질투, 적대감에 대해서 죄책감을 가집니다.

그러나 장애가 있는 가족 구성원을 둔 형제들의 적응에 미치는 긍정적인 영향을 보여주는 몇 가지 연구들이 있습니다. 한 예로 많은 형제들이 이타심(利他心)을 가지고 아무런 보상이나 대가도 바라지 않고 누군가를 돌보는 행동을 합니다. 교사나 사회복지사 같은 남을 돕는 직업을 고르는 비율이 높기도 하고, 다른 사람들의 어려움에 대해 더 많은 통찰력을 갖고 있으며, 자기 인생 목표에 대한 확신이 강하고 나이보다 성숙한 경향이 있다고 보고되기도 하였습니다.

22. 형제자매를 돕기 위한 방법에는 무엇이 있나요?

형제나 자매가 가지는 감정과 걱정에 대해서 다른 사람들, 특히 부모님과 선생님, 장애형제를 둔 다른 형제자매들과 이야기하는 시간과 기회를 가지도록 도와주는 게 좋습니다. 이때 뇌성마비에 대해서 정확한 지식을 가지는 것은 형제자매에게 힘이 될 것이므로, 장애에 대한 지식을 알려줍니다. 뇌성마비를 가진 형제와 함께 자라는 것이 어떤 것인지는 부모조차도 경험해본 바가 없을 수 있으므로, 그에 대해 적극적으로 표현하도록 권해야 합니다. 뇌성마비 형제에 대해 긍정과 부정이 뒤섞인 양가감정을 갖는 것이 그리 나쁜 일이 아니고, 이러한 감정을 갖는 것이야말로 자신을 더욱 인간답게 만드는 것임을 알려주고 장애 형제자매를 두었다는 특별한 가족 경험이 많은 성장과 성숙의 기회를 제공함을 자랑스럽게 여기도록 합니다. 그러나 도움이 필요할 때 도움을 요청하는 것을 두려워하지 않도록 해야 합니다.

자신과 마찬가지로 장애형제도 그들 나름의 방식으로 세상을 개척해야 함을 기억해야 합니다. 그 과정에서 서로 의지할 수 있는 형제자매가 있다는 사실은 큰 위안이 될 것입니다. 모든 사람은 강점을 가지고 있으므로, 자신이나 친구들에게 상애형제의 좋은 점을 상기시킴으로써 균형을 잃지 않는 견해를 가지도록 해야 합니다. 많은 사람들의 경우 뇌성마비에 대해 질문하는 것은 당연하고 그들이 어떻게 도울 수 있는지 알기를 원하므로 친구들과 사람들에게 질문하고 도울 수 있는 방법을 가르쳐 주는 게 좋습니다. 그러다 보면 장애인을 위한 권익옹호에 앞장설 수 있는 한 사람이 될 수 있을 것입니다. 유머감각을 가지고 가족과 함께 웃을 수 있는 시간을 만들어 행복감을 충분히 느끼도록 하고, 외톨이가 아님을 기억하게 합니다.

23. 어느 순간 지쳐서 포기하게 되지는 않을까요?

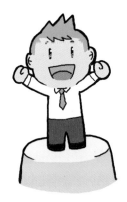

그림 35-17

이를 방지하기 위해서라도 에너지를 안배해야 합니다. 장애아동은 결코 혼자 키울 수 없습니다. 부족하지만 현재 마련된 제도를 충분히 활용하고 가족이나 친지 등에게 자신의 힘든 상황을 적극적으로 설명하고 도움을 청해야합니다. 또한 스스로를 돌보며 스트레스를 조절해가야 합니다.

스트레스를 줄이기 위해서는 자신의 감정과 생각과 행동을 잘 관찰하여 자동적이고 습관적으로 반응하는 부정적 감정을 멈추고, 좀 더 완전하게 현재의 경험에 접촉하도록 노력합니다. 또한 하루하루 매 순간에 집중하도록 하고, 기분이 좋아질 수 있는 작은 일을 만들어갑니다. 그밖에도 이완훈련, 명상, 생각 바꾸기, 규칙적 식사와 운동, 적당한 체중유지, 섬유질 섭취 늘이기, 지방과 당분 섭취 줄이기 등의 방법이 있습니다.

부모가 건강하고 행복하지 못하면, 가족들도 건강하고 행복하기 힘듭니다. 이런 사실을 염두에 두고 스스로의 건강과 행복을 잘 돌봤으면 합니다. 몸이 아프면 치료를 받거나 휴식을 취하듯이 스트레스로 인한 불안과 우울을 느끼면 그 감정에 반응해주고 적절한 조치를 취해줘야 합니다. 휴식이 필요하면 쉼을 주고, 기분전환이 필요하면 '내가 즐거워하는 활동'을 찾아 즐깁니다. 자존감이 무너지는 것 같을 때는 '나는 나를 사랑해'라고 큰 소리로 외칩니다. '나는 괜찮은 사람이야. 나는 점점 좋아지고 있어'라는 말을 매일 반복해서 말해보거나 종이에 적어보는 것도 도움이 됩니다.

무엇보다 내가 아프고 힘이 드니 도와달라고 당당하게 요구하시기 바랍니다. 모든 것을 혼자 도맡아서 해야 한다는 마음을 내려놓고 가족의 지원과 지역사회의 자원을 적극적으로 활용하시기 바랍니다(그림 35-17).

환아 교육 및 심리적 지지 Q & A 36 장

1. 아이가 어려서 운동치료에 많은 시간을 보냈는데, 인지학습치료나 다른 학습관련 치료는 언제부터 해야 하나요?

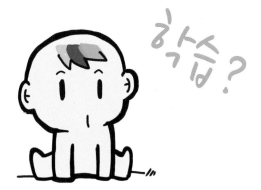

그림 36-1

아이의 인지발달은 태내에서부터 시작됩니다. 주변 환경 및 사람들과 상호작용하는 그 자체가 인지발달을 촉진하는 요소입니다. 영유아기는 부모가 아이의 교사가 되어 아이가 긍정적인 경험을 많이 쌓도록 하는 게 중요합니다. 인지

학습치료나 이와 유사한 치료교육은 학교학습과 관련된 문제를 가진 아동을 위한 프로그램인 경우가 대부분입니다. 아이가 어린 경우에는 아동발달과 장애를 고려한 조기교육프로그램, 어린이집 프로그램, 유아원 및 유치원의 인지적 발달을 포함한 종합적인 아동발달 프로그램이 더 적절합니다(그림 36-1).

2. 아이가 몸을 움직여 장난감을 가지고 놀지 못하기 때문에 TV를 보면서 혼자 노는 시간이 많은데, TV를 통해 많은 것을 배울 수 있을까요? 어떤 TV 프로그램이 교육적으로 좋은 건가요?

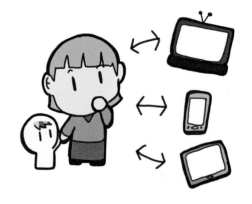

그림 36-2

영유아에게 있어 TV나 스마트폰 등의 영상물은 좋은 교육프로그램이 되지 못합니다. 아이의 발달이 실제 경험을 통해 이루어지는 시기에 이런 프로그램은 과도한 시각적·청각적 자극만 뇌에 전달합니다. 결과적으로 아이에게 잘못된 뇌세포연결을 하게 하여 이후의 학습에 매우 큰 부정적 영향을 줍니다. 미국소아과협회는 만2세까지의 영유아에게 이런 매체의 사용을 금하고 있고, 대만에서는 이를 허용한 부모에게 벌금형을 부과하기도 합니다. TV나 스마트폰을 통해 자신과 가족의 활동을 볼 수 있다면 조금은 덜 해로울 수도 있습니다. 하지만 이때도 부모가 옆에서 설명하고 아이에게 반응해

주는 상호작용적 활동을 해야 학습에 도움이 됩니다.

큰 유아들에게는 일정한 시간과 프로그램을 아이와 미리 정해서 TV나 스마트폰 등의 영상물을 보게 하는 것이 좋습니다. 너무 빠른 속도의 애니메이션이나 만화보다는 실제적이고 설명을 느리게 하는 아동용 프로그램이 학습에 도움이 됩니다(그림 36-2).

3. 뇌성마비 환아를 돌보다가 부모가 지치고 힘들어질 때 우선순위는?

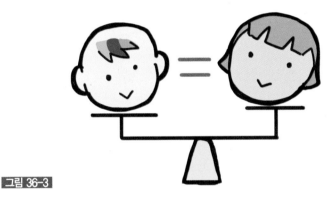

그림 36-3

부모가 행복해야 자녀도 행복합니다. 그러므로 부모와 자녀의 욕구가 서로 충돌할 때는 자녀의 욕구를 무조건 우선시하기보다는 서로 간의 현명한 타협이 필요합니다(그림 36-3).

4. 부모의 정신건강은 어떻게 관리할까요?

정신건강은, 현 상태를 바라보는 태도에 달려있음을 알아야 합니다. 그러므로 부모 자신을 위한 시간을 가지고 배우자, 지역사회, 교육기관, 치료기관, 다양한 자원과 함께 아이를 보살펴나가는 것이 바람직합니다.

5. 뇌성마비 환아를 양육하는 부모의 자세는?

자녀의 단점보다 긍정적인 면을 생각하는 게 좋습니다. 자녀의 문제를 대신 해결해 줄 수는 없습니다. 단지 그 곁에서 도와줄 수 있을 뿐입니다. 아이의 모든 감정은 허용되고 수용될 수 있더라도 모든 행위가 다 수용될 수는 없습니다.

6. 뇌성마비 환아의 사회적, 심리적 발달을 위해 꼭 필요한 것은?

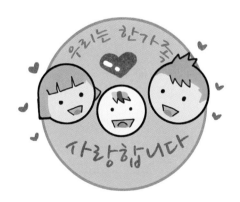

그림 36-4

부모와의 안정된 애착은 물론, 가족의 구성원으로서 받아들여지는 것이 중요합니다. 또한 자신에 대한 자부심을 가질 수 있도록 자존감을 세워주는 것이 중요합니다(그림 36-4).

7. 심리적 지지를 위한 도움기관은 ?

- 한국뇌성마비복지회(www.kscp.net)
- 한국장애인부모회(www.kpat.or.kr)
- 서울시 소아청소년 정신보건센터(childyouth.blutouch.net)
- 보건소 (www.g-health.kr) 정신건강증진센터
- 서울시장애인가족지원센터(dfscenter.welfare.seoul.kr) 등이 있습니다.

8부

참고문헌

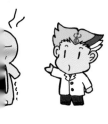

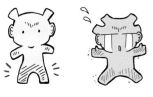
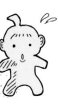

참고문헌

1. Nelson KB, Ellenberg JH. Antecedents of cerebral palsy. Multivariate analysis of risk. N Engl J Med. 1986 Jul 10;315(2):81 86. PMID: 3724803

2. Jacobsson B, Hagberg G. Antenatal risk factors for cerebral palsy. Best Pract Res Clin Obstet Gynaecol. 2004 Jun;18(3):425 436. PMID: 15183137

3. Lee SY, Chung CY, Lee KM, Kwon S-S, Cho K-J, Park MS. Annual changes in radiographic indices of the spine in cerebral palsy patients. Eur Spine J Off Publ Eur Spine Soc Eur Spinal Deform Soc Eur Sect Cerv Spine Res Soc. 2015 Jan 9; PMID: 25572149

4. Rosenbaum P, Paneth N, Leviton A, Goldstein M, Bax M, Damiano D, Dan B, Jacobsson B. A report: the definition and classification of cerebral palsy April 2006. Dev Med Child Neurol Suppl. 2007 Feb;109:8 14. PMID: 17370477

5. Stanley F, Blair E, Alberman E. Birth events and cerebral palsy: facts were not presented clearly. BMJ. 2001 Jan 6;322(7277):50. PMCID: PMC1119318

6. Sung KH, Chung CY, Lee KM, Lee SY, Park MS. Calcaneal lengthening for

planovalgus foot deformity in patients with cerebral palsy. Clin Orthop. 2013 May;471(5):1682 1690. PMCID: PMC3613565

7. Sreenan C, Bhargava R, Robertson CM. Cerebral infarction in the term newborn: clinical presentation and long-term outcome. J Pediatr. 2000 Sep;137(3):351 355. PMID: 10969259

8. Dabney KW, Lipton GE, Miller F. Cerebral palsy. Curr Opin Pediatr. 1997 Feb;9(1):81 88. PMID: 9088760

9. Ancel P-Y, Livinec F, Larroque B, Marret S, Arnaud C, Pierrat V, Dehan M, N'Guyen S, Escande B, Burguet A, Thiriez G, Picaud J-C, Andr M, Br art G, Kaminski M, EPIPAGE Study Group. Cerebral palsy among very preterm children in relation to gestational age and neonatal ultrasound abnormalities: the EPIPAGE cohort study. Pediatrics. 2006 Mar;117(3):828 835. PMID: 16510664

10. Berker AN, Yal in MS. Cerebral palsy: orthopedic aspects and rehabilitation. Pediatr Clin North Am. 2008 Oct;55(5):1209 1225, ix. PMID: 18929061

11. Lee KM, Kang JY, Chung CY, Kwon DG, Lee SH, Choi IH, Cho T-J, Yoo WJ, Park MS. Clinical relevance of valgus deformity of proximal femur in cerebral palsy. J Pediatr Orthop. 2010 Nov;30(7):720 725. PMID: 20864860

12. Palisano R, Rosenbaum P, Walter S, Russell D, Wood E, Galuppi B. Development and reliability of a system to classify gross motor function in children with cerebral palsy. Dev Med Child Neurol. 1997 Apr;39(4):214 223. PMID: 9183258

13. Gong HS, Cho HE, Chung CY, Park MS, Lee HJ, Baek GH. Early results of anterior elbow release with and without biceps lengthening in patients with cerebral palsy. J Hand Surg. 2014 May;39(5):902 909. PMID: 24674610

14. Lee KM, Chung CY, Sung KH, Kim TW, Lee SY, Park MS. Femoral anteversion and tibial torsion only explain 25% of variance in regression analysis of foot progression angle in children with diplegic cerebral palsy. J

Neuroengineering Rehabil. 2013;10:56. PMCID: PMC3686583

15. Gong HS, Chung CY, Park MS, Shin H-I, Chung MS, Baek GH. Functional outcomes after upper extremity surgery for cerebral palsy: comparison of high and low manual ability classification system levels. J Hand Surg. 2010 Feb;35(2):277 283.e1 3. PMID: 20141898

16. Tieman BL, Palisano RJ, Gracely EJ, Rosenbaum PL. Gross motor capability and performance of mobility in children with cerebral palsy: a comparison across home, school, and outdoors/community settings. Phys Ther. 2004 May;84(5):419 429. PMID: 15113275

17. Palisano RJ, Walter SD, Russell DJ, Rosenbaum PL, G mus M, Galuppi BE, Cunningham L. Gross motor function of children with down syndrome: creation of motor growth curves. Arch Phys Med Rehabil. 2001 Apr;82(4):494 500. PMID: 11295010

18. Abousamra O, Er MS, Rogers KJ, Nishnianidze T, Dabney KW, Miller F. Hip Reconstruction in Children With Unilateral Cerebral Palsy and Hip Dysplasia. J Pediatr Orthop. 2015 Jun 5; PMID: 26057069

19. Jeong JH, Hwang SS, Kim K, Lee JH, Rhee JE, Kang C, Lee SH, Kim H, Im YS, Lee B, Byeon YI, Lee JS. Implementation of clinical practices to reduce return visits within 72 h to a paediatric emergency department. Emerg Med J EMJ. 2015 Jun;32(6):426 432. PMID: 24981010

20. Lee IH, Chung CY, Lee KM, Kwon S-S, Moon SY, Jung KJ, Chung MK, Park MS. Incidence and risk factors of allograft bone failure after calcaneal lengthening. Clin Orthop. 2015 May;473(5):1765 1774. PMCID: PMC4385336

21. Park MS, Chung CY, Lee SH, Choi IH, Cho T-J, Yoo WJ, Lee KM. Issues of concern after a single-event multilevel surgery in ambulatory children with cerebral palsy. J Pediatr Orthop. 2009 Nov;29(7):765 770. PMID: 20104160

22. Park MS, Chung CY, Lee KM, Lee SH, Choi IH, Cho T-J, Yoo WJ, Kim KH. Issues of concern before single event multilevel surgery in patients with

cerebral palsy. J Pediatr Orthop. 2010 Aug;30(5):489 495. PMID: 20574269

23. Lee KM, Chung CY, Park MS, Lee SH, Choi IH, Cho T-J, Yoo WJ. Level of improvement determined by PODCI is related to parental satisfaction after single-event multilevel surgery in children with cerebral palsy. J Pediatr Orthop. 2010 Jun;30(4):396 402. PMID: 20502242

24. Kruse M, Michelsen SI, Flachs EM, Brønnum-Hansen H, Madsen M, Uldall P. Lifetime costs of cerebral palsy. Dev Med Child Neurol. 2009 Aug;51(8):622 628. PMID: 19416329

25. Er MS, Bayhan IA, Rogers KJ, Abousamra O, Church C, Henley J, Miller F. Long-term Outcome of External Tibial Derotation Osteotomies in Children With Cerebral Palsy. J Pediatr Orthop. 2015 Oct 21; PMID: 26491914

26. Sung KH, Chung CY, Lee KM, Akhmedov B, Lee SY, Choi IH, Cho T-J, Yoo WJ, Park MS. Long term outcome of single event multilevel surgery in spastic diplegia with flexed knee gait. Gait Posture. 2013 Apr;37(4):536 541. PMID: 23041270

27. Scholtes VA, Dallmeijer AJ, Rameckers EA, Verschuren O, Tempelaars E, Hensen M, Becher JG. Lower limb strength training in children with cerebral palsy--a randomized controlled trial protocol for functional strength training based on progressive resistance exercise principles. BMC Pediatr. 2008;8:41. PMCID: PMC2579291

28. Flynn JM, Miller F. Management of hip disorders in patients with cerebral palsy. J Am Acad Orthop Surg. 2002 Jun;10(3):198 209. PMID: 12041941

29. Rutz E, Brunner R. Management of spinal deformity in cerebral palsy: conservative treatment. J Child Orthop. 2013 Nov;7(5):415 418. PMCID: PMC3838520

30. Leafblad ND, Van Heest AE. Management of the spastic wrist and hand in cerebral palsy. J Hand Surg. 2015 May;40(5):1035 1040; quiz 1041. PMID: 25841769

31. Chung CY, Park MS, Choi IH, Cho T-J, Yoo WJ, Lee KM. Morphometric analysis of acetabular dysplasia in cerebral palsy. J Bone Joint Surg Br. 2006 Feb;88(2):243 247. PMID: 16434532

32. Chung CY, Choi IH, Cho T-J, Yoo WJ, Lee SH, Park MS. Morphometric changes in the acetabulum after Dega osteotomy in patients with cerebral palsy. J Bone Joint Surg Br. 2008 Jan;90(1):88 91. PMID: 18160506

33. Breakey AS. Ocular findings in cerebral palsy. AMA Arch Ophthalmol. 1955 Jun;53(6):852 856. PMID: 14375444

34. Woo SJ, Ahn J, Park MS, Lee KM, Gwon DK, Hwang J-M, Chung CY. Ocular findings in cerebral palsy patients undergoing orthopedic surgery. Optom Vis Sci Off Publ Am Acad Optom. 2011 Dec;88(12):1520 1523. PMID: 22113330

35. Lee SH, Chung CY, Park MS, Choi IH, Cho T-J, Yoo WJ, Lee KM. Parental satisfaction after single-event multilevel surgery in ambulatory children with cerebral palsy. J Pediatr Orthop. 2009 Jun;29(4):398 401. PMID: 19461384

36. Perrin JC, Badell A, Binder H, Dykstra DD, Easton JK, Matthews DJ, Molnar GE, Noll SF. Pediatric rehabilitation. 6. Musculoskeletal and soft tissue disorders. Arch Phys Med Rehabil. 1989 May;70(5-S):S183 189. PMID: 2719551

37. Lee SY, Sohn H-M, Chung CY, Do S-H, Lee KM, Kwon S-S, Sung KH, Lee SH, Park MS. Perioperative complications of orthopedic surgery for lower extremity in patients with cerebral palsy. J Korean Med Sci. 2015 Apr;30(4):489 494. PMCID: PMC4366972

38. Kadhim M, Miller F. Pes planovalgus deformity in children with cerebral palsy: review article. J Pediatr Orthop Part B. 2014 Sep;23(5):400 405. PMID: 24977941

39. Anderson PR, Puno MR, Lovell SL, Swayze CR. Postoperative respiratory

complications in non-idiopathic scoliosis. Acta Anaesthesiol Scand. 1985 Feb;29(2):186 192. PMID: 3976332

40. Park MS, Kim SJ, Chung CY, Kwon DG, Choi IH, Lee KM. Prevalence and lifetime healthcare cost of cerebral palsy in South Korea. Health Policy Amst Neth. 2011 May;100(2-3):234 238. PMID: 20952086

41. Shankaran S. Prevention, diagnosis, and treatment of cerebral palsy in near-term and term infants. Clin Obstet Gynecol. 2008 Dec;51(4):829 839. PMID: 18981806

42. Park MS, Chung CY, Kwon DG, Sung KH, Choi IH, Lee KM. Prophylactic femoral varization osteotomy for contralateral stable hips in non-ambulant individuals with cerebral palsy undergoing hip surgery: decision analysis. Dev Med Child Neurol. 2012 Mar;54(3):231 239. PMID: 22268527

43. Dudgeon BJ, Libby AK, McLaughlin JF, Hays RM, Bjornson KF, Roberts TS. Prospective measurement of functional changes after selective dorsal rhizotomy. Arch Phys Med Rehabil. 1994 Jan;75(1):46 53. PMID: 8291962

44. Desailly E, Khouri N, Sardain P, Yepremian D, Lacouture P. Rectus femoris transfer and musculo-skeletal modeling: effect of surgical treatment on gait and on rectus femoris kinematics. Gait Posture. 2011 Oct;34(4):519 523. PMID: 21873065

45. Lee SY, Kwon S-S, Chung CY, Lee KM, Choi Y, Kim TG, Shin WC, Choi IH, Cho T-J, Yoo WJ, Park MS. Rectus femoris transfer in cerebral palsy patients with stiff knee gait. Gait Posture. 2014;40(1):76 81. PMID: 24656919

46. Chung CY, Sung KH, Lee KM, Lee SY, Choi IH, Cho T-J, Yoo WJ, Park MS. Recurrence of equinus foot deformity after tendo-achilles lengthening in patients with cerebral palsy. J Pediatr Orthop. 2015 Jun;35(4):419 425. PMID: 25075893

47. Bayusentono S, Choi Y, Chung CY, Kwon S-S, Lee KM, Park MS. Recurrence of hip instability after reconstructive surgery in patients with

cerebral palsy. J Bone Joint Surg Am. 2014 Sep 17;96(18):1527 1534. PMID: 25232076

48. Molnar GE. Rehabilitation in cerebral palsy. West J Med. 1991 May;154(5):569 572. PMCID: PMC1002833

49. Lee SY, Sung KH, Chung CY, Lee KM, Kwon S–S, Kim TG, Lee SH, Lee IH, Park MS. Reliability and validity of the Duncan–Ely test for assessing rectus femoris spasticity in patients with cerebral palsy. Dev Med Child Neurol. 2015 Oct;57(10):963 968. PMID: 25846806

50. Lee KM, Chung CY, Kwon DG, Han HS, Choi IH, Park MS. Reliability of physical examination in the measurement of hip flexion contracture and correlation with gait parameters in cerebral palsy. J Bone Joint Surg Am. 2011 Jan 19;93(2):150 158. PMID: 21248212

51. Morris C, Kurinczuk JJ, Fitzpatrick R, Rosenbaum PL. Reliability of the manual ability classification system for children with cerebral palsy. Dev Med Child Neurol. 2006 Dec;48(12):950 953. PMID: 17109781

52. Pruszczynski B, Sees J, Miller F. Risk Factors for Hip Displacement in Children With Cerebral Palsy: Systematic Review. J Pediatr Orthop. 2015 Jun 2; PMID: 26090973

53. McCarthy JJ, D'Andrea LP, Betz RR, Clements DH. Scoliosis in the child with cerebral palsy. J Am Acad Orthop Surg. 2006 Jun;14(6):367 375. PMID: 16757676

54. Madigan RR, Wallace SL. Scoliosis in the institutionalized cerebral palsy population. Spine. 1981 Dec;6(6):583 590. PMID: 7336281

55. Kwon DG, Lee SY, Kim TW, Chung CY, Lee KM, Sung KH, Akhmedov B, Choi IH, Cho T–J, Yoo WJ, Park MS. Short–term effects of proximal femoral derotation osteotomy on kinematics in ambulatory patients with spastic diplegia. J Pediatr Orthop Part B. 2013 May;22(3):189 194. PMID: 23531549

56. Park MS, Kim SJ, Chung CY, Choi IH, Lee SH, Lee KM. Statistical consideration for bilateral cases in orthopaedic research. J Bone Joint Surg Am. 2010 Jul 21;92(8):1732 1737. PMID: 20660236

57. Won SH, Kwon SS, Chung CY, Lee KM, Lee IH, Jung KJ, Moon SY, Chung MK, Park MS. Stepwise surgical approach to equinocavovarus in patients with cerebral palsy. J Pediatr Orthop Part B. 2015 Nov 2; PMID: 26529433

58. Tsirikos AI, Lipton G, Chang W-N, Dabney KW, Miller F. Surgical correction of scoliosis in pediatric patients with cerebral palsy using the unit rod instrumentation. Spine. 2008 May 1;33(10):1133 1140. PMID: 18449049

59. Van Heest AE. Surgical technique for thumb-in-palm deformity in cerebral palsy. J Hand Surg. 2011 Sep;36(9):1526 1531. PMID: 21816546

60. Van Heest AE, Bagley A, Molitor F, James MA. Tendon transfer surgery in upper-extremity cerebral palsy is more effective than botulinum toxin injections or regular, ongoing therapy. J Bone Joint Surg Am. 2015 Apr 1;97(7):529 536. PMID: 25834076

61. Little WJ. The classic: Hospital for the cure of deformities: course of lectures on the deformities of the human frame. 1843. Clin Orthop. 2012 May;470(5):1252 1256. PMCID: PMC3314778

62. Cimolin V, Piccinini L, Portinaro N, Turconi AC, Albonico S, Crivellini M, Galli M. The effects of femoral derotation osteotomy in cerebral palsy: a kinematic and kinetic study. Hip Int J Clin Exp Res Hip Pathol Ther. 2011 Dec;21(6):657 664. PMID: 22038310

63. Espinoza J, Gon alves LF, Romero R, Nien JK, Stites S, Kim YM, Hassan S, Gomez R, Yoon BH, Chaiworapongsa T, Lee W, Mazor M. The prevalence and clinical significance of amniotic fluid "sludge" in patients with preterm labor and intact membranes. Ultrasound Obstet Gynecol Off J Int Soc Ultrasound Obstet Gynecol. 2005 Apr;25(4):346 352. PMID: 15789375

64. Kim SK, Romero R, Kusanovic JP, Erez O, Vaisbuch E, Mazaki-Tovi S, Gotsch F, Mittal P, Chaiworapongsa T, Pacora P, Ogg G, Gomez R, Yoon BH, Yeo L, Lamont RF, Hassan SS. The prognosis of pregnancy conceived despite the presence of an intrauterine device (IUD). J Perinat Med. 2010;38(1):45 53. PMCID: PMC3418877

65. Kwon DG, Chung CY, Lee KM, Lee DJ, Lee SC, Choi IH, Cho T-J, Yoo WJ, Park MS. Transcultural adaptation and validation of the Korean version of the Pediatric Outcomes Data Collection Instrument (PODCI) in children and adolescents. J Pediatr Orthop. 2011 Feb;31(1):102 106. PMID: 21150739

66. Chung CY, Lee KM, Park MS, Lee SH, Choi IH, Cho T-J. Validity and reliability of measuring femoral anteversion and neck-shaft angle in patients with cerebral palsy. J Bone Joint Surg Am. 2010 May;92(5):1195 1205. PMID: 20439666

67. Choi SJ, Chung CY, Lee KM, Kwon DG, Lee SH, Park MS. Validity of gait parameters for hip flexor contracture in patients with cerebral palsy. J Neuroengineering Rehabil. 2011;8:4. PMCID: PMC3038906

68. Gong HS, Kang JY, Lee JO, Chung MS, Baek GH. Wrist arthrodesis with volar plate fixation in cerebral palsy. Tech Hand Up Extrem Surg. 2010 Jun;14(2):69 72. PMID: 20526157

69. 대한정형외과학회. 정형외과학. 제7판. 최신의학사, 2013.

70. 대한소아재활의학회. 소아재활의학. 군자출판사, 2006.

71. 정진엽, 왕규창, 방문석, 이제희, 박문석. 뇌성마비. 제1판. 군자출판사, 2013.

72. 문재호, 박창일. 재활의학. 한미의학, 2007.

73. 한태륜, 방문석. 재활의학 제3판. 군자출판사, 2008.

74. www.biomedcentral.com

편집후기

"집이 4층이고 엘리베이터도 없는데 어떻게 해야 합니까?"

제가 열혈 초짜 의사일 때, 뇌성마비 수술을 하고 양쪽 다리에 석고붕대를 해서 꼼짝 못하는 환아의 부모님이 제게 물어 봤던 내용을 기억하고 있습니다. 당시 미국에서는 비싼 의료비로 인해 조기퇴원이 당연시되고 있었습니다. 우리나라 의학계나 대형병원에서도 '세계화' 라는 명목 하에 이런 기조를 받아 들여 환자들에게 조기 퇴원을 거세게 압박하고 있는 상황이었습니다.

저는 당장 대답할 말이 생각나지 않았습니다.

우리나라의 많은 의학 정보는 서구, 특히 미국의 영향을 많이 받고 있습니다. 그런데, 현실을 생각해 봅시다. 국민소득 5만 불에 땅이 넓고, 대부분의 국민이 단층 주택에 거주하고 있으며 큰 차와 넓은 주차공간을 가지고 있는 나라인 미국의 정책을 과연 그대로 우리나라에 적용할 수 있을까요?

그 이후로 과연 제가 뇌성마비 환아나 부모님께 정말로 필요한 정보를 잘 제공하고 있는 것인지 고민하게 되었습니다.

우리 의학계는 단기간 내에 상당히 큰 발전을 하였고, 뇌성마비 역시 진료와 치료에서 세계적 수준에 이르렀습니다. 그럼에도 불구하고 아직도 영어로 논문과 책을 쓰는 것을 장려하고 있으며 그것을 중요 실적으로 인정하고 있는 게 학계의 현실입니다.

물론 우리나라 환자를 돌보는 의사나 의료종사자, 학자가 국제학술잡지, 즉 미국의 잡지에 영문으로 글을 기고하려고 노력하는 것은 좋은 일일지도 모릅니다. 하지만 영문이 아닌 한글로 쓴, 환자·보호자를 위한 설명서 하나 제대로 만드는 일에 얼마나 힘을 써왔는가 생각해보면 의사의 한 사람으로서 자괴감이 들곤 했습니다.

알기 쉬운 뇌성마비

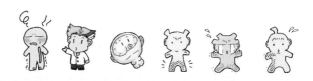

　이에 뜻이 있는 분들이 모여 뇌성마비 환아와 부모님을 위한 한글 설명서를 만들기로 하였습니다. 어쩌면 저희가 뇌성마비에 대한 한글 설명서를 만드는 데 든 노력은 크게 인정받지 못할지도 모릅니다. 그러나 저희는 우리나라에서, 우리나라의 환자를 보는, 우리나라 사람입니다. 저희는 우리의 이야기를 쓰고 싶었습니다.

　뇌성마비는 만성적인 질환이기 때문에 지속적인 치료와 사회적 관심이 필요합니다. 단순히 한 번의 시술, 한 번의 수술로 해결되는 질환이 아닙니다. 유명하다는 외국 병원에 가서 한 번 수술 받고 오면 해결되는 질환이 절대 아닌 것입니다.

　뇌성마비 환자의 치료는 사회가 뇌성마비 환자를 얼마나 포용하는지, 뇌성마비 환자에게 얼마나 많은 자원을 지원할 수 있는지에 따라 확연하게 달라집니다. 각 나라별로 사회적 관심과 자원, 지원이 다르고, 그에 따라 치료 방침이 달라질 수밖에 없습니다. 저희는 이런 이야기를 하고 싶었습니다.

　거의 일 년에 달하는 시간 동안 많은 분들이 노력하여 이 책이 완성되었습니다. 특히, 일러스트레이션을 맡아주신 최영 선생님, 운문 작업을 꼼꼼히 해주신 김훈겸 선생님, 저자이면서 간사로서 온갖 궂은일을 도맡아 해주신 이계왕 선생님께 감사 인사를 드립니다.

　책을 완성하고 보니 처음 생각했던 것보다 미진한 점이 조금씩 눈에 띄어서 송구스럽습니다. 아무쪼록 이 책이 뇌성마비 환아와 보호자뿐만 아니라 일반 독자들에게도 뇌성마비를 이해하는 데 조금이나마 보탬이 되었으면 합니다.

2016년 1월 갑자기 추워진 아침에

박문석